병이 있으면 약도 있다
약이 되는 우리 풀·꽃·나무 1

약이 되는 우리 풀·꽃·나무 1

1판 1쇄 발행 2001(단기 4334)년 8월 9일
1판 20쇄 발행 2015(단기 4348)년 4월 30일

지은이 · 최진규
펴낸이 · 심정숙
펴낸곳 · (주)한문화멀티미디어
등   록 · 1990. 11. 28. 제 21-209호
주   소 · 서울시 강남구 봉은사로 317 논현빌딩 6층(135-010)
전   화 · 영업부 2016-3500 편집부 2016-3507 팩스 2016-3541
http://www.hanmunhwa.com

ⓒ최진규, 2001
ISBN 978-89-5699-134-4 13510

잘못된 책은 본사나 서점에서 바꾸어 드립니다.
저자와의 협의에 따라 인지를 생략합니다.
본사의 허락 없이 임의로 내용의 일부를 인용하거나 전재, 복사하는 행위를 금합니다.

병이 있으면 약도 있다

약이 되는
우리 풀·꽃·나무 1

최진규 지음

한문화

저자 서문

토종약초가 사람을 살린다

　이 책은 우리 땅에 자라는 여러 가지 약초들의 효능과 그 약초들을 이용해 갖가지 질병을 고치는 방법을 적은 책이다. 아울러 약초와 연관된 내 개인적인 체험이 일부 실려 있다.
　이 땅에는 훌륭한 약초가 많다. 나는 일생을 약초에 매혹되어 살아왔다. 약초는 신비롭고 아름다우며 인간의 모든 질병을 치유할 수 있는 힘을 감추고 있다.
　나는 약초 치료사이자 약초꾼으로 이 땅에 자라는 약초의 신비로운 약효를 믿는다. 이 땅에 자라는 풀과 나무로 인간 세상의 모든 질병을 고칠 수 있다. 이 땅에 자라는 풀과 나무로 고칠 수 없는 병은 없다. 다만 고칠 수 없는 사람이 많을 뿐이다. 약초의 신비로움을 믿지 않고 받아들이려고 하지 않는 사람을 약초로 고칠 수는 없지 않겠는가.
　이 땅에는 세상의 모든 병을 고칠 수 있는 약이 있다. 병이 있으면 그 병을 고칠 수 있는 약도 반드시 존재한다. 병이 흔하면 그 병을 고칠 수 있는 약도 그만큼 흔하게 널려 있다. 이것은 어김없는 자연의 법칙이다.
　가장 좋은 약은 병원이나 약국에 있지 않고 풀뿌리나 나무껍질 속

에 있다. 가장 완벽하고 능력이 뛰어난 의사는 언제나 자연이다. 풀뿌리와 나무껍질은 자연이 정해준 의사이다.

이 땅에는 훌륭한 약초들이 지천에 널려 있다. 천하 으뜸의 약초들이 온 천지에 널려 있으나 사람의 마음이 어두워서 보지 못할 뿐이다. 어설픈 과학의 눈으로 자연을 보려 하지 말고 마음으로 보아야 한다. 자연을 분해하고 분석하려고만 해서는 안 된다. 풀 한 포기를 쪼개고 쪼개면 결국 무엇이 남겠는가. 생명의 비밀은 전체를 통찰할 때 보이는 것이지 현미경으로 볼 수 있는 것은 아니다.

이 땅에 자라는 모든 풀과 나무는 천금을 주고도 바꿀 수 없는 보물이다. 발에 짓밟히는 잡초 하나가 가장 고귀한 사람의 목숨을 구할 수도 있기 때문이다. 산삼, 자초紫草만이 영약靈藥이 아니다. 이 땅에 자라는 수천 가지 풀과 나무가 다 신초神草이며 영초靈草이다.

이 책은 아직 어설프다. 약초에 대해 내가 아는 것과 경험한 내용이 실려 있으나 광대하고 심오한 약초 세계에 비하면 지극히 적은 지식의 조각일 뿐이다. 그래서 책을 내면서도 몹시 부끄럽다. 그러나 나는 이 땅에 자라는 약초들이 내가 다녀 본 다른 어떤 나라의 약초들보 훌륭한 약성을 지녔다는 것을 믿어 의심치 않는 까닭에 서투른 붓으로나마 우리 약초의 우수한 효능과 그 치료법을 널리 알리려고 이 책을 썼다. 약초는 반드시 멀고 구하기 어려운 곳에 있는 것은 아니므로 주변에서 흔히 볼 수 있는, 대부분의 사람들이 쓸모 없는 잡초로 여기는 식물들의 우수한 약효를 올바르게 널리 알리려고 애썼다. 이 책을 잘 활용하면 누구나 주변에서 쉽게 구할 수 있는 풀과 나무로 자신과 가족, 이웃의 병을 고칠 수 있고, 더 나아가서는 질병에 걸리지 않고 사는 지혜를 배울 수 있을 것이다.

 약초 치료법은 주변에서 쉽게 구할 수 있는 약초들을 활용하는 것이기 때문에 돈이 많이 들지 않는다. 그리고 인공적으로 합성한 화학물질이나 독성이 센 것을 쓰지 않는 까닭에 부작용이 없다. 돈은 거의 들지 않고 치료 효과는 뛰어나며 뒷탈이 나지 않는 것이 약초 치료법이다. 지금은 천연약초를 이용한 치료법이 낯선 것이 되어 버렸지만 백 년쯤 전만 하더라도 가장 널리 쓰이던 치료법이다. 약초요법은 가장 오래되었고 가장 치료 효과가 높으며 모든 치료법의 기본이 되는 치료법이다. 약초를 빼놓고 의학을 말할 수 없다.

그러나 이 땅에 훌륭한 약초들이 아무리 많고 좋은 치료 방법을 알고 있다고 해도 약초를 맹신해서는 안 된다. 맹신은 무지보다 더 무섭다. 어느 누구도 약초에 대해 완전한 지식을 가진 사람은 없다. 무릇 조심조심 겸손하고 순수한 자세로 약초를 이용해야 할 것이다. 절대로 약초로 모든 질병을 고칠 수 있다고 자만해서는 안 될 것이다.

　지금 이 땅의 진정한 주인인 약초가 인간의 등살에 병이 들어 죽어가고 있다. 이 땅에서는 비료와 농약, 제초제, 포크레인이 만능의 해결사이며 구세주다. 모든 일을 땅을 까부수고 식물들을 말려 죽인 다음에 시작한다. 인간의 손에 땅은 저주를 받았다. 이대로 가면 가시넝쿨과 독초들만 무성하게 자라날 것이다.

　풀잎 하나를 내 몸처럼 사랑하자. 풀잎 하나의 이름을 외우고 풀잎 하나의 생김새를 알며 풀잎 하나의 신비로움을 배우자. 우리는 결국 아는 것만큼 사랑할 수 있다.

2001년 8월

최 진 규

차례 제1권

저자 서문 | 토종약초가 사람을 살린다   4

1장 풀향기 풀풀, 온 산천이 약초밭
1. 최고의 자연치료법, 약초요법   14
2. 모든 의학은 약초에서 시작되었다   22
3. 약초는 온 산과 들에 널려 있다   30

2장 가장 흔한 풀로 가장 흔한 질병 다스리기
1. 감기 예방하고 다스리는 부엌의 약초들   46
2. 변비 고치는 천연 식물소금, 함초   60
3. 두통과 피부병에 잘 듣는 싸리나무   77
4. 모든 알레르기와 염증에는 작두콩   97
5. 수은 중독과 공해독의 해결사 청미래덩굴   113

3장 여성의 건강과 아름다움을 위한 약초

1. 모든 산후병의 명약 생강나무   128
2. 지긋지긋한 생리통에는 노박덩굴 열매   139
3. 냉증과 숙변 없애는 냉초와 두릅나무 껍질   146
4. 골다공증·기미·주근깨 없애는 접골목   156
5. 허리병·관절통에는 위령선   167
6. 살과 부기를 빼며 온갖 부인병에 좋은 지치   179
7. 대하증과 장염에 좋은 쇠비름   193
8. 피부가 꽃처럼 고와지는 천문동   205
9. 냉증을 치료하고 살결이 고와지는 야생 돌복숭아   214

4장 신비하고 영험한 약초 이야기

1. 나쁜 기운 몰아내고 행복을 부르는 회화나무   228
2. 백발을 검어지게 하는 자양강장제, 하수오   242
3. 죽은 사람도 살려 내는 풀의 왕, 산삼   254
4. 불로장생약의 첫째로 손꼽히는 솔   267
5. 수행자들이 애용하던 만병초   292

질환별·증상별 약초 색인   300
주요 참고 문헌   304

차례 제2권

저자 서문 | 토종약초가 사람을 살린다

5장 피곤에 지친 직장인을 위한 활력 약초

1. 중풍·고혈압·두통·스트레스 날려 보내는 천마
2. 불면증·신경쇠약에 특효약 산해박
3. 부작용 없는 천연 비아그라 야관문
4. 머리카락 검게 하고 대머리 다스리는 한련초
5. 강장약초의 대명사 삼지구엽초
6. 모세혈관을 튼튼하게 하는 토종 약쑥
7. 머리를 맑고 명석하게 하는 석창포
8. 술중독·지방간·간염, 온갖 간질환에는 호깨나무
9. 신경통과 간질환에 좋은 엄나무
10. 결석 녹이고 양기 돋우는 참가시나무
11. 위궤양·위염·위암 특효약 예덕나무

6장 만성질환과 암을 치유·예방하는 약초

1. 항암효과가 뛰어난 황금가지, 겨우살이
2. 고혈압·변비·관절염을 물리치는 줄풀
3. 암세포를 죽이고 어혈을 없애는 옻나무
4. 온 산천에 널려 있는 만병통치약, 조릿대
5. 신장과 방광의 탈을 다스리는 까마중

6. 약이 필요 없게 만드는 잣나무
7. 항암효과가 뛰어난 가래나무
8. 두통 · 장염 · 암을 고치는 비단풀

7장 집안에 상비해 두면 좋은 응급 약초

1. 화상 · 동상 · 설사 · 피부병을 치유하는 오이풀
2. 변비 · 위장병 · 피부병에 특효인 소루장이
3. 체한 데와 식중독에는 흰봉선화
4. 파리 · 모기를 쫓는 토종약초
5. 염증을 없애고 항균작용을 하는 천연항생약초
6. 갖가지 중독을 푸는 토종약초
7. 치료효과 높고 운치도 있는 약초 목욕법

부록

1. 약초를 채취하고 가공하기
2. 약초 달이는 법과 먹는 법
3. 약초를 이용한 여러 가지 약 만들기
4. 토종약초를 구입할 수 있는 곳

나의 이야기 | 내가 약초에 속한 사람이 되기까지
질환별 · 증상별 약초 색인
주요 참고 문헌

1장
풀향기 풀풀, 온 산천이 약초밭

1. 최고의 자연치료법, 약초요법

생명 있는 모든 것들이 건강하고 행복하게 살도록 이 땅에 태어났건만 왜 인간만은 온갖 번뇌를 저 혼자 짊어지고 갖가지 질병으로 신음하다가 죽어가는 것일까. 영국의 시인 T.S 엘리어트의 말대로 이 세상은 병들고 죽어가는 것들로 모인 거대한 하나의 병원과 같다. 온 세상이 첨단 시설을 갖춘 병원과 기사회생의 능력을 갖추었다는 명의로 넘쳐나지만 여전히 많은 사람들이 병에 걸려서 신음하다가 죽어간다.

우리는 첨단의료기술의 시대에 살고 있다. 의료기술이 눈부시게 발달하면서 의학은 전문과별로 세분되었고 의사와 병원 수도 크게 늘어났으며 의료기술 또한 엄청나게 발전하였다. 치료약과 치료방법도 매우 다양하고 어려워졌다. 치료비용도 덩달아 높아졌으며 진단방법이나 치료기술도 더욱 다양하고 복잡해졌다.

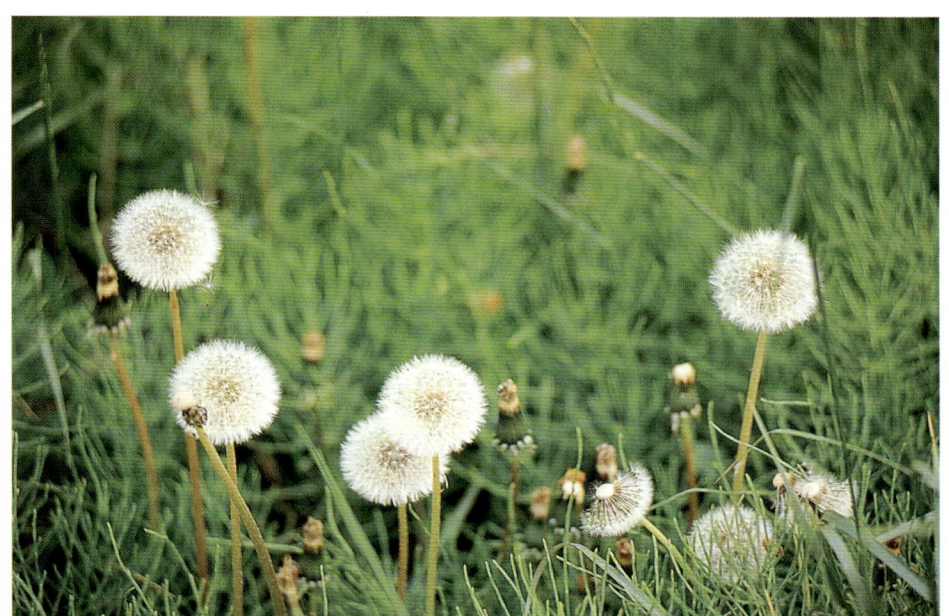

민들레 씨앗. 염증에 좋은 효과가 있다.

옛날에는 의사의 수가 적었기 때문에 누구나 스스로 질병을 치료하는 방법을 상식으로 알고 있었다. 흔히 먹는 음식이나 흔한 야생 식물의 잎, 꽃, 열매, 뿌리, 아니면 주변에 있는 나무토막이나 아궁이의 흙, 돌멩이까지도 귀중한 약으로 썼다. 달리 의학 공부를 하지 않은 사람이라도 어떤 풀이나 나무 열매가 어떤 질병과 증상에 효과가 있는지 웬만큼 알고 있었다.

이런 민간 치료법들은 복잡한 의료기구나 기술이 필요하지 않은데다 돈이 그다지 들지 않고 부작용이 없으며 치료법이 간단하다는 장점이 있다. 의학을 전문으로 공부하지 않은 사람이라도 집에서 스스로 자신이나 가족의 질병을 치료하고 건강을 지킬 수 있는 것이 전통 의학이다.

그러나 의학이 발달하면서 질병은 집에서 스스로 고칠 수 있는 것이 아니라 병원이나 의사한테 맡겨서 치료해야 한다는 관념이 생겨났다. 수천 년 전부터 전해 오던 전통의학에 대한 지식이나 지혜는 잊혀지거나 하찮은 것으로 여겨지게 되었으며 지금은 거의 사용하지 않게 되었다.

요즘 사람들은 감기에 걸리기만 해도 약국이나 병원으로 직행하고, 몸이 조금만 피곤해도 의사한테 달려간다. 그러나 병원에서 의사가 주는 약을 먹는다고 해서 즉시 감기가 낫거나 피로감이 없어지는 것도 아니다.

돈이 적게 들고 부작용 없는 약초요법

옛날에는 감기에 걸리면 된장에 파와 고춧가루를 많이 넣고 푹 끓여서 마시거나 콩나물국에 고춧가루를 풀어 뜨겁게 해서 한 잔 마시고 땀을 푹 내면 쉽게 나았다.

그러나 요즘에는 의사가 처방해 주는 해열제와 진해제와 항생제를 먹는다. 이런 약들은 감기를 근본적으로 치료하는 것이 아니라 감기로 인한 증상을 일시적으로 차단시킬 뿐이다. 그러므로 양약을 먹고 감기 증상이 없어졌다고 해서 감기가 나은 것이 아니다. 된장에 파와 고춧가루를 넣고 끓여 먹는 전통적인 치료법은 우리 몸의 면역 체계가 스스로 감기를 이겨낼 수 있게 하여 질병을 근본적으로 물리치는 치료법인데 반해 양약은 일시적으로 증상만 멎게 하는 치료법이다.

또다른 예를 들자면 맹장염은 막창자꼬리에 생기는 염증으로 마타리 뿌리와 인동꽃, 민들레 같은 간단한 한두 가지 약초를 달여 먹거나 뜸을 몇 장 뜨면 쉽게 고칠 수 있는 질병이다. 그런데 의사들은 무조건 수술로 해결하려고 한다. 수술을 해도 나을 수 있고 수술을 하지 않아도 나을 수 있다면 수술을 하지 않고 고치는 것이 훨씬 더 안전하고 부작용이 없으며 비용이 적게 들지 않겠는가. 떼어내도 탈이 없을 정도로 쓸모없는 기관이라 하여 멀쩡한 맹장을 잘라내는 수술이 유행하기도 했는데, 우리 몸에는 쓸모없는 기관이 하나도 없다. 맹장은 우리 몸의 면역 체계와 내분비 기능 조절에 매우 중요한 역할을 한다.

우리 몸을 무조건 의사나 약사 같은 전문 의료인한테 맡기면 된다고 생각하는 것은 매우 위험하다. 아프다고 해서 당장 병원에 달려가는 것은 어리석기 짝이 없는 일이다. 먼저 자기 몸은 스스로 돌보고 관리할 줄 알아야 한다. 몸의 주인은 자기 자신이기 때문이다. 의사가 결코 우리 몸을 건강하게 만들어 줄 수 없으며 모든 질병을 치료할 수도 없다.

지난 백 년 동안에 의사와 병원, 의료인, 제약회사, 의약품, 의료비용은 수천 수만 배로 늘어났으나 환자 수는 조금도 줄어들지 않았다. 줄어들기는커녕 의사와 의료기관의 수와 비례해서 환자 수도 그만큼 늘어났다. 질병이 의학보다는 늘 한 발 앞서가고 있으며 의학의 발전이 질병을 따라잡지 못하는 형편이다. 예전에는 드물었던 암, 당뇨병 같은 만성병이 지금은 가장 흔한 질병이 되어 버렸고, 가만히 두어도 쉽게 낫던 감기가 요즘에는 약을 아무리 많이 써도 잘 낫지 않는다.

당뇨병이나 암, 고혈압, 관절염 등은 요즘 사람들한테 가장 흔한 병이다. 그러나 현대의학으로는 아직 완치할 수 있는 치료법도 없고 치료약도 없다. 병을 못 고치는 약은 약이 아니고, 병을 못 고치는 병원은 병원이 아니며, 병을 못 고치는 의사는 의사가 아니다.

암이나 당뇨병, 고혈압, 관절염 같은 난치병을 고칠 수 있는 약은 온 땅을 뒤덮고 있는 풀 속에 널려 있다. 이를테면 최고의 난치병이라는 암은 비단풀이나 부처손, 꾸지뽕나무 같은 것을 쓰면 좋은 효과를

꾸지뽕나무. 항암효과가 매우 세고 항암제의 부작용을 줄이는 효과가 있다.

볼 수 있다. 당뇨병은 잘 발효시킨 파뿌리를 열심히 먹으면 크게 호전되고, 고혈압은 환삼덩굴이나 진달래꽃을 달여 먹으면 잘 낫는다. 관절염은 위령선이나 접골목, 개다래 열매 같은 것을 쓰면 좋은 효험을 볼 수 있다. 이런 약초들은 애써 찾으려 하지 않아도 온 산천에 널려 있다.

가만히 두어도 저절로 낫는 병이거나 간단한 약초로 고칠 수 있는 병은 굳이 약을 먹거나 의사를 찾을 이유가 없다. 대부분의 병원은 기업으로 돈을 벌기 위해서 존재하는 것이지 사람의 질병을 고치고 건강하게 하려는 숭고한 사명감으로 존재하지 않는다.

흔한 식물로 온갖 질병을 다스리는 약초요법은 병원에서 의사한테 치료를 받는 것보다 치료효과도 높고 부작용이 없으며 치료방법도 간단하고 쉬우며 비용이 많이 들지 않는다. 특히 약초를 이용한 치료법은 암이나 당뇨병, 관절염, 신경통, 고혈압 등 현대의학으로 잘 낫지 않는 만성 질병에 효과가 좋다.

약초로 고칠 수 없는 병은 없다

세상에 약초로 고칠 수 없는 질병은 존재하지 않는다. 병이 있는데 그 치료법이 왜 없겠는가. 이제 첨단 현대의학에만 고정된 눈을 돌려 산이나 들에 버려져 있는 풀뿌리 속에서 치료법을 찾아 보자. 약초는 반드시 멀고 깊은 산에 가야만 구할 수 있는 것은 아니다. 도시 한가운데든지, 길 옆이든지, 풀이 자랄 수 있는 곳이라면 어디에서나 나고 자란다.

요즘 대체의학 또는 대체요법이라고 하여 약초요법이나 기공, 뜸, 침, 식이요법, 향기요법, 정골整骨요법 같은 것에 관심을 갖는 사람이 늘어나고 있다. 그런데 이런 전통치료법들을 대체의학이라고 부르는 것은 옳지 않다. 수천 년 전부터 내려오던 전통적인 치료법인 약초요법, 뜸, 기공요법이 어째서 대체의학이 되었단 말인가. 수천 년 전부터 내려오던 전통의학을 대체한 서양 현대의학이 대체의학이고 약초요법이나 기공, 침, 뜸 같은 것이 정통의학이다.

왜 그 역사가 백 년밖에 안 된 서양 현대의학이 정통의학이고 나머지 수많은 전통치료법들이 대체의학이라는 말로 대체되었는가. 엄밀하게 따진다면 정통의학이라고 말하는 서양 현대의학이 대체의학이고, 대체의학이라고 부르는 전통의학이 정통의학이다. 이를 제대로 표현하면 전통 약초요법이나 한의학, 침, 뜸, 기공이나 도인법 같은 옛날부터 전해 내려오는 전통의학을 본의학이라고 부르고, 생긴 지 얼마 안 된 서양 현대의학을 대체의학이라고 불러야 마땅할 것이다.

전통의학의 여러 치료법 중에서 약초를 이용한 치료법은 그 기원이 가장 오래 되었고 가장 널리 쓰였던 치료법이다. 인류는 약초와 멀어지면서부터 온갖 질병으로 신음하게 되었다. 숲 속에서 야생 약초들과 함께 살아가는 사람은 질병에 잘 걸리지 않는다. 식물은 사람의 정서와 가장 가깝다. 나무와 풀은 사람의 영혼과 가장 가까운 친구이다. 식물과 함께 있는 것만으로도 마음이 편안해지고 머리가 맑아지지 않는가. 식물의 마음은 사람의 영혼을 청결하고 고결하게 하는 힘이 있다.

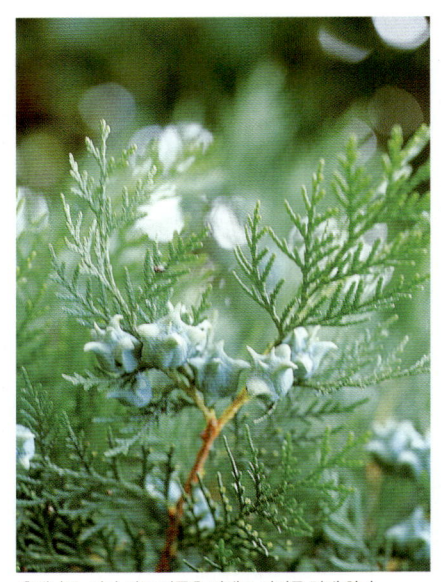
측백나무. 잎과 씨는 염증을 없애고 머리를 검게 한다.

식물은 사람의 마음과 몸의 질병을 다 함께 고쳐 준다. 숲에서 사는 생물을 먹고 사는 사람은 마음과 몸이 다 건강하다. 식물보다 더 나은 의사는 없다. 약초는 하늘이 준 최고의 의사이다. 우리는 식물의 힘을 빌어서 영혼과 몸의 병을 치료해야 한다. 모든 풀은 나름대로 고귀한 약성을 지니고 있으므로 모든 풀에 관심과 애정을 가져야 한다. 우리는 다른 어떤 것보다 풀과 나무한테 신세를 많이 지고 있다.

흔한 풀이나 나무를 무시하지 말라. 흔한 풀이 흔한 질병을 고칠 수 있다. 귀한 약초만을 애써 찾지 말라. 값비싸고 구하기 힘들며 귀한 것이라고 반드시 사람을 살릴 수 있는 약효가 있는 것은 아니다. 인류를 질병에서 구할 수 있는 약은 온 천지에 널려 있으나 다만 사람이 이를 알지 못하고 있을 뿐이다.

죽어 가는 사람을 구할 수 있는 약은 자연에서 나온 천연물질 속에 있지 제약회사에서 인공적으로 합성하여 기계로 찍어 낸 물질 속에 있지 않다. 약은 병원이나 약국에만 있는 것이 아니라 풀과 나무 속에도 있다. 예나 지금이나 풀뿌리보다 더 좋은 약은 없다. 풀과 나무가 천하 으뜸의 명의이며 아픈 세상을 구할 구세주다. 앞으로 하찮게 여기는 풀뿌리들이 온 세상을 질병에서 구할 날이 올 것이다.

2 모든 의학은 약초에서 시작되었다

지난 4천 년 동안 세계 의약의 역사를 몇 줄로 간단하게 간추리면 다음과 같다.

- 기원전 2000년 – "자, 이 풀뿌리를 달여 드시오. 그러면 병이 나을 것이오."
- 서기 1000년 – "그 뿌리는 이교도의 것이오! 내 기도를 따라 하시오. 그러면 병이 나을 것이오."
- 서기 1850년 – "그런 기도는 미신이오! 이 물약을 먹어야 병이 낫습니다."
- 서기 1940년 – "그 물약은 엉터리 만병통치약이오. 이 알약을 먹도록 하시오. 이것을 먹어야 병이 나을 것이오."
- 서기 1985년 – "그 알약은 아무 효과가 없소. 이 항생제를 먹어

할미꽃. 뿌리는 대장염, 설사, 이질 등에 좋은 효험이 있다.

야 병이 나을 것이오."
· 서기 2000년 – "그 항생제는 더 이상 효과가 없소. 역시 이 풀뿌리를 달여 먹어야 병이 낫는다니까…."

약초요법은 세상에서 가장 오래된 치료법인 동시에 가장 현대적인 치료법이다. 사람이 질병을 치료하는 방법은 그 종류가 무수히 많지만 기본적으로 모두 약초요법에서 나왔다. 약초요법은 모든 약물 치료법의 시작이며 끝이다. 인류가 질병을 치료하는 데 약초보다 더 나은 치료법은 지금까지 없었고 앞으로도 없을 것이다.

약초요법은 모든 의약의 기본이다. 동서고금의 모든 위대한 의사들은 모두 약초의 효능을 잘 알고 약초를 훌륭하게 다룰 줄 아는 사람들이었다. 약초를 알지 못하고서는 질병을 치료할 수 없다. 중국의 화타나 편작, 옛 우리나라의 훌륭한 의원들, 히포크라테스 같은 동서양의 모든 명의는 약초를 능숙하게 다룰 줄 아는 사람들이었다.

서양의학을 공부한 요즘 의사들은 왜 하찮은 감기조차도 제대로 고치지 못하는가. 훌륭한 감기약은 해마다 수없이 쏟아져 나오는데 왜 질병은 갈수록 많아지고 치료율은 갈수록 떨어지는가.

그 이유는 현대의학에서는 약초를 거의 사용하지 않고 의사들이 약초를 잘 알지 못하기 때문이다. 약초를 모르는 의사는 의사라고 할 수 없다. 불행한 것은 요즘에는 한의사나 중의사들조차 약초를 모른다는 사실이다. 옛날 전통의학에서는 의원이 되려면 훌륭한 의원 밑에 들어가서 먼저 약초를 채취하고 수집하고 썰고 관리하는 것부터 배웠다. 그러나 요즘 의사가 되기를 원하는 사람은 아예 처음부터 약초에 대해서는 알려고 하지 않고 학교에서도 가르치려고 하지 않는다. 모든 의약의 기본인 약초를 모르면서 어떻게 환자의 질병을 고칠 수 있겠는가.

가장 흔한 풀이 가장 좋은 약초

자연계에는 모든 약이 존재한다. 흔한 질병일수록 그 질병을 고칠 수 있는 약도 흔하게 널려 있다. 이를테면 당뇨병이 요즘 우리나라에서 가장 흔한 병이라면 그 병을 고칠 수 있는 약도 세상에 가장 흔하게 널려 있다. 우리 발 밑에 있고 언제라도 손 닿을 수 있는 곳에 누구나 아는 천연물질 중에 있다. 하지만 그렇게 흔한 약을 두고도 사람들은 당뇨병으로 신음하며 죽어간다. 약은 발 밑에 두고 약을 찾아 온 세상을 헤매다 약은커녕 독이 되는 약들을 비싼 돈으로 사 먹다가 그 부작용으로 죽어간다.

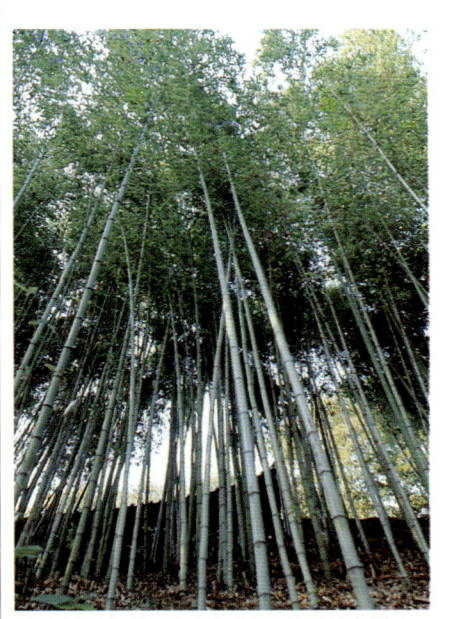
잘 자란 왕대숲. 대나무는 열을 내리고 마음을 안정시킨다.

왜 사람들이 이렇게도 어리석은가. 그것은 자연을 알려 하지 않기 때문이다. 자연에 모든 질병을 고칠 수 있는 약이 있는데도 자연을 제대로 공부하지 않는 가장 큰 이유는 다국적 기업에 속한 제약회사 때문이다. 제약회사의 목적은 다른 모든 기업과 마찬가지로 이윤추구이다. 결국 돈을 벌기 위해서 존재하는 것이다. 그러므로 제약회사의 이념에 인술이라는 것이 끼여들 여지가 없다.

모든 의약품의 시작은 물론 약초였다. 그러나 약초를 하나하나 수집하여 의약품을 만들려면 제조원가가 엄청나게 많이 든다. 그래서 화학적으로 합성한다. 그렇게 하면 원가를 많이 들이지 않고 엄청난 양의 약을 만들어 팔아 막대한 수익을 올릴 수 있다.

우리나라는 식물자원이 풍부한 나라이다. 우리나라에는 대략 5천여 종류의 식물이 있다. 이 식물들은 각기 다른 약효를 지니고 있으며 모든 질병을 치료할 수 있는 힘이 있다. 쑥이나 솔잎, 민들레, 대나무를 모르는 사람은 별로 없을 것이다. 그러나 그런 식물들이 얼마나 좋은 약이 되는지 잘 아는 사람은 드물다. 누구나 알고 있는 흔한 풀과 나무들을 잘 활용하면 첨단 시설을 갖춘 종합병원에서 가장 훌륭한 의사라도 고치지 못하는 질병을 고칠 수 있다.

아까시나무. 꽃은 부종, 중이염 등에 효과가 있고, 뿌리는 위궤양에 효험이 있다.

흔하디 흔한 아까시나무가 가진 힘

이 나라에서 아까시나무를 모르는 사람은 없다. 초여름에 아까시나무 꽃이 만발하면 그 향기가 온 사방에 널리 퍼진다. 아까시나무 꽃에는 꿀도 많아서 벌 치는 사람들이 아까시나무가 많은 곳을 따라 벌통을 옮겨 다닌다. 아까시나무가 나라를 망친다고 하여 모조리 뽑아 버려야 한다고 주장하는 사람도 있고 반대로 아까시나무야말로 그 쓰임새가 무궁무진하므로 더욱 더 많이 심어서 이 나라를 아까시나무 왕국으로 만들어야 한다고 주장하는 사람도 있다. 다 나름대로 일리가 있는 말이다. 그러나 아까시나무가 잘 낫지 않는 기침이나 기관지염, 위장병, 부종 등에 잘 들고 기氣를 늘려 주는 대표적인 보약인 황기보다 더 나은 보약재라고 하면 이를 받아들이는 사람이 얼마나 될까.

아까시나무는 위장을 튼튼하게 하고 기운을 늘리며 염증을 없애고 기관지와 폐를 튼튼하게 하는 좋은 약이다. 아까시나무 한 가지만 잘 활용할 줄 알아도 명의가 될 수 있다. 아까시나무를 이용한 치료법 몇 가지를 예로 들어 본다.

🌿 위궤양을 고치는 아까시나무 뿌리

여름철에 아까시나무 뿌리 5킬로그램쯤을 캐서 속껍질을 벗겨 물로 깨끗하게 씻은 다음 3~5센티미터 길이로 자른다. 여기에 소루장이 뿌리를 말려서 가루 낸 것 100그램을 섞고 물을 붓는다. 이것을 24시간 동안 달여 엿처럼 졸인 다음 갑오징어 뼈를 말려서 가루 낸 것 100그램을 섞어 콩알 만하게 알약을 만든다.

이것을 한 번에 4~5알씩 하루 세 번 밥 먹기 30분 전에 먹는다. 배에 가스 찬 것, 속이 쓰린 것, 배가 아픈 것, 소화불량 등이 한 달쯤이면 거의 없어진다. 이것은 위염이나 위궤양을 치료하는 매우 좋은 방법으로 초기 위암에도 효과가 있다.

또는 아까시나무 속껍질에 물을 붓고 물엿처럼 될 때까지 오래 달여서 만든 엑기스 600그램에 굴 껍질 가루 400그램을 섞어 한 번에 4~6그램씩 하루 세 번 빈속에 따뜻한 물과 함께 복용해도 좋은 효과가 있다.

🌿 임산부의 부종을 고치는 아까시나무 꽃

아까시나무 꽃은 임신한 여성이 몸이 붓는 데 쓰면 좋은 효과가 있다. 아까시나무 꽃을 그늘에서 말린 것 100그램을 하루 양으로 하여 여기에 물 1리터를 붓고 약한 불로 천천히 달여 세 번에 나누어 먹는다. 양이 너무 많으면 설사가 날 수 있다. 다른 부작용은 없으며 병이 재발하면 다시 먹는다.

임신한 뒤에 생긴 부종은 7~10일쯤 복용하면 차츰 부은 것이 내리기 시작하여 11~20일에는 완전히 없어진다. 그리고 혈압도 정상으로 떨어지고 단백뇨도 차츰 줄어들어 30일쯤이면 완전히 낫는다. 한 달가량 복용하면 90퍼센트 이상이 낫거나 효험을 본다. 만성신장염으로 인해 몸이 붓는 사람도 오래 복용하면 좋은 효과를 볼 수 있으며 감기 뒤에 오는 천식성 기관지염에도 좋다. 아까시나무 꽃은 소변을 잘 나오게 하고 신장의 열을 내리며 가래를 삭이고 염증을 삭이는 작용이 있다.

🌿 기관지천식을 고치는 아까시나무 씨

아까시나무 씨를 불로 살짝 볶아서 한 번에 2그램씩 하루 세 번 밥 먹고 나서 먹는다. 일주일쯤 지나면 효과가 나타나기 시작한다.

🌿 어린이 중이염을 고치는 아까시나무 꽃

항생제를 써도 잘 낫지 않는 어린이 중이염에 아까시나무 꽃을 쓴다. 초여름철에 아까시나무 꽃을 따서 사기그릇에 넣고 약간 짓찧어 플라스크에 넣는다. 거기에 꽃 1킬로그램에 물 500밀리리터의 비례로 물을 붓고 유리관이 꽂힌 고무마개로 막는다. 그리고 유리관에 냉각관을 연결하여 찬물이 흐르게 하여 증류냉각장치를 만든다. 플라스크를 불 위에 올려놓고 끓이면서 증류액을 받는다.

알코올을 묻힌 솜으로 귀 안의 분비물을 닦아 낸 뒤 아까시나무 꽃 증류액을 한 번에 한두 방울씩 하루 한두 번 귀 안에 떨어뜨려 넣든지 솜에 적셔서 귀 안에 밀어 넣는다. 7~8일 뒤부터 차츰 고름이 줄어들기 시작하여 15~20일이면 분비물이 완전히 없어지고 치유된다. 급성중이염은 빨리 낫고 만성중이염은 더디게 낫는다. 70퍼센트 이상이

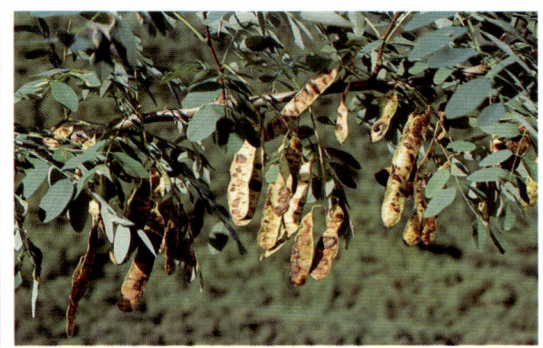

아까시나무 열매. 기침, 기관지 천식에 효과가 좋다.

치유된다. 어른들의 중이염에도 잘 듣는다. 앞에서 어린이들의 중이염에 쓴다고 한 것은 이 방법이 코의 점막에 자극을 주지 않아 코가 아프거나 따갑지 않기 때문이다.

여기서 아까시나무를 보기로 든 것은 이처럼 아무데나 널려 있고 사람들이 하찮게 여기는 풀이나 나무가 얼마든지 뛰어난 약이 될 수 있다는 것을 설명하기 위해서다. 우리는 식물을 알고 식물과 친해져야 한다. 식물을 사랑하고 아끼는 법을 배워야 한다. 아는 것만큼 사랑할 수 있고 아는 것만큼 활용할 수 있다.

3 약초는 온 산과 들에 널려 있다

예로부터 우리나라는 좋은 약초가 많이 나는 나라로 알려져 왔다. 우리나라는 국토면적은 좁지만 세계에서도 가장 다양한 식물종이 자라는 나라 중 하나로 꼽힌다. 우리나라는 산이 많아 낮은 곳에 사는 식물에서부터 고산식물까지 다양한 식물이 자란다. 또 아열대부터 한대기후대까지 있어서 아열대성 식물에서부터 한대성 식물까지 폭넓게 자라고 있으며 서해안이나 남해안에는 갯벌이 넓어 많은 종류의 염생 식물들이 자라고, 강과 호수와 늪에는 다양한 늪지식물이나 수생식물들이 자란다.

우리나라에는 대략 5천 종이 넘는 식물이 자라고 있는데 이는 우리나라 면적의 50배나 되는 유럽 전체의 식물 종수를 합친 것 만큼이나 많은 숫자이다. 우리나라는 세계적으로 식물자원이 매우 다양한 나라에 든다고 할 수 있겠다.

우리나라는 흙이 비옥하고 지각변동이 적은 편이어서 기원이 오랜 식물, 곧 원시식물인 고사리나 산삼 같은 것에서부터 가장 진화된 식물인 국화류에 이르기까지 다양한 식물들이 우리 토양과 기후에 적응하여 생겨나고 진화되어 왔다.

우리 선조들은 수천 년 전부터 식물을 질병치료에 써 왔다. 상고시대에 이루어진 약초식물 연구에 대한 전통

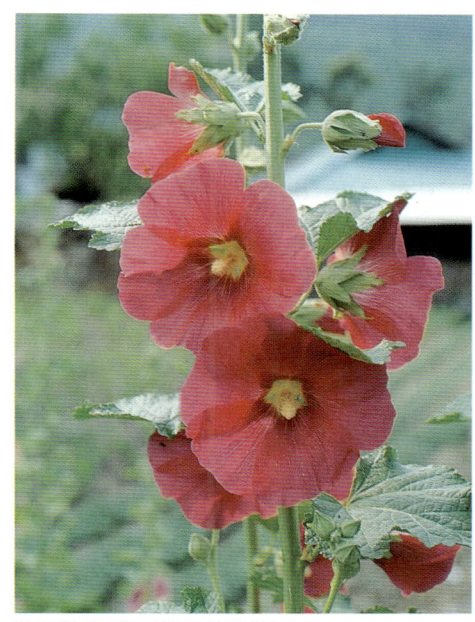

접시꽃은 생리불순, 생리통에 좋은 약초이다.

은 수천 년을 내려오면서 중국으로 건너가 중국의학의 기원이 되기도 했다. 침이나 뜸 등 동양의술이라고 부르는 의술은 모두 처음 우리나라에서 생겨난 것이다.

식물 중에 약초 아닌 것이 없다

모든 식물은 고유한 특성과 성분을 지니고 있다. 그러므로 약이 되지 않는 식물은 이 세상에 존재하지 않는다고 할 수 있다. 우리나라에 자라는 5천여 종의 식물 중에서 학자들이 그 특성을 파악하여 분류한 것은 대략 3천 6백여 종이다. 그 중에서 약초로 이용하고 있거나 이용한 적이 있는 것은 대략 1천여 종이다. 이 1천여 종 중에서 일반적으로 쓰이는 것은 2백~3백 종쯤이며 그 중에서도 흔히 쓰는 것은 불과

수십 종에 지나지 않는다.

　세계적으로 보면 전 세계의 식물 종수 백만여 종 중에서 식물학적으로 분류되어 있는 것은 30만 종이 되지 않고, 이 중에서 약효가 규명되어 약으로 활용하고 있는 것은 5만여 종뿐이다. 아직 인류가 알지도 못하고 약효도 모르는 식물이 무진장 널려 있는 것이다. 인간이 이용하는 식물은 지구 전체 식물의 5퍼센트도 되지 않는다.

　조물주는 자연 속에 모든 생물이 건강하고 행복하게 살 수 있는 지식과 지혜를 감추어 놓았다. 사람은 자연계의 물질 속에 감추어진 지식과 지혜를 찾아 이용하기만 하면 된다. 자연의 원리를 활용해 건강을 지키고 질병을 치료하려면 생명과 사물에 대한 통찰력과 애정 어린 관찰이 필요하다.

세계 으뜸의 토종약초

약초는 기후와 산지, 토질에 따라 종류가 다르고 같은 종류라 할지라도 기후와 산지, 채취시기에 따라 약효와 품질이 다르다. 또 같은 곳에서 난 것이라 할지라도 잎이나 줄기, 뿌리, 열매 등 부위에 따라서 효능이 각기 다르게 나타난다.

　우리나라는 세계적으로 우수한 약초자원을 가진 나라이다. 우리나라에 나는 약초는 어느 것이든지 약효와 품질이 세계에서 으뜸이다. 옛날부터 우리나라에서 나는 약초는 품질이 좋고 약효가 높기로 중국과 일본에 널리 알려졌다.

　주변에서 쉽게 구할 수 있는 약초 중에 여러 질병에 뛰어난 치료 효과를 지닌 것들이 많다. 이를테면 감기가 심해져서 숨이 차고 열이 심하게 나며 기침이 나고 가래에 피가 섞여 나오면서 폐렴 증상이 나타

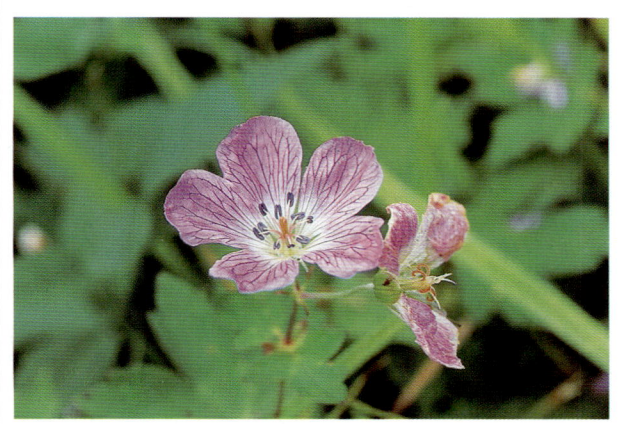

이질풀. 이질, 설사에 좋은 효과가 있어 이질풀이라고 부른다.

날 때에는 갈대 뿌리를 달여 먹으면 열도 내리고 기침도 멎고 가슴이 답답하고 숨이 차는 증상도 없어진다. 또 어린이가 설사를 할 때는 이질풀을 달여서 뜨겁게 하여 먹이고 이질풀을 진하게 달인 물에 아랫도리를 담가 땀을 흠뻑 내게 하면 낫는 경우가 많다.

약초요법은 오랜 기간에 걸쳐서 축적된 경험의학이다. 그러나 약초요법은 사람들의 입에서 입으로 전해진 것이 많으므로 한의학과 같은 자세한 진찰법이나 증상에 따라 정해진 법칙 같은 것이 없고 보통 한두 가지 약초를 쓰기 때문에 처방이라고 할 만한 것도 없다. 일반적으로 약초요법은 대부분의 사람한테 써도 부작용이 거의 없고 쓰는 방법이 약간 틀려도 위험하지 않다. 약초에 약간의 관심만 있으면 누구라도 써 볼 수 있고 별 탈이 없는 것이 약초요법이다.

약초는 가까운 곳에 있다

많은 사람들이 약초는 사람이 사는 곳에서 멀리 떨어진 깊은 산 속에 있다고 생각하기 쉽다. 그러나 실제로는 그렇지 않다. 좋은 약초는 늘 가까운 곳에 있다. 우리나라는 온 산천이 약초밭이라고 해도 좋을 만큼 훌륭한 약초들이 널려 있다.

개울가, 낮은 산, 길 옆, 마당 구석에도 좋은 약초가 많다. 마당 한

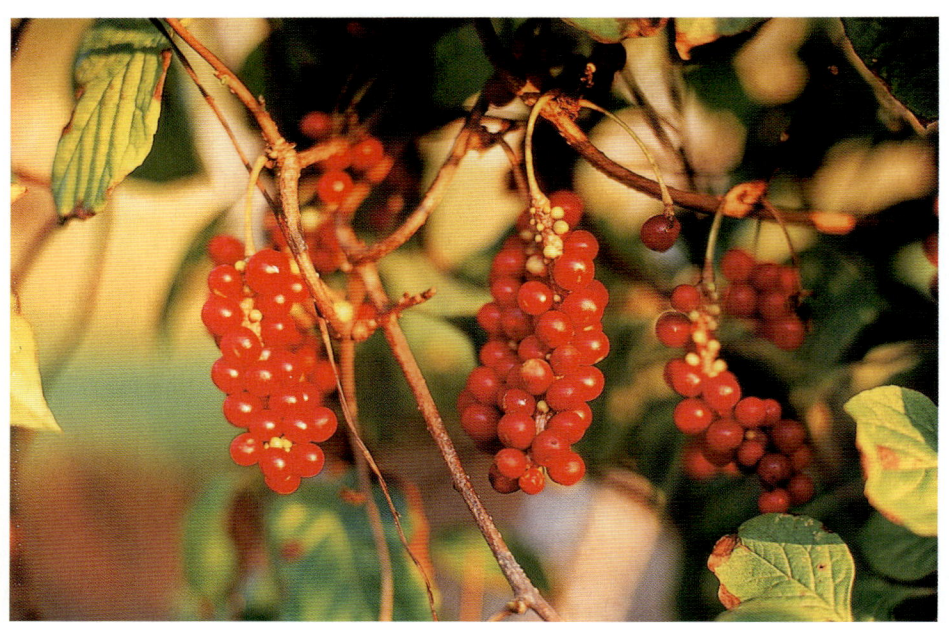
빨갛게 익은 오미자 열매. 기침을 멎게 하고 간을 튼튼하게 하며 정신력을 세게 하며 기억력을 좋게 하는 훌륭한 약초이다.

곁에 자라는 쇠비름, 비름, 민들레, 비단풀, 질경이, 별꽃, 달개비꽃, 쇠별꽃, 냉이, 쑥부장이, 쑥, 쇠무릎지기, 환삼덩굴, 꿩의비름 같은 천덕꾸러기 잡초들이 죽어 가는 사람을 살릴 수 있는 명약들인 것이다.

정원에서 키우는 나무 중에도 훌륭한 약초들이 많다. 감나무, 밤나무, 은행나무, 목련, 소나무, 치자나무, 향나무, 측백나무, 비파나무, 매화나무, 벚나무, 앵두나무, 나한백, 자목련, 연꽃, 구기자나무, 산수유, 오미자나무, 남천, 보리장나무, 예덕나무, 황경피나무, 초피나무, 인동덩굴, 칡덩굴, 대추나무, 사과나무, 배나무 같은 것들이 모두 훌륭한 약이 될 수 있다.

마당에 맨드라미, 국화, 봉숭아, 도라지, 나팔꽃, 바위취, 범의귀, 코스모스 같은 꽃식물을 심는 사람도 많은데 이들도 매우 훌륭한 약초이다.

야산에 자라는 소나무, 참나무, 오리나무, 병꽃나무, 붉나무, 옻나무, 아까시나무, 등나무, 느티나무, 느릅나무까지 약이 되지 않는 것이 하나도 없다.

애기똥풀, 수영, 소루장이, 여뀌, 갈대, 억새, 달맞이꽃 같은 길 옆이나 들에 자라는 잡초들도 모두 훌륭한 약초이다.

한 마디로 약초는 온 천지에 널려 있다. 특별한 식물만이 약초가 되는 것이 아니라 흔하게 볼 수 있는 모든 풀이 약초인 것이다. 그러므로 널려 있는 풀과 나무를 지혜롭게 활용하기만 하면 멀리 가거나 돈을 들이지 않고도 건강을 지키고 갖가지 질병을 퇴치할 수 있다.

약초공부는 쉽고도 어렵다

우리나라에서 자라는 식물의 종류는 대략 5천 가지이다. 5천 가지나 되는 식물을 모두 알 수는 없다. 식물을 연구하는 분류학자도 우리나라의 식물을 모두 알지는 못한다. 흔한 약초 수십 가지만 알아도 충분히 명의가 될 수 있다. 아니 한 가지 약초만 제대로 쓰는 법을 익혀도 수십 가지 질병을 치료할 수 있다. 어떤 사람은 한련초라는 논에 자라는 잡초 하나만을 써서 장염, 설사, 양기부족, 당뇨병, 위장병, 피부병 등 수십 가지 질병을 고쳐서 명의라는 소리를 듣고 있다.

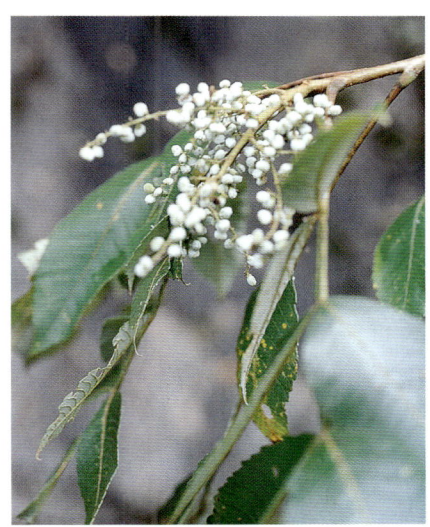

붉나무 열매. 맛을 보면 짠맛이 난다. 이 짠맛이 설사를 멎게 하고 장의 염증을 치료한다.

자연에 대한 지식을 얻는 데에는 세 가지 방법이 있다. 하나는 분석과 실험을 통하여 얻는 것이고, 다른 하나는 책에 기록된 것을 읽어서 배우는 것이며, 마지막 하나는 자연과 교감을 통하여 직관으로 지식을 얻는 것이다. 마땅히 이 세 가지 방법을 모두 잘 활용하여 지식을 얻어야 할 것이다.

약초공부는 쉬우면서도 어렵다. 식물들과 친화력을 지니고 친구가 되면 쉽고, 식물과 친해지지 못해 식물의 마음을 읽지 못하면 지극히 어렵다. 사람은

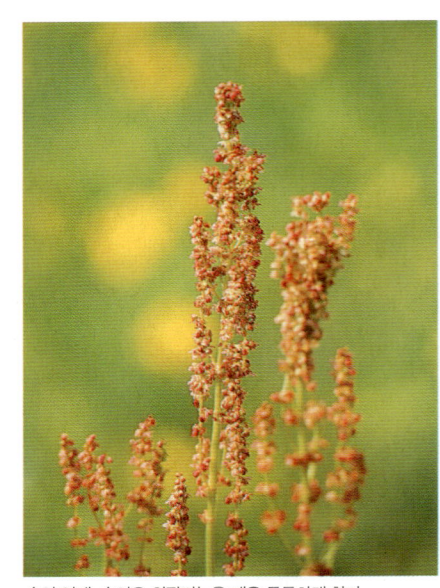

수영 열매. 수영은 위장기능을 매우 튼튼하게 한다.

자연에 대한 지식을 머리로 배워야 할 것이 아니라 가슴으로 배워야 한다. 식물에 대한 무한한 애정을 갖고 끊임없이 관찰하고 연구하는 것이 올바른 지식을 얻는 지름길이다.

약초공부를 시작하려면 약초가 많은 산으로 가야 한다. 먼저 약초의 이름을 알아야 하므로 식물도감이나 약초도감 같은 것을 준비한다. 식물에는 모양이 비슷한 것이 많으므로 정확한 생김새를 아는 것이 중요하다. 잎과 줄기, 꽃, 뿌리 모양, 냄새, 맛 등을 보고 전체적으로 관찰할 줄 알아야 한다. 싹이 날 때와 다 자란 뒤의 잎 모양이 다른 것이 있고, 꽃이 피기 전까지는 비슷하여 구별하기 어려운 것이 있으며, 잎 모양은 서로 꼭 같으나 뿌리를 캐 봐야 구분할 수 있는 것도 있다. 향기로 구별할 수 있는 것도 있고 맛을 봐야 알 수 있는 것도 있다.

식물도감에 있는 그림과 실제 식물을 관찰하여 하나씩 식물 이름을

외우고 낯을 익히도록 한다. 한꺼번에 욕심을 내어 많은 것을 알려고 할 필요는 없다. 하루에 두세 종류만 이름을 익혀도 1년쯤 지나면 수백 가지 식물의 이름을 알 수 있게 될 것이다. 그리고 누구나 이미 이름을 알고 있는 식물이 몇십 가지는 있기 마련이다.

   식물들과 서로 얼굴을 익히면 이제 본격적인 공부를 시작할 수 있는 준비가 된 것이다. 알고 싶은 약초 한 가지를 정하면 본초학 서적들을 뒤져서 약효나 약성, 이용방법, 채취시기 등을 파악한 다음 그 약초를 조심스럽게 채취해 본다. 잎을 약간 따서 입으로 씹어 보고 코로 냄새를 맡아 보고 뿌리를 캐서 모양이 어떤지를 확인한다. 마지막으로는 채취한 약초를 가져 와서 깨끗하게 씻어 작두로 잘게 썰어서 말린다. 이런 과정이 반복되면 온갖 식물들의 형태를 낱낱이 분별할 수 있게 될 것이다.

직관을 통한 완전한 공부

그러나 약초에 대해 본질적이고 완전하며 깊이 있는 지식을 얻으려면 약초와 친구가 되어 그들의 마음을 알고 그들의 말에 귀를 기울일 수 있어야 한다. 이것이 최후의 관문이다. 평범한 약초꾼으로 남을 것인지 위대한 약초의사가 될 것인지의 차이는 약초가 하는 말을 알아들을 수 있는가 없는가의 차이 뿐이다.

   모든 식물은 살아 있는 영체靈體이다. 눈으로 볼 수 있는 식물체 속에 보이지 않는 영혼이 깃들여 있는 것이다. 그러므로 식물에 대해서 완전한 지식을 얻으려면 눈으로 볼 수 있는 식물체만을 보아서는 안 된다. 그 속에 깃든 영을 볼 줄 알아야 하고 그 영과 대화를 할 줄 알아야 한다. 인간이 만든 과학은 자연에 대해 불완전하고 지극히 부분적인 지식밖에 주지 못한다. 완전한 지식은 마음의 과학으로 얻을 수 있다. 마음으로 얻는 지식을 직관直觀이라고 부른다.

직관을 통해 지식을 얻는 방법은 가장 단순하고 쉬운 방법이다. 직관을 통한 지식이야말로 가장 정확하고 완전한 지식이다. 과학이 발달하면서 직관을 통하여 지식을 얻는 방법도 사라졌으며 그 기능도 퇴화되어 거의 없어져 버렸다. 아득한 옛적 우리 선조들은 직관으로 우주와 자연에 대한 지식을 얻었다. 우리는 지금 과학을 신으로 받들고 있다. 그러나 앞으로 천 년이 지나도 과학은 풀잎 하나에 감추어진 자연의 비밀도 완전히 알아내지 못할 것이다.

산작약. 뿌리를 약으로 쓰는데 갖가지 부인병에 효험이 좋다.

식물에 대해 알고 싶다면 열흘이건 한 달이건 온 마음을 집중하여 눈을 떼지 않고 관찰하면 된다. 그렇게 하면 자신도 모르는 사이에 그 식물에 대한 거의 모든 것들을 알 수 있게 될 것이다. 자연의 신비로움을 깨닫는 가장 좋은 방법은 온 마음과 정성을 다하여 집중하고 몰입하는 것이다. 여러 날을 저속 촬영 카메라처럼 눈을 식물한테 고정시키고 끊임없이 관찰하라. 식물들의 삶에 대해 감당할 수 없을 만큼 많은 것을 알게 될 것이다.

자연계의 비밀은 끊임없이 몰입하는 사람한테 여기에서 조금, 저기에서 조금씩 그 비밀을 드러내어 준다. 학식이 높은 이 세상의 학자들이여, 칼과 현미경을 버리고 마음으로 식물을 들여다보라. 가장 가난하고 겸손한 마음이 되어 식물이 하는 말에 모든 정신과 감각을 집중

해야 한다.

이를테면 장미꽃에 대해서 모든 것을 알고 싶다면 장미꽃 한 송이를 두고 밤낮으로 눈을 떼지 말고 열흘이건 한 달이건 들여다보라. 그리고 그 앞에서 깊이 명상하라. 꽃의 마음과 하나가 되도록 노력하라. 마음은 마음으로 통한다. 마음의 문을 열고 가장 순수하고 정결한 마음이 되어 꽃한테 조용히 말을 걸어 보라. 꽃의 영혼이 차츰 모든 의심과 경계를 풀고 하나씩 자신의 비밀을 드러내 보여 줄 것이다.

연꽃. 연은 꽃도 아름답지만 꽃, 씨, 잎을 모두 약으로 쓴다.

식물은 우리가 알고 있는 것보다 훨씬 지혜롭고 의식의 차원이 높은 존재이다. 식물의 지혜를 배우라. 꽃은 벌이나 나비가 날아와서 꿀을 먹고 꽃가루를 묻힐 때 자기수정이 되지 않게 하려고 수술을 오므린다. 벌이 꿀을 실컷 먹고 나가려고 할 때에는 오므렸던 수술을 펴서 벌의 등을 살짝 두들기며 꽃가루를 듬뿍 뿌려 준다.

식물은 식물끼리 서로 말을 주고받는다. 사람이 씨앗이 덜 여문 식물을 뽑거나 베면 죽어가는 식물은 옆에 있는 동료들한테 울면서 이렇게 말한다. "이제 우리는 죽게 되었다. 아직 우리 씨앗이 여물지 않아 자손도 남기지 못하고 죽게 되었다."라고. 그러나 잘 여문 식물을 베면 그들은 매우 기뻐하고 즐거워한다. 씨앗이 여물기 전에 약초를 베면 울면서 사람을 원망한다. 그러나 씨앗이 다 여물고 난 다음에 채취하면 "어서 우리를 가져가서 아픈 사람들을 고쳐 주십시오."라고 말

약초는 온 산과 들에 널려 있다

한다. 그러므로 부득이하게 씨앗이 덜 여문 약초나 덜 자란 나무를 약으로 쓰기 위해 벨 때에는 그들에게 이렇게 말해야 한다. "미안하다. 죽어가는 사람을 살리려고 너희를 베는 것이니 나를 용서하고 도와 다오. 너희들의 죽음이 결코 헛되지 않게 하겠다."라고 말한 다음에 조심스럽게 필요한 만큼만 채취해야 한다.

나는 어려서부터 식물과 대화하는 법을 배웠다. 한때는 모든 풀과 나무의 마음과 생각을 읽을 수 있었다. 식물의 영혼은 사람의 마음보다 훨씬 연약하면서도 순수하다. 가장 순수하고 깨끗한 마음이 되지 않으면 식물과 의사소통을 할 수 없다. 모든 식물은 의식과 감정이 있으며 친구를 그리워한다. 사람이 혼자 살 수 없는 것처럼 식물도 혼자 살 수 없다. 식물은 사람보다 오히려 외로움을 더 많이 탄다. 사람이 짝이 있어야 즐겁고 행복할 수 있는 것처럼 그들도 짝이 있어야 기쁨을 느낀다. 식물들은 사람보다 더 강렬하게 사랑을 갈구한다.

식물도 가뭄으로 물기가 마르면 잎이 시들고 영양분을 너무 많이 먹으면 잎이 누렇게 되며, 벌레가 파먹으면 잎이나 줄기에 구멍이 생기고 바이러스나 박테리아가 침입하여 병이 들면 말라서 죽어간다. 식물한테도 감정이 있고 표정이 있다. 식물의 표정을 알아보고 그 소리를 알아들으며 보살펴 줄 수 있어야 한다. 식물은 형체와 빛깔로 말한다.

사람이건 식물이건 영혼의 상태는 그 형태에 나타난다. 식물은 자신을 돌보아 주는 사람을 적극적으로 따른다. 병이 들면 그 상태를 빛깔로 나타내 보여 빨리 고쳐 달라고 한다. 건강할 때에는 잎을 푸르고 무성하게 피워 고마움을 표시한다. 식물의 영혼은 단순하고 순수하며 정직하다.

식물을 사랑하는 사람은 자연을 함부로 대하지 않는다. 식물을 마구 뽑고 짓밟으며 난폭하게 대하면 식물은 무서워하며 아프다고 소리를 지른다. 이리 저리 피하려고 하지만 뿌리가 땅 속에 박혀 있어서 피하지 못하는 것이 식물들의 신세다. 그러나 그들은 주어진 운명에 순응할 줄 아는 미덕까지 함께 지녔다.

약초는 사람의 말을 알아듣는다

식물의 씨앗은 생기生氣 덩어리다. 씨앗 속에는 한 식물체 전체의 기운이 고도로 응축되어 있다. 키가 100미터나 자라고 줄기 둘레가 30미터나 되며 나이가 5천 살이나 되는 거대한 세쿼이어 나무도 처음에는 1그램도 안 되는 작은 씨앗에서 시작된 것이다.

　이 세상에서 가장 훌륭한 직업은 농사꾼이다. 가장 고결하고 마음이 순수한 사람이라야 농사를 제대로 지을 수 있다. 자연은 정직하기 때문이다. 농사 중에서 약초농사를 지어 질병으로 신음하는 사람들의 고통을 덜어 주는 것보다 더 나은 농사는 없다. 최상의 선善, 최고의 덕을 쌓으려거든 약초농사를 지어라. 약초는 자신의 몸이 사람의 질병을 고치는 데 쓰이기를 원하고, 사람은 약초로 자신의 질병이 낫기를 원한다. 약초 농사꾼은 가장 훌륭하고 매력적이며 보람이 많은 직업이다.

　약초 씨앗을 뿌릴 때 씨앗을 손에 쥐고 씨앗한테 말을 걸어라. 마음속으로 말해도 좋고 소리를 내서 말해도 된다.

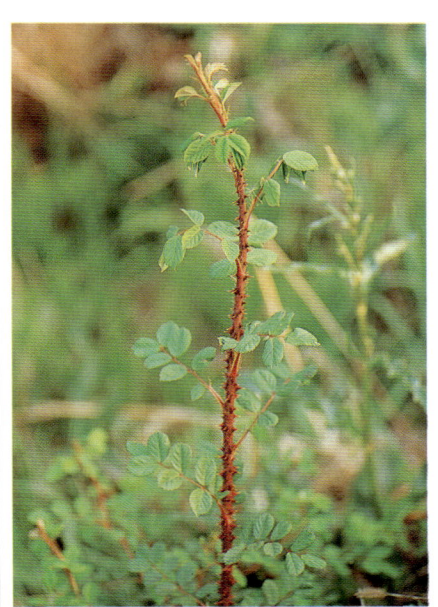

찔레나무 새순. 혈액순환을 좋게 하고 살결을 곱게 한다.

위령선 꽃. 위령선은 관절염, 요통 등에 매우 효과가 좋다. 단단한 것을 무르게 하는 효과가 있어서 목에 가시가 걸렸을 때에도 쓴다.

분명하게 큰 소리를 내서 말하는 것이 더 좋다.

"약초 씨앗아, 너를 땅에 뿌리려고 하니 한 알도 빠짐없이 싹을 틔워서 건강하게 자라다오. 내가 너희를 건강하게 자라도록 잘 보살펴 주겠다. 안심하고 빨리 싹을 틔워 다오." 이렇게 말을 하면 씨앗은 그 말을 알아듣는다. 그 말을 들은 씨앗은 거의 동시에 싹이 나온다. 싹이 나오기 전에도 자주 밭에 가서 하루에도 몇 번씩 씨앗들과 대화를 나눠라. 땅에 입을 가까이 대고 "씨앗들아 무엇을 하고 있느냐? 빨리 세상으로 나와라, 두려워하지 말아라." 하고 용기를 주어야 한다.

땅이 건조해지면 물을 뿌려 주고, 물을 뿌려 주면서도 이렇게 말하라. "씨앗들아, 목이 말라 힘들지. 내가 물을 뿌려 줄 테니 열심히 받아 마셔라." 밤에 기온이 떨어지면 거적을 덮어 주면서 이렇게 말하라. "춥지. 내가 춥지 않게 이불을 덮어 줄 테니 잘 자라다오." 이런 식으로 차츰 식물과 대화하는 법을 익혀야 한다.

솔장다리 꽃. 잎을 달여서 먹으면 두통에 좋은 효험이 있다.

씨앗이 발아하여 자라는 동안 지극한 정성을 들이고 밤낮으로 대화를 나누려고 애쓰다 보면 어느덧 서로 기운이 통하게 된다. 마침내 씨앗들이 하는 말을 알아들을 수 있게 되는 것이다.

씨앗이 땅을 뚫고 나올 때 내는 '쉬-이-이이-' 하는 소리를 들을 수 있게 되는데 이는 다른 사람은 들을 수 없는 소리다. 새싹이 나올 때 '쉬이익' 하고 탄성을 지르는 것이 아기가 태어날 때 '으아앙' 하고 울음을 터뜨리는 것과 흡사하다. 이른 아침 동이 틀 무렵에 약초밭에 나가서 새싹이 내는 고고성呱呱聲을 들어 보라. 그리고 새싹이 차디 찬 땅을 뚫고 올라온 것을 축하해 주라. "아, 아름답구나 새싹들아, 고생이 많았다. 이제 내가 너희를 지켜 주고 보살펴 주겠다. 너희도 나를 잘 따르고 열심히 도와 다오."

차갑고 단단한 땅을 밀고 나온 새싹은 세상을 두려워한다. 세상은 온갖 위험으로 가득하지 않은가. 벌레가 갉아 먹어 버릴 수도 있고 동물이 뜯어먹거나 짓밟아 버릴 수도 있으며 박테리아나 바이러스에 감염되어 병에 걸릴 수도 있다.

새싹을 열심히 관찰하라. 계속 관찰하고 말을 걸다 보면 어느 날 갑자기 벼락이 치는 것처럼 식물세계의 신비를 깨달을 수 있게 될 것이다. 식물의 소리를 들을 수 있는 귀가 열리고 그 말을 알아들을 수 있는 이해의 문이 열릴 것이다.

아침 일찍 약초밭에 나가서 식물들한테 말을 걸고 인사를 해 보라.

모든 약초들이 고개를 돌려 바라보며 방글방글 웃으며 대답할 것이다. 꽃이 하는 말, 풀이 하는 말, 나무가 하는 말, 약초가 하는 말에 귀를 기울여라. 나무와 풀은 사람보다 우주와 자연의 비밀을 훨씬 많이 알고 있다.

식물만 사람의 말을 알아듣고 대화를 나눌 수 있는 것은 아니다. 동물, 물고기, 곤충, 죽은 나무등걸이나 바위까지도 의식이 있고 감정이 있어서 대화를 나눌 수 있다.

이 세상에 형상이 있는 모든 것은 살아 있다. 바위나 썩은 나무토막 같은 무생물이라고 해서 다 죽어 있는 것은 아니다. 모든 것에는 영靈이 깃들여 있다. 지구도 하나의 영이며 나무, 바위, 풀, 동물에도 각각 고유의 영혼이 있다. 돌사람이 웃는다는 옛말도 있지 않은가.

2장
가장 흔한 풀로 가장 흔한 질병 다스리기

감기 예방하고 다스리는 부엌의 약초들

많은 사람들이 감기를 피할 수 없는 질병으로 받아들인다. 그러나 지혜롭게 대처하면 여간해서는 감기에 걸리지 않고 지낼 수 있고, 감기에 걸렸다 하더라도 쉽게 나을 수 있다. 어떤 의학자들은 감기가 세계에서 제일 무서운 병이라고 한다. 감기가 온갖 질병의 원인이 될 수 있기 때문이다. 감기를 제때에 제대로 치료하지 않으면 폐렴, 기관지염, 인후염, 위장병, 암 같은 만성 질병으로 악화되기 쉽다.

많은 학자들은 인류가 에이즈 같은 난치병보다 유행성 감기로 인해 멸망할 가능성이 더 크다고 한다. 전염 속도가 몹시 빠르고 치명적인 새로운 감기가 널리 퍼지면 치료약을 찾아내기도 전에 인류의 절반쯤이 목숨을 잃을 수도 있다는 것이다.

유럽에서는 1918~1919년에 유행성 감기로 수백만 명이 목숨을 잃었다. 십 년쯤 전에는 많은 에스키모인들이 미국인들로부터 감기에

파와 마늘, 생강은 가장 좋은 천연항생제로 늘 먹으면 감기를 비롯한 잔병에 걸리지 않는다.

전염되어 목숨을 잃은 일이 있었다. 에스키모인이 미국인보다 체력은 더 뛰어났지만, 감기 바이러스에 대해서는 전혀 면역이 없었기 때문이다.

감기는 몸이 갑자기 찬바람에 노출되었을 때 걸리기 쉽다. 그러므로 감기를 예방하려면 몸을 따뜻하게 보호하는 것이 가장 중요하다. 특히 발을 따뜻하게 해야 한다. 발이 따뜻하면 온몸이 따뜻한 것과 같은 효과가 있기 때문에 거의 감기에 걸리지 않는다.

그런데 왜 똑같은 조건에서 생활하면서도 어떤 사람은 늘 감기를 달고 살고 어떤 사람은 평생 감기를 모르고 살까. 그 이유는 여러 가지가 있겠지만 가장 중요한 것은 몸의 저항력 차이와 혈액순환이 잘 되는가 그렇지 않은가에 있다. 감기를 일으키는 병원균은 코나 기관지의 점막에 잠복해 있다가 몸이 차가워지고 면역력이 떨어질 때를

틈타서 몸 속으로 침입한다.

녹황색 채소가 저항력 기른다

감기는 혈액순환과 관련이 깊다. 혈액순환이 제대로 안될 때 대개 감기에 잘 걸린다. 밖에서 열심히 활동하는 사람보다는 집에서 가만히 앉아 있는 사람이 감기에 더 잘 걸리는 이유는 춥다고 집안에서 웅크리고 있을수록 혈액순환이 잘 안 되기 때문이다.

집안을 너무 따뜻하게 하지 않는 것도 감기에 걸리지 않는 비결이다. 여름에는 조금 덥게 지내고 겨울에는 조금 춥게 지내는 것이 건강에 유익하다. 실내 온도를 높이기보다는 따뜻한 옷을 입고 운동을 해서 몸을 덥히고 혈액순환을 좋게 하는 것이 감기를 예방하는 방법이다. 몸이 차츰 추위에 익숙해지면 감기에 걸리지 않는다.

늘 감기를 달고 다니거나 한번 감기에 걸리면 여간해서 낫지 않는 사람은 집안의 실내온도를 섭씨 18도~20도 정도로 낮추고, 아침에 일어나서 이부자리를 정돈하든지 방을 치우든지 가벼운 운동을 해서 몸을 덥힌 뒤에 집을 나오는 습관을 들이는 것이 좋다. 집을 나와서 바로 차를 타지 말고 5분이나 10분쯤 걷다가 차를 타야 한다. 이렇게 운동을 하면서 몇 번 심호흡을 하면 몸 속의 노폐물이 빠져나가고 혈액순환이 좋아지며 뇌에 산소공급이 원활해져서 머리가 한결 개운해진다.

감기를 예방하려면 먼저 몸의 저항력을 키워야 한다. 저항력을 키우기 위해서는 칼슘이 많은 식품, 곧 녹황색 채소를 많이 먹는 것이 좋다. 무와 무청, 순무, 당근, 미나리, 냉이, 갓, 달래, 우엉 같은 것이 칼슘이 많은 식품이다. 우유는 별로 권장할 만한 식품이 아니다. 우유에 칼슘이 많이 들어 있는 것은 사실이지만 우유에 들어 있는 칼슘은 몸 속에 거의 흡수되지 않는다. 한 예로 스웨덴 사람들은 세계에서 우유를 가장 많이 먹지만 골다공증 환자의 비율도 세계에서 가장 높다.

파, 마늘, 생강은 뛰어난 천연 항생제

저항력이 약하고 항체가 없는 사람들, 이를테면 기력이 쇠약한 사람이나 간질환을 앓고 있는 사람은 감기에 걸리기 쉽다. 이런 사람들은 몸의 저항력을 키워 주는 천연 항체를 섭취해야 한다. 우리가 먹는 모든 음식과 공기는 온갖 병원균에 노출되어 있으므로 아무리 주의하고 조심하더라도 병원균이 몸 속에 들어오지 못하게 막을 수는 없다. 그러므로 우리 몸에 있는 면역체계가 병원균이나 박테리아, 바이러스를 물리칠 수 있도록 저항력을 키우고 항체를 길러야 한다.

감기를 치료하거나 예방하기 위해서 항생제를 쓰는 것은 매우 위험한 일이다. 우리나라 사람들은 세계에서 항생제를 가장 많이 쓰는 것으로 알려져 있다. 몸이 항생제에 길들면 병원균도 차츰 항생제에 저항력을 갖게 되어 더욱 강력해지고 목숨을 위험하게 만들기도 한다. 이때는 항생제가 전혀 효력을 발휘하지 못한다. 또 항생제는 몸 안에 있는 유익한 박테리아까지 모두 죽이고 파괴한다.

식물이 제대로 성장하려면 박테리아가 필요하듯 사람도 음식물을 소화하고 흡

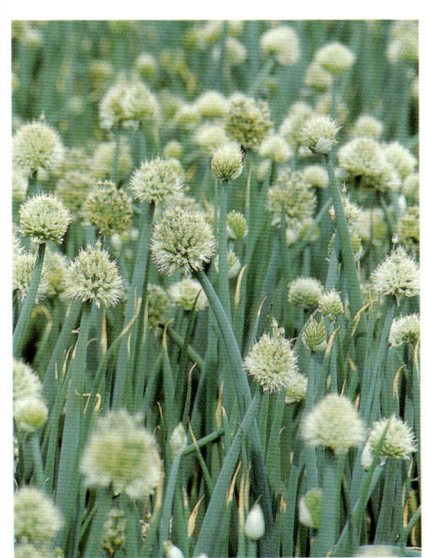

파꽃. 파는 몸의 저항력을 길러주는 데 매우 좋은 식품이다.

수하려면 내장 안에 있는 박테리아가 반드시 필요하다. 콩은 뿌리혹 박테리아가 없으면 질소를 만들지 못해서 잘 자라지 않는다. 땅에 박테리아가 없으면 나무나 풀들이 잘 자라지 않는다. 우리 몸도 마찬가지다.

소화기관에는 여러 종류의 박테리아가 필요하다. 장을 건강하게 하기 위해서는 유산균이 필요하다. 유산균은 정상적이고 유익한 균은 보호하고 잘 번식하게 하지만 부패성 균은 억제하는 성질이 있기 때문이다. 그러나 항생제는 유익한 박테리아를 포함한 모든 박테리아를 죽이거나 번식을 억제한다.

만성장염을 앓고 있는 사람에게 항생제를 투여하면 유익한 박테리아는 죽고 오히려 해로운 박테리아만 장 속에 번성해서 날이 갈수록 저항력은 더 떨어지고 질병은 더욱 심해지는 악순환에서 벗어날 수 없게 된다.

감기에 대해서도 마찬가지다. 항생제를 쓰면 쓸수록 감기 바이러스는 항생제에 대해 내성을 갖게 될 것이고, 나중에는 가장 강력한 항생제를 써도 결코 퇴치할 수 없게 될 것이다. 이미 모든 항생제에 저항력을 가진 감기 병원균이나 폐결핵 균이 세상에 널리 퍼져 있다. 요즘 감기가 예전보다 더 지독해진 것은 감기를 일으키는 균이 항생제에 대해 내성을 가졌기 때문이다. 병원균은 더 무섭고 강해졌지만 사람의 체질은 더 약해진 것이 요즘 사람들이 예전보다 감기를 훨씬 심하게 앓는 이유이다.

저항력을 키우려면 인공 항생제가 아닌 천연 항생제를 늘 섭취해야 한다. 천연 항생제로 몸의 저항력을 키우면 감기는 물론 간염, 암, 폐결핵, 폐렴이나 기관지염 같은 온갖 질병에도 잘 걸리지 않게 된다.

천연 항생제로서의 효능이 뛰어난 식품은 마늘, 파, 양파, 달래, 생강, 초피 같은 매운 맛이 나는 향신료이다. 이들 식품은 온갖 균을 죽이고 몸 속에 쌓인 독소를 밖으로 내보내는 효능이 있다. 마늘이나 파를 많이 먹는 사람은 감기나 다른 감염성 질병이 잘 걸리지 않고 걸렸다 해도 가볍게 앓다가 금방 낫는다.

🌿 감염성 질병 예방하는 파, 마늘, 양파

마늘은 항균작용이 매우 뛰어난 식품이다. 날마다 마늘을 날것으로 한두 쪽을 먹는 습관을 지닌 사람은 결코 감기에 걸리지 않는다고 한다. 미국의 어느 학자는 감기에 잘 걸리는 사람 30명을 선택하여 날마다 마늘 한 쪽씩 날것으로 4년 동안 먹게 했더니 감기에 걸린 사람이 한 명도 없었다고 했다. 마늘이야말로 천연항생제 중에서 으뜸이다.

마늘과 파, 양파를 수시로 먹으면 감기나 기관지염, 그밖에 감염성 질병으로 고생하는 일이 별로 없다. 마늘이 가장 좋은데 한두 쪽을 날로 먹는 것도 좋지만, 날것은 자극이 심해서 많이 먹을 수 없고 입 안이나 위장의 점막에 염증이 생길 수 있으므로 찌든지 굽든지 푹 익혀서 먹는 것이 좋다.

마늘을 푹 익혀서 먹으면 기운을 나게 하고 면역력을 길러 준다.

🌿 폐와 기관지를 따뜻하게 하는 무

날마다 무를 생즙을 내어 한 잔씩 마시는 것도 감기를 예방하는 좋은 방법이다. 무는 온갖 병원균을 죽일 뿐만 아니라, 폐와 기관지를 따뜻하게 하며 소화기능을 좋게 한다. 밤, 호도, 포도 같은 과일이나 참기름이나 들기름을 많이 먹는 것도 감기를 예방하는 데 도움이 된다.

🍃 기관지와 코의 점막을 보호하는 참기름

참기름 몇 방울이면 감기 한 번 걸리지 않고 겨울을 날 수 있다. 일년 내내 감기를 달고 다니는 사람들이 이 방법을 써 보면 감기 한 번 걸리지 않고 지낼 수 있을 것이다. 방바닥에 똑바로 눕고 목을 뒤로 젖힌 다음 유리막대기나 성냥개비 같은 것을 참기름에 담갔다가 꺼내어 한쪽 콧구멍에 참기름을 3~5방울씩 넣고 콧방울을 마주 잡았다가 놓았다 하여 기름이 코의 점막에 골고루 퍼지도록 한다.

환절기에 열흘 간격으로 한 번씩 이렇게 해준다. 중국에서 감기에 잘 걸리는 사람 5백 명한테 이 방법을 썼더니 97퍼센트가 감기에 걸리지 않았다고 한다. 참기름은 기관지와 코의 점막을 보호하고 갖가지 바이러스와 박테리아를 죽이는 작용이 매우 세다.

흔한 약초로 감기 쉽게 고치기

🍃 한기를 밀어내는 파뿌리와 생강

파뿌리·생강 각각 400그램과 소금 8그램을 함께 죽이 되도록 짓찧어 소주 한 잔을 부어 고루 섞은 다음 이것을 얇은 천으로 싸서 앞가슴과 등, 손바닥, 발바닥, 겨드랑이, 팔꿈치 등을 한 번씩 문질러 준다. 30분쯤 지나면 땀이 나면서 열이 내리기 시작하여 코가 시원하게 트이고 기침이나 콧물도 차

생강. 생강은 몸을 따뜻하게 하고 갖가지 독을 풀어준다.

츰 멎을 것이다. 하루쯤 지나면 감기로 인한 모든 증상이 없어지고 몸이 가벼워진다. 파뿌리와 생강의 매운 성분이 피부에 잠복해 있는 한기와 독소들을 몸 밖으로 발산시켜 감기를 낫게 하는 것이다.

🍃 바이러스성 감기에 시호와 감초

시호 뿌리. 간질환뿐만 아니라 감기에도 효과가 좋다.

시호 12그램과 감초 4그램을 물로 달여서 하르 세 번 밥 먹기 전에 먹는다. 시호는 미나리과에 딸린 여러해살이식물로 멧미나리라고도 하며 야산에 흔히 자란다. 간에 쌓인 독을 풀어 주고 몸이 추웠다 더웠다 하는 것을 치료하는 가장 좋은 약초이다. 온갖 균을 죽이는 효과도 탁월한 것으로 알려져 있다. 시호는 일반 한약 건재상에서 쉽게 구할 수 있다. 일반 감기나 바이러스로 인한 감기에 모두 좋은 효과가 있다. 1~4일 정도만 복용하면 웬만한 감기는 뚝 떨어질 것이다.

🍃 기침·콧물 감기에 오미자와 세신(족도리풀)

오미자를 그늘에서 말려 가루 낸 것, 세신을 말려서 가루 낸 것, 흑설탕을 각각 5대 2대 3의 비율로 고루 섞는다. 이것을 한 번에 3~4그램씩 하루 세 번, 밥 먹기 한 시간 전에 먹는다. 오미자는 기침과 콧물을 멎게 하고, 세신은 감기 병원균을 죽이며, 몸 속의 막힌 부분을 뚫어 준다. 세신은 족도리풀이라고도 하며 숲 속의 그늘진 곳에 흔히 자라는 여러해살이풀이다. 뿌리를 씹어 보면 톡 쏘는 매운 맛이 나며 혀가

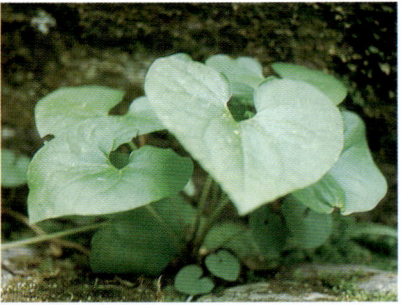

오미자 열매. 기침과 콧물을 멈추게 한다(왼쪽).
세신. 족도리풀이라고도 부르며 갖가지 균을 죽이고 막힌 부분을 뚫어준다(오른쪽).

아리다. 이 맵고 아린 맛이 나는 성분이 갖가지 병원균을 죽이고 독소들을 밖으로 내보낸다. 3~10일 먹으면 대개 효험을 본다.

🌿 가벼운 감기에 흑설탕 넣은 생강차

감기가 그다지 심하지 않을 때는 생강과 흑설탕 각각 50그램을 물 한 되(1.8리터)에 넣고 한 시간쯤 약한 불로 달여서 한 번에 한 잔씩 하루 3~5번 마신다. 생강은 항균력이 강하며 몸 안의 온갖 어혈을 없애고 생혈生血 하는 데 매우 좋은 식품이다. 저녁에 이불을 뒤집어쓰고 누워서 땀을 흠뻑 내면 더욱 좋다.

🌿 열과 오한, 두통에 말린 황백

말린 황백을 곱게 가루 내어 한 번에 3~4그램씩 하루 세 번 밥 먹고 나서 15분 뒤에 따뜻한 물과 함께 먹는다. 황백은 황벽나무의 껍질로 빛깔이 노랗다. 황백은 천연항생물질이 가장 많이 들어 있는 약재 중 하나이며 온갖 균을 죽이고 염증을 삭인다. 아마 사흘 안에 열이 내리

황벽나무. 속껍질이 노랗다. 온갖 균을 죽이고 염증을 없애는 효능이 있다.

고 두통, 관절통, 춥고 떨리는 증상이 모두 없어질 것이다. 황백은 일반 한약 건재상에서 어렵지 않게 구할 수 있다.

🌿 오래 끄는 감기에 대파로 끓인 된장국

잘 낫지 않고 오래 끄는 감기에는 파가 좋다. 대파 100그램을 큼지막하게 썰어 넣고 된장국을 끓여 한번에 훌훌 마신다. 하루 서너 번 마시면 더욱 좋다. 파 대신 양파를 써도 괜찮다. 파, 마늘, 양파, 생강은 다 같이 바이러스를 죽이고 몸을 따뜻하게 한다. 또한 혈액순환을 잘 되게 하고 땀을 잘 나게 하여 피부에 잠복해 있는 독소를 몸 밖으로 몰아내어 감기를 낫게 한다.

🌿 심한 기침 감기에 무엿

감기로 인해 기침을 심하게 할 때는 무를 오래 달여서 엿기름과 섞어 무엿을 만들어 한 숟가락씩 먹으면 좋다. 무에는 소화를 돕는 효소도 많이 들어 있지만 천연 항균물질도 많이 들어 있다.

🌿 코감기에는 양파와 생강

코감기에는 양파 반 쪽을 잠잘 때 머리맡에 놓아 두면 잠을 자는 동안 양파 냄새를 들이마시게 되어 코감기로 인한 증상을 완화시킬 수 있다. 생강이나 양파를 갈아서 붕대로 싸서 목에 붙이고 자는 것도 좋다. 죽염수나 참기름을 몇 방울 콧구멍 속에 떨어뜨리는 것도 감기를 떼는 좋은 방법이다.

🍃 기침 멎게 하는 솔잎과 잣잎

코감기로 기침이 떨어지지 않을 때는 솔잎이나 잣나무잎, 전나무잎, 또는 소나무나 잣나무의 눈을 따서 그늘에 두었다가 하루에 서너 번 천천히 꼭꼭 씹어 먹는다. 코감기쯤은 며칠 안에 떨어질 것이다. 솔잎이나 잣나무 잎에 있는 테르펜 성분이 감기 바이러스를 죽이고 몸의 저항력을 길러 준다. 그러나 솔잎에 들어 있는 송진 성분을 지나치게 많이 섭취하면 치명적인 질병이 생길 수도 있으므로 주의한다.

🍃 기침·인후염·편도선염에 마가목 열매

정원수나 가로수로 더러 심는 마가목 열매도 감기로 인한 기침이나 인후염, 편도선염 등을 치료하는 데 매우 좋다. 마가목 열매를 꼭꼭

감기와 골다공증에 특효약인 칼슘김치 만들기

감기를 예방하고 치료하는 데 제일 좋은 식품은 김치다. 김치를 많이, 그리고 자주 먹는 사람은 여간해서 감기에 걸리지 않는다. 김치에 들어 있는 유산균과 칼슘이 해로운 박테리아와 바이러스의 감염을 막고 부족한 칼슘을 채워 준다. 배추로 담근 김치보다는 무나 무청으로 담근 김치가 더 좋다.

생김치보다는 잘 익은 신김치를 먹어야 한다. 생김치는 먹지 않는 것이 낫다. 발효되지 않은 생김치에는 채소와 고춧가루의 독이 남아 있어 오히려 몸에 해롭다. 신김치 국물에는 유산균이 야구르트보다 수십 배나 많이 들어 있다.

김치를 담글 때 달걀 껍질이나 굴 껍질을 곱게 가루 낸 것을 김치 1킬로그램에 3~4그램 정도의 비율로 마늘, 파, 생강, 고춧가루 같은 양념에 섞어 버무린다. 김장 김치를 오래 저장했다가 먹으려면 달걀 껍질이나 굴껍질을 가루 내지 말고 깨끗하게 씻어서 작은 면주머니에 넣어 두면 된다. 조릿대잎 몇 개와 솔잎 약간을 같이 넣으면 김치 맛이 훨씬 좋아진다. 물김치나 파김치, 총각김치, 나박김치, 질경이 김치를 담글 때도 달걀 껍질 가루나 굴 껍질 가루를 넣으면 맛이 한결 좋아지고 약효도 좋아진다.

달걀 껍질 가루나 굴 껍질 가루를 배추, 무, 무잎, 마늘, 파, 생강, 고춧가루 등과 섞어 버무려 두면 김치가 발효되는 과정에서 천연 칼슘 효소가 생긴다. 이렇게 만든 칼슘김치는 맛도 좋고 오랫동안 두어도 물러지지 않는다. 달걀

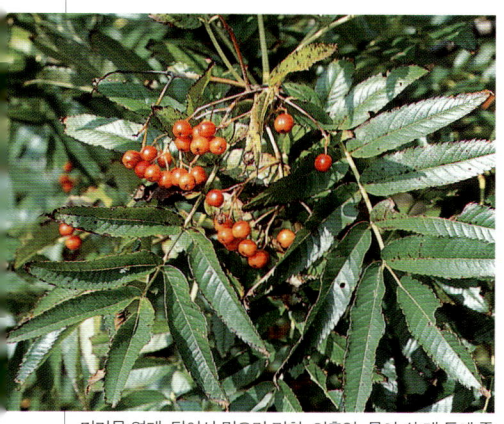

마가목 열매. 달여서 먹으면 기침, 인후염, 목이 쉰 데 등에 좋은 효력이 있다.

씹어서 삼키기를 몇 번 하거나 달여서 차로 몇 잔 마시면 목이 따갑거나 목이 쉬는 일이 없을 것이다. 마가목 열매를 구하기 어려우면 마가목 잔가지를 달여 먹어도 좋다. 마가목 잔가지는 산 속에 사는 스님들이 차 대신 즐겨 달여 마시는데 특이한 향과 함께 약간 매운 듯한 맛이 난다.

지독한 유행성 독감에 주목 달인 물

지독한 유행성 독감에는 정원에 자라는 주목 잎이나 줄기를 잘라서

껍질은 집에서 절구에 찧어서 가루를 내면 되고, 굴 껍질 가루는 '모려'라고 하여 한약 건재상에서 쉽게 구할 수 있다. 아니면 바닷가에 가서 굴 껍질을 주워 절구에 찧어 곱게 가루로 만들어서 쓴다.

달걀 껍질과 굴 껍질로 담근 칼슘김치를 항아리에 담아 두고 겨우내 반찬으로 먹으면 감기에 걸리지 않는 것은 말할 것도 없고, 뼈가 튼튼해져서 골다공증에 걸릴 염려도 없으며, 얼음판 같은 데 넘어져도 뼈를 다치는 일이 없을 것이다. 달걀 껍질 대신에 홍화씨나 대추씨, 연꽃씨 껍질을 곱게 가루 내어 조금씩 넣어도 좋다. 홍화씨나 대추씨, 연꽃씨 껍질에도 많은 양의 칼슘이 들어 있다.

한 가지 덧붙일 것은 김치를 냉장고에 넣어 두지 말고 우리 선조들이 하던 방법대로 항아리에 넣어서 땅 속에 파묻거나 지하실 같은 곳에 두어서 천천히 발효시켜야 한다는 것이다. 냉장고는 온갖 세균의 온상이며 냉장고 안에서는 김치가 제대로 발효되지 않는다. 큰 냉장고를 여러 개 갖고 있는 집일수록 아픈 사람이 많다. 달걀 껍질이나 굴 껍질에 들어 있는 칼슘을 그냥 먹으면 몸에 흡수되지 않지만, 김치에 넣어 발효시키면 김치에 들어 있는 유산균이 천연 칼슘을 녹여서 몸에 쉽게 흡수될 수 있는 상태로 바꾸어 준다. 웬만한 감기쯤은 이렇게 만든 김치 국물 한 그릇을 쭉 들이키면 단번에 뚝 떨어질 것이다.

칼슘김치는 면역력을 길러 주고 위장을 튼튼하게 하며 염증을 없애고 뼈와 근육을 튼튼하게 하며 고혈압과 중풍을 예방한다. 잘 담근 김치는 세상에서 가장 뛰어난 천연 항생제이며 최고의 감기 치료약이고 으뜸가는 보약이다.

달여 먹는 것이 가장 좋다. 단 주목에는 독성이 있으므로 한꺼번에 너무 많이 먹으면 안 된다. 주목 잎이나 줄기 10~20그램을 물 한 되(1.8리터)에 넣고 물이 반으로 줄 때까지 한 시간쯤 약한 불로 달여서 하루 세 번에 나누어 마신다.

주목을 달인 물은 약간 쌉쌀한 맛이 난다. 주목 잎이나 줄기는 특히 유행성 독감에 특효약이라고 할 수 있다. 주목의 독성을 없애려면 끓일 때 날달걀 한두 개를 껍질을 깨뜨리지 않은 채로 같이 넣고 끓이면 된다. 주목의 독성을 달걀이 빨아들이는 까닭이다. 주목과 같이 끓인 달걀은 절대로 먹지 말고 땅속에 파묻거나 해서 다른 사람이나 동물들이 먹지 못하게 해야 한다. 유행성 독감이 돌 때 독감에 걸린 사람들한테 주목을 달여서 복용하게 했더니 대부분 한 잔을 마시고 즉시 나았다.

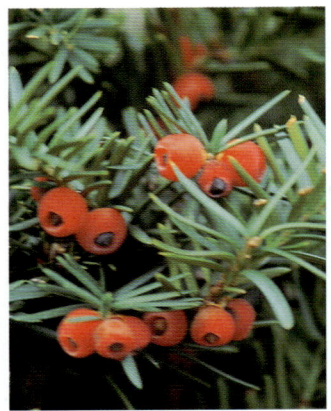

주목 열매. 주목 잎은 유행성 독감에 즉효가 있다.

도라지꽃과 뿌리. 가래를 삭이고 염증을 없애며 고름을 잘 빠져나가게 한다.

🌿 오랜 기침에는 도라지

감기로 인한 기침이 오랫동안 낫지 않을 때는 도라지를 날로 생즙을 내어 꿀을 몇 숟가락 넣어 한 잔씩 하루 세 번 마신다. 도라지는 가래를 삭이고 고름을 나오게 하는 동시에 감기 바이러스를 억제하는 작용이 있다.

 감기로 인해 편도선이 부었을 때에는 도라지를 같은 양으로 물에 넣고 달여서 마시면 좋다. 이는 한의학에서 감길탕甘桔湯이라고 하는 처방인데 고름을 내보내는 작용이 강하고 염증을 없애는 작용이 있다.

🌿 살균 · 소염 작용 하는 매실즙

매실즙에 소금을 약간 타서 마시는 것도 감기를 치료하는 좋은 방법이다. 매실에는 살균 · 소염 작용이 있으므로 매실즙을 한 잔 마시고 양치질을 하면 좋다.

변비 고치는 천연 식물소금, 함초

변은 음식을 섭취하고 나서 12시간에서 72시간 뒤에 나오는데, 음식물의 종류나 사람의 체질에 따라 차이가 많이 난다. 대개 배변 횟수가 일주일에 네 번 이하인 것을 변비라고 한다. 하루에 한 번씩 변을 보더라도 변이 잘 나오지 않거나 딱딱하게 굳어서 나오거나 변 상태가 고르지 않는 것은 모두 변비라고 할 수 있다. 변비의 원인에는 다음과 같은 것이 있다.

첫째는 섬유질이 적은 식사와 영양 부족이다. 인스턴트식품과 가공식품을 많이 먹거나 섬유질이 적은 음식을 계속 먹으면 장이 충분한 운동을 하지 못하게 되어 변비가 생긴다. 또 다이어트로 음식을 너무 적게 먹으면 충분한 양의 변을 만들 수 없고 장이 무력해져 변비가 생긴다.

둘째는 물을 너무 적게 마실 때이다. 물은 몸 속을 깨끗하게 씻어

함초는 넓은 갯벌에 무리지어 자란다. 소금을 먹고 자라는 식물이어서 소금기가 없는 곳에서는 자라지 않는다.

주는 작용을 한다. 좋은 물을 충분히 마시면 변비를 예방하고 치료할 수 있다.

셋째는 불규칙한 배변 습관이다. 변을 보고 싶은 것을 억지로 참거나 어릴 때부터 배변 습관이 잘못된 사람, 비위생적이라고 하여 집 밖에서는 대변을 잘 보지 않는 습관을 지닌 사람들은 변비에 걸리기 쉽다.

넷째는 스트레스나 긴장이다. 스트레스를 받으면 장벽이 긴장되어 수축되고 장이 운동을 할 수 없어서 변비가 생기게 된다.

다섯째는 여러 가지 만성 질병이다. 중풍·파킨슨병과 같은 전신질병, 근육계통의 질병, 장폐색증 같은 대장 질병, 갑상선기능저하증 당뇨병 같은 내분비계통 질병, 임신 중의 호르몬 불균형 등도 변비의 원인이 될 수 있다.

여섯째는 약물남용으로 인한 변비이다. 변비약을 지나치게 많이 먹어서 장신경이 손상을 입은 경우, 마약, 진통제, 수면제, 우울증 치료제, 칼슘이나 철분제, 고혈압 치료약 같은 온갖 약물로 인해 변비가 생길 수도 있다.

🌿 변비 예방 및 치료 10훈

1. 30가지 이상의 식품을 고루 섭취하여 장운동이 잘 되게 하고 영양분이 고루 흡수되게 한다.
2. 섬유질 식품을 많이 먹는다. 변을 부드럽게 하는 수용성 섬유질이 많은 사과, 귤, 귀리, 콩 같은 식품과 장의 연동운동을 도와 주는 불용성 섬유질이 많은 갖가지 잡곡과 채소를 많이 먹는다.
3. 해초를 많이 먹는다. 섬유질과 비타민, 무기질이 많이 들어 있어서 장의 연동운동을 도와 준다.
4. 물을 많이 마신다. 하루 8~10잔 이상의 물을 마신다.
5. 유산균이 많은 김치, 청국장, 된장 같은 것을 자주 먹는다. 요구르트는 좋지 않다. 요구르트보다는 잘 숙성된 김치를 먹는 것이 백배 낫다. 김치나 파김치에 들어 있는 유산균은 장에 있는 나쁜 균들을 죽이고 연동운동을 도와 주며 소화를 잘 되게 하고 대장의 기능을 좋게 한다. 또한 장에 생긴 갖가지 노폐물을 분해하고 독성물질을 빨리 나가게 하며 인체의 면역력을 키워 준다. 다만 반드시 잘 익은 김치를 먹어야 한다.
6. 식물성 기름과 견과의 씨앗을 많이 먹는다. 잣, 호도, 은행, 참깨, 들깨, 아몬드, 해바라기씨 같은 견과에 들어 있는 기름은 변이 장벽을 매끄럽게 통과할 수 있도록 도와 준다.
7. 규칙적인 시간에 맞추어 음식을 먹는다. 한꺼번에 너무 많이 먹거

나 식사 시간이 일정하지 않으면 변비가 생기기 쉽다.
8. 아침 빈속에 두유나 생수를 한두 잔씩 마신다. 두유는 집에서 콩을 갈아서 만든 것이 좋다.
9. 인스턴트식품이나 가공식품, 패스트푸드를 먹지 않는다.
10. 술과 담배를 하지 않고 스트레스를 받지 않도록 한다.

하늘에 바쳐 제사 지내던 신비한 식물

함초는 우리나라 서해안이나 남해안, 제주도, 울릉도, 백령도 같은 섬 지방의 바닷물이 닿는 해안이나 갯벌, 염전 주위에 무리지어 자란다. 우리말로는 퉁퉁하고 마디마다 튀어나온 풀이라 하여 '퉁퉁마디' 라고 부른다. 중국의 옛 의학책인 〈신농본초경神農本草經〉에는 맛이 몹시 짜다고 하여 함초鹹草, 염초鹽草라고 하였고, 또 몹시 희귀하고 신령스러운 풀이라 하여 신초神草라고도 하였다. 일본에서는 백 년쯤 전인 1891년에 북해도 아께시마 만에서 처음 발견했으며 그 아름다움과 희귀성으로 인하여 1921년에 천연기념물로 지정하였다.

    함초의 효능은 3천 년 전인 중국 주周나라 때부터 알려졌다. 주나라 임금이 함초를 하늘에 바쳐 제사를 지냈다는 기록이 〈주례周禮〉에 나온다. 일본의 의성醫聖이라고 부르는 가이바라의 〈대화본초大和本草〉에는 함초가 불로장수하게 하는 풀이라고 적혀 있으며 염초, 복초福草, 삼지三枝 등의 여러 이름으로 불렸다.

    함초는 생김새가 특이하다. 줄기는 마디가 많고 가지는 두세 번 갈라져서 마주 난다. 가지는 다육질로 비대하고 진한 녹색이며 잎은 없다. 키는 10~40센티미터쯤 자라고 꽃은 6~8월 가지 끝에 녹색으로 보일 듯 말 듯 핀다. 열매는 시월에 납작하고 까맣게 익는다.

함초의 어린 순. 봄철에 자란 함초는 콩팥과 간질환에 좋다(왼쪽). 가을철 빨갛게 단풍이 든 함초는 갖가지 심장질환에 좋다(오른쪽).

함초는 봄부터 여름까지는 줄기와 가지가 진한 녹색이다가 가을이 되면 진한 빨간색으로 단풍이 든다. 가을철 넓은 갯벌이 온통 빨간색 물감을 쏟아 부은 듯 함초, 나문재, 칠면초 같은 것으로 덮여 있는 풍경은 장려하고도 이국적인 아름다움을 풍긴다.

함초의 또 한 가지 특징은 식물학적으로 고생식물, 곧 원시식물의 형태를 고스란히 지니고 있다는 점이다. 은행나무나 소철처럼 원시식물에 가장 가까운 화석식물이라고 할 수 있다. 그러므로 함초는 지구상에서 기원이 가장 오랜 식물로 모든 식물의 조상이 되는 식물이라 하겠다. 함초의 이런 특성 속에 아직 우리가 밝혀내지 못한 비밀이 숨어 있을 것으로 생각된다. 지구상의 식물은 고생대, 곧 5억 7천만 년에서 5억 년쯤 전에 바다에서 육지로 올라와 여러 가지 형태로 진화되어 오늘에까지 이르렀다고 한다. 처음 식물이 바다에서 육지로 올라왔을 때는 잎이 없고 줄기와 가지뿐이었다는 것이 바위 틈에서 나온

화석연구에서 밝혀진 바 있다.

가장 우수한 소금을 함유한 식물

함초는 우리나라의 어떤 의학책에도 약초로서의 효능이 적혀 있지 않은 풀이다. 함초는 육상 식물이면서도 바닷물 속에 있는 모든 미네랄 성분이 고도로 농축되어 있다. 소금기 많은 흙일수록 잘 자라면서도 바닷물에 잠기면 죽는다. 흙 속에 스며든 바닷물을 한껏 빨아들여 광합성작용으로 물기는 증발시키고 바닷물 속에 들어 있는 갖가지 미네랄 성분만을 고스란히 남겨 두는 생리를 지녔다.

함초는 가장 우수한 품질의 소금을 함유하고 있다는 점에서도 그 가치를 귀히 여길 만하다. 함초를 뜯어서 먹어 보면 맛이 몹시 짜다. 짜되 쓴맛이 나면서 짠 것이 아니라 단맛이 나면서 짜다. 짠 것을 먹으면 대개 목이 마르지만 함초는 아무리 많이 먹어도 갈증이 나지 않는다. 생명체에 이로운 물질만 농축되어 있기 때문이다. 그러므로 함초에 들어 있는 소금은 다른 어떤 소금보다도 생명체에 유익한 소금이라 할 수 있겠다.

소금은 음식을 소화하고 노폐물을 배설하고 처리하는 작용, 곧 신진대사 작용을 주관하는 물질이다. 소금기는 세포를 썩지 않게 하고 뇌졸중과 뇌연화증을 예방하며 소화를 잘 되게 하고 조혈작용을 도와주며 노화를 막아 주는 등 생명유지에 필수적인 작용을 한다. 요즘 짜게 먹는 것이 해롭다고 주장하는 사람이 많은데, 이것은 화학염이나 정제염 같은 질이 나쁜 소금을 두고 하는 말이지 천일염 같은 질 좋은 소금을 두고 하는 말은 아니다.

소금은 모든 생물이 목숨을 유지하는 데 없어서는 안 되는 물질이다. 그러나 소금을 주된 영양분으로 삼는 동식물은 없다. 짠 바닷물 속에서 일생을 보내는 물고기도 매우 적은 양의 소금을 몸 안에 지니고 있다. 그런데 한 가지 예외가 되는 식물이 있다. 함초는 지구상에서 거의 유일하게 소금을 흡수하면서 자라는 식물이다. 바닷물 속에 녹아 있는 소금을 비롯하여 칼슘, 마그네슘, 철, 인 등 갖가지 미네랄과 효소를 흡수하면서 자라는 것이다.

 좋은 소금을 올바르게 섭취하면 으뜸가는 약이 될 수 있다. 함초에 들어 있는 소금은 바닷물 속에 있는 독소를 걸러낸 소금이다. 함초 말고 소금기를 흡수하여 몸에 저장하는 식물은 달리 없다. 북아메리카 해안의 소금기 많은 습지에는 '스파르티나'라는 풀이 무성하게 자라는데 이 풀은 소금을 빨아 들였다가 잎과 줄기에 있는 특별한 기관을 통해서 내보낸다.

 또 열대지방의 소금기 많은 개펄에서 자라는 망그로브나무는 소금기를 잎에 저장했다가 잎을 떨어뜨린다. 이들 식물에 들어 있는 소금기는 걸러지지 않은 그대로의 소금이지만 함초에 들어 있는 소금은 천일염 상태에서 생물체에 해로운 성분은 모두 걸러내고 이로운 성분만 남아 있는 소금이라고 할 수 있다.

 함초의 섬유질은 장의 연동운동을 도와 주고 소금기와 많은 미네랄은 인체에 꼭 필요한 영양소가 된다. 함초는 인체에 부족하기 쉬운 미량원소를 보충해 주면서 숙변과 변비, 비만증을 한꺼번에 해결할 수 있는 이상

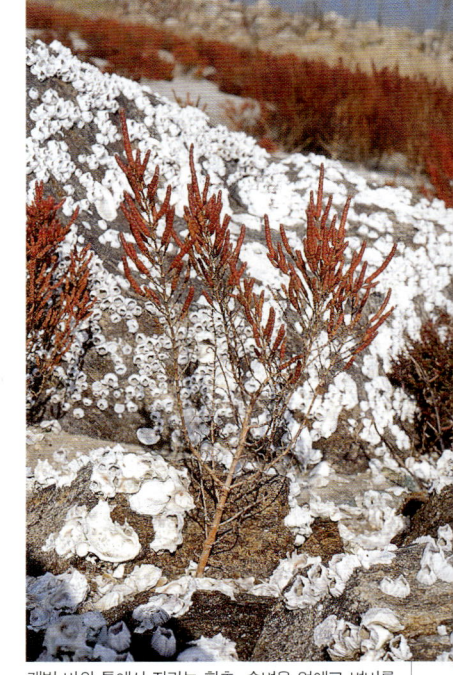

갯벌 바위 틈에서 자라는 함초. 숙변을 없애고 변비를 없애는 효과가 뛰어난 식품인 동시에 훌륭한 약초이다.

적인 식품이다.

갖가지 미네랄의 보고

함초는 갖가지 미네랄의 보고이다. 함초에는 다른 어떤 식품보다 미네랄이 많아 숙변을 제거하고 변비를 없애는 효능이 탁월하다. 함초 100그램에는 칼슘 670밀리그램, 요드 70밀리그램, 그리고 나트륨이 6.5퍼센트, 소금기가 16퍼센트, 식물성 섬유질이 50퍼센트쯤 들어 있다. 칼슘은 우유보다 일곱 배가 많고 철은 김이나 다시마보다 40배가 많으며 칼륨은 굴보다 세 배가 많다. 이밖에 바닷물 속에 들어 있는 90여 가지의 미네랄이 골고루 들어 있다.

미네랄이란 광물질을 말한다. 오늘날 갖가지 난치병은 미네랄 부족으로 인한 것도 적지 않다. 미네랄은 체온을 유지하고 산과 알칼리의 균형을 이루게 하며 삼투압을 유지하게 하고 배설과 해독 작용을 도우며 갖가지 효소를 활성화하는 등 아주 적은 양으로 인체에 필수적인 역할을 한다. 인체의 75퍼센트를 차지하는 물의 성질을 좌우하는 것도 바로 물에 녹아 있는 갖가지 미네랄이다.

미네랄을 다량원소와 미량원소로 나누는데, 칼슘, 인, 유황, 나트륨, 염소, 마그네슘 등을 다량원소라고 하며 인체의 3퍼센트쯤을 차지한다. 철, 망간, 요드, 아연, 몰리브덴, 코발트, 불소, 크롬 등을 미량원소라고 하며 인체의 0.5퍼센트쯤을 차지한다.

미량원소 중에서 가장 많은 칼슘도 인체 구성성분 중에서 70분의 1밖에 되지 않는다. 그러나 이것도 철분에 견주면 4백분의 1밖에 되지 않는다. 철분보다 동은 20분의 1밖에 되지 않으며, 요드는 우리 몸의 2백 80만분의 1밖에 되지 않는다. 이렇게 적은 양인 요드도 몸에 부족하면 심각한 탈이 생긴다. 함초에는 현대과학으로 밝혀 내지 못한 극미량의 원소들이 많이 들어 있으며 이들 원소들이 인체에서 생화학적, 영양학적으로 매우 중요한 역할을 한다.

숙변과 중성지방질을 제거한다

숙변은 소장에 끈적끈적하게 달라붙어 있으므로 웬만해서는 밖으로 빠져나오지 않는다. 함초는 숙변과 중성지방질을 분해하여 몸 밖으로 내보내는 작용을 한다. 혈액이나 혈관, 각 장기에 붙어 있는 쓸모 없는 지방질과 노폐물을 없애기 때문에 몸무게를 줄이는 데에도 효과가 크다.

함초를 먹으면 대개 숙변이 나오는데 빨리 나오는 사람은 일주일이나 2주일 안에, 보통은 2~3개월이면 나온다. 함초가 숙변을 분해하고 장관을 자극, 수축시키기 때문에 대개 배가 살살 아프다가 까맣거나 흑갈색으로 끈적끈적한 기름 덩어리 같은 변이 나온다. 많은 사람은 한 광주리쯤 나오고 대개는 보통 때보다 2~3배쯤 많은 변이 나온다. 숙변이 나오고 나면 머릿속이 맑아지고 뱃속이 상쾌해지며 몸에 생기가 난다.

함초 속에 들어 있는 갖가지 미량원소와 효소가 숙변을 없애고 몸속의 지방질을 분해하여 몸 밖으로 내보내는 작용을 한다. 바닷물 속에는 1백만 분의 1쯤 되는 양의 효소가 들어 있다. 이 효소는 바닷물 속의 갖가지 유기물을 분해하여 물을 정화하는 작용을 한다. 만약에 효소가 없다면 바다는 1년도 못 되어 썩어버리고 만다. 바닷물 효소를 인위적으로 뽑아내기는 거의 불가능하지만 함초 속에 다량으로 농축되어 있다.

함초에 농축되어 있는 바닷물 효소는 사람의 몸 속에서 작은 창자 벽에 붙어 있는 끈적끈적한 노폐물인 숙변을 분해하여 몸 밖으로 내보내는 작용을 한다. 숙변은 온갖 질병의 원인이 되는 것으로 대부분이 중성지방질이며 음식이 소화되다 만 찌꺼기가 장벽에 달라붙어 썩은 것이다. 거의 모든 사람이 숙변을 지니고 있다.

숙변은 계속 썩으면서 독이 생기고 이 독은 장벽을 통해서 혈액 속으로 흡수되어 피를 더럽힌다. 이것뿐 아니라 숙변은 장벽에 찰싹 달라붙어 다른 영양분의 흡수를 막는다. 장은 식물로 치면 갖가지 영양을 흡수하는 뿌리와 같다. 아무리 큰 나무라도 뿌리가 상하면 말라죽는 것처럼 사람도 숙변이 쌓여 있으면 건강할 수 없다.

놀라운 함초의 효능

함초는 숙변만 없애는 것이 아니라 풍부한 미네랄과 효소, 섬유질, 그리고 알칼로이드 성분, 소금기 등이 갖가지 질병을 퇴치하는 작용을 한다. 일본의 오하라산장 난치병연구소의 이토 소장은 함초가 갖가지 암, 축농증, 관절염, 고혈압, 저혈압, 요통, 비만증, 치질, 당뇨병, 갑상선염, 천식, 기관지염 등에 두루 뛰어난 효과가 있다고 했다. 함초의 효능을 간략하게 정리하면 다음과 같다.

- 숙변을 분해하여 몸무게를 줄이고 변비를 치료한다. 한 달에 8킬로그램까지 몸무게를 줄인 예가 있다. 체중을 줄이기 위해서는 양을 많이 먹어야 한다. 조금씩 먹으면 밥맛

함초가 자라는 갯벌. 바닥에 하얗게 보이는 것이 소금이다. 함초에는 가장 품질이 좋은 소금이 들어 있다.

이 좋아져서 오히려 몸무게가 늘어난다.

- 혈액순환을 좋게 하고 피를 깨끗하게 하며 혈관을 튼튼하게 하여 고혈압과 저혈압을 동시에 치료한다. 심장을 튼튼하게 하고 혈액 속의 콜레스테롤과 중성지방질을 제거한다. 증혈增血작용이 뛰어나 빈혈증에도 특효가 있다.
- 축농증, 신장염, 관절염 등 온갖 염증에 효과가 있다. 함초는 염증을 치료하고 갖가지 염증과 관절염으로 인한 수종水腫 등을 치료한다. 함초는 병원성 미생물을 죽이는 작용이 뛰어나 어떤 종류의 항생제로도 효과가 없는 염증질환에 효험이 있다.
- 먹는 화장품이라고 할 수 있을 만큼 피부를 곱게 하는 효과가 탁월하다. 기미, 주근깨, 여드름 같은 것이 없어지며 생리불순이나 생리통 등이 낫는다.
- 위장기능이 좋아진다. 함초는 장의 기능을 활발하게 하고 소화를 잘 되게 하며 변비, 탈장, 치질을 치료한다.
- 기관지천식과 기관지염을 치료한다. 기관지점막의 기능을 좋게 하여 기관지천식을 완화하거나 치유한다.
- 당뇨병의 혈당치를 낮춘다. 함초 생즙을 복용하면 함초의 섬유질이 장에서 당질 섭취를 억제하고 췌장의 기능을 되살려 당뇨병을 근본적으로 치유한다.

빨갛게 단풍이 든 함초. 생즙을 짜서 간장 대신 쓴다.

- 갖가지 암, 근종 등에 효과가 있다. 항암작용이 있어 암세포의 성장을 억제하며 특히 자궁근종에 효과가 있다.
- 근육통, 출혈증, 자반紫斑병에 효험이 있다.

- 갑상선기능을 좋게 한다. 갑상선은 성장과 신진대사에 중요한 호르몬을 분비하는 기관이다. 갑상선기능 저하증이나 항진증 모두에 효능이 있다.
- 성기능이 좋아져서 발기부전, 조루, 성욕감퇴, 만성피로 등의 여러 증세가 없어진다.

🌿 함초로 인한 명현반응

함초를 먹고 나면 장 부위가 뻐근하게 아프고 쿡쿡 쑤시거나 꾸륵꾸륵 소리가 나는 등 명현반응이 나타날 수 있다. 또 변에서 냄새가 심하게 나고 몸에서도 냄새가 나며 배에 가스가 차고 졸음이 오며 머리가 띵해지는 등의 증상이 일시적으로 나타나기도 한다.

습진이나 가려움증 같은 피부병이 생기는 사람도 있다. 이것은 간장이나 신장 기능이 허약해 몸 안에서 분해된 독소를 간장과 신장이 다 처리하지 못하고 독소가 피부를 통해 밖으로 배출되기 때문에 일어나는 증상이다. 이같은 반응은 모두 몸 안에 쌓여 있던 노폐물과 독이 분해되어 몸 밖으로 빠져나갈 곳을 찾아 움직이면서 일어나는 증상이다.

뛰어난 식품이자 의약이며 조미료

함초를 복용하면 밥맛이 좋아지고 몸이 가벼워지며 눈이 밝아진다. 또 마른 사람은 살이 약간 찌고 살찐 사람은 몸무게가 줄어든다. 얼굴빛이 좋아지고 피로감이 줄어드는 것도 공통적인 현상이다. 함초는 장을 깨끗하게 하고 혈액을 맑게 해 인체가 본래 지니고 있던 자연치유력을 높여 스스로 병을 치료하게 한다.

산토끼나 노루, 염소 같은 동물이나 새들도 함초를 매우 좋아해 함초가 있는 곳에는 산짐승과 날짐승들이 많이 모여든다. 함초는 신비로운 생태와 약초로서의 효능이 아직까지 베일에 가려져 있다. 함초가 우리나라 서해안에 세계에서 가장 많이 자라는 만큼 이를 잘 보호하고 또 약초로서의 효능을 깊이 연구해야 할 것이다.

함초는 우리나라에서는 천덕꾸러기지만 다른 나라에서는 몹시 귀하게 여기는 식물이다. 일본에서는 천연기념물로 보호하고 있고 프랑스에서는 귀한 요리재료로 쓴다. 어린 줄기를 샐러드로 만들어 먹는데 웬만한 사람은 구경하기도 힘들다고 한다.

우리나라 서해안은 갯벌이 넓고 유기질이 풍부하여 함초가 자라기에 알맞다. 갯벌을 메워 없애지 말고 함초를 재배하면 고려인삼을 능가하는 약초가 될 수 있을 것이다.

천연소금 함초로 음식 만들기

함초는 갖가지 음식을 만드는 데에도 만능의 재료이다. 줄기가 통통하고 부드러우며 아삭아삭 씹히는 맛과 갯내음이 식욕을 자극한다. 살짝 데쳐서 깨소금과 참기름을 약간 넣어 나물로 무쳐서 먹어도 맛있고, 날로 샐러드로 먹어도 맛있다. 밀가루 옷을 살짝 묻혀서 튀겨 먹을 수도 있고 물김치를 담글 수도 있으며 생즙을 내어 물을 너무 짜지 않을 정도로 타서 먹을 수도 있다.

다른 나물들과 함께 밥에 넣어 비벼 먹어도 맛이 일품이고 김밥 속에 반찬으로 넣을 수도 있으며 냉면이나 국수에 넣어 먹어도 운치가 있다. 변비 증세가 있는 사람이 함초 음식을 먹으면 곧 변비가 없어진다.

함초는 고기 요리와도 잘 어울린다. 불고기를 먹을 때 상추 같은 것과 함께 쌈을 싸서 먹을 수도 있고 모든 고기 요리에 야채로 넣어도 좋다. 함초를 음식에 섞어 먹으면 식중독에 걸리지 않고 술안주로 먹으면 술을 주량보다 훨씬 많이 마셔도 취하지 않고 숙취가 남지 않는다. 술이 잔뜩 취한 사람한테 함초 간장을 너무 짜지 않을 만큼 물을 타서 한 잔 마시게 하면 곧 술이 깨어 버린다.

함초가 들어가는 모든 음식에는 따로 소금이나 간장으로 간을 맞출 필요가 없다. 함초 자체가 가장 훌륭한 소금과 간장의 역할을 대신하기 때문이다. 말려서 가루를 내거나 즙을 짜

🌿 계절에 따라 오장의 모든 질병 다스린다

함초는 각 계절마다 다른 병을 치료하는 약으로 쓸 수 있다. 한 가지 식물로 계절마다 달리 오장의 모든 질병을 다스릴 수 있는 약초는 오직 함초뿐이다. 함초는 지상에서 가장 뛰어난 식품이자 의약이며 조미료이다.

4~5월 갓 돋아난 새싹을 채취한 것이 제일 부드럽고 맛이 좋으며 한여름철에 채취한 것은 약간 쓴맛이 난다. 가을에 채취한 것은 약간 매운 맛이 난다.

이른 봄철에 갓 돋아난 새싹은 콩팥과 방광의 모든 질병, 불임증, 양기부족, 생리통 등에 뛰어난 효력이 있다. 늦은 봄철 한창 자라기 시작할 무렵에 채취한 것은 간염, 간경화증, 지방간 같은 갖가지 간질환에 매우 효과가 좋다.

서 밀가루와 반죽하여 칼국수나 수제비를 만들 수도 있는데 함초 수제비와 함초 국수는 맛도 좋거니와 반죽이 연한 녹색으로 물들어 보기에도 좋다.

함초의 생즙을 짜면 함초 간장이 된다. 맛이나 빛깔이 제대로 담근 조선간장과 흡사하다. 함초 즙에는 가장 좋은 소금과 바닷물에 녹아 있는 갖가지 미네랄, 엽록소, 바닷물을 정화하는 효소 같은 것이 들어 있다. 함초즙은 몹시 짜므로 그대로 두어도 잘 변질되지 않는다. 그러나 오래 보관하려면 간장 졸이듯이 절반 가량으로 졸여서 두고 먹는 것이 좋다. 함초 간장에는 가장 품질이 좋은 소금이 들어 있어서 한꺼번에 많은 양을 마셔도 목이 마르지 않는다. 여름이나 가을철에 함초를 채취하여 즙을 짠다. 즙을 짜기 전에 깨끗한 물에 잘 씻어야 한다. 먼지나 갯흙 같은 것이 많이 묻어 있어서 씻을 때 흙탕물이 많이 나온다. 가을에 단풍이 빨갛게 든 것을 즙을 짜면 즙이 빨간 잉크처럼 된다.

함초 생즙을 말린 것이 함초 소금이다.

이 소금을 음식을 만들 때 간장이나 소금 대신 쓸 수 있다. 국, 무침, 찌개, 탕 같은 모든 음식에 간을 맞출 때 함초 간장이나 함초 소금으로 간을 맞춘다. 함초 간장이나 함초 소금으로 간을 맞추면 음식 맛이 한결 좋아지고 음식 고유의 맛이 생생하게 되살아난다.

한여름철 무성하게 자란 것은 위염, 위궤양, 장염, 장 무력증 같은 소화기 계통의 질병에 특효가 있다. 가을철에 단풍이 빨갛게 든 것은 심장의 열을 내리고 협심증이나 고혈압, 심근경색 같은 갖가지 심장병을 다스린다. 겨울철에 말라죽어서 대궁만 남아 있는 것은 폐의 열을 다스리고 폐렴, 기관지염, 기침, 천식, 폐결핵 같은 갖가지 폐의 질병을 낫게 한다.

함초 먹는 법

함초를 이용하는 가장 일반적인 방법은 8월이나 9월 무렵 단풍이 들기 전에 채취하여 말려서 먹거나 날것으로 생즙을 내어 먹는 것이다. 물기가 많아 잘 마르지 않으므로 농촌에서 고추 같은 것을 말리는 건조기를 쓰는 것이 편리하다. 말리면 무게가 보통 10분의 1쯤으로 줄어든다. 완전히 말려서 가루 내어 오동나무 씨 만하게 알약을 만들어서 먹는다. 날로 생즙을 내어 먹는 것이 효과가 빠르다.

함초는 오래 먹어도 아무런 부작용이 없고 많이 먹을수록 몸이 튼튼해진다. 함초를 먹는 방법은 여러 가지가 있다. 나물로 먹을 수도 있고 가루 내어 먹을 수도 있다. 말린 것으로 먹으려면 처음에는 하루 4~6그램 먹다가 4~5일 뒤부터는 6~8그램으로 늘리고 15일쯤 뒤부터는 10~15그램으로 늘린다. 하루에 두세 번 빈속에 먹는 것이 좋다. 살을 빼려면 위에 적은 양보다 3배쯤 많이 먹어야 한다. 차츰 배의 지방이 줄어들어 3개월이나 6개월 뒤에는 날씬하게 된다.

함초 생즙은 가장 이상적인 변비 치료제이다. 함초를 날것으로 즙을 내어 한 번에 300밀리그램씩 하루 2~4번 빈속에 먹는다. 함초즙에는 소금기가 들어 있으므로 맛이 매우 짜다. 짜서 먹기가 불편하면 물을 타서 마셔도 된다. 완고한 변비도 반드시 없어진다. 말린 것을 가루 내어 한 번에 3~5그램씩 하루 세 번 밥 먹기 전에 먹거나 알약을 만들어 먹어도 된다. 삼씨 9그램, 행인 3그램, 대황 15그램을 각각 가루 내어 섞어서 하루 세 번에 나누어 먹는다. 함초는 장 기능을 근본적으로 좋게 하여 변비를 치료하고 장 속에 있는 숙변을 분해하여 몸 밖으로 나오게 한다. 말린 것은 생즙보다 효과가 약하다.

흔한 토종약초로 지독한 변비 다스리기

🌿 호도와 잣

호도나 잣을 한 번에 20~40그램씩 하루 두세 번 먹는다. 몸이 허약한 사람이나 나이 많은 노인들이 변을 제대로 보지 못하는 데 효과가 좋다. 잣과 호도에는 기름이 많이 들어 있고 영양분이 많아서 변을 잘 보게 하면서도 기운이 나게 한다. 잣과 호도는 반드시 날것을 꼭꼭 씹어서 먹어야 한다. 익히면 잣과 호도에 들어 있는 기름 성분이 몸에 해로운 기름으로 바뀐다.

🌿 소루장이와 감초

소루장이는 부작용이 없는 이상적인 변비 치료약이다.

소루장이와 감초를 5대 1의 비례로 부드럽게 가루 내어 한 번에 5그램씩 하루 한 번 복용한다. 약을 먹은 다음 손발이 차지 않게 해야 하고 이불을 잘 덮고 자야 한다. 여덟 시간쯤 지나서 대변을 보게 되며 만약

그때 대변을 보지 못하면 다음 날 오전 11시 무렵에 절반 가량을 따뜻한 물에 타서 먹는다. 변비가 없어졌다 할지라도 20~30일 동안 약을 더 먹어야 재발할 우려가 적다. 몸무게가 70킬로그램이 넘는 사람은 복용량을 8~10그램으로 늘린다. 먹는 중에 설사를 하면 복용량을 약간 줄인다.

🍃 줄풀 뿌리와 감잎

줄풀 뿌리를 그늘에서 말려 가루 내어 하루 서너 번 밥 먹기 한 시간 전에 4그램씩 따뜻한 물에 타서 먹는다. 이와 함께 줄풀 뿌리 9그램과 감나무 잎 4그램을 물로 두 시간 동안 달여서 한 번에 하루 네 번 100밀리리터씩 밥 먹기 한 시간 전과 잠자기 한 시간 전에 먹는다. 대개 10일 이내에 변비가 없어진다. 그 밖에 식욕이 없거나 배에 가스가 차거나 배가 아픈 증상도 차츰 없어지기 시작하여 한 달쯤 지나면 거의 낫는다. 노인성 변비나 긴장성 변비에 85퍼센트 이상 치료효과가 있다.

한눈에 보기 — 함초

과 명	명아주과
생약명	함초鹹草
속 명	퉁퉁마디, 삼지三枝, 염초鹽草, 복초福草, 신초神草, 염니초鹽泥草
분포지	우리나라 서해안의 갯벌, 염전주변
개화기	8~9월
꽃 색	황록색
결실기	9~10월
열 매	길이 2밀리미터, 지름 15밀리미터의 까맣고 둥근 열매
높 이	10~30센티미터의 한해살이풀
채취시기	봄, 여름, 가을
가공법	날로 즙을 짜거나 그늘에서 말려 가루 낸다
약 효	숙변제거, 비만, 당뇨병, 면역강화, 갖가지 암, 빈혈, 골다공증, 신경통, 고혈압, 관절염, 갑상선, 갖가지 염증, 대장염, 위염, 위궤양 등

두통과 피부병에 잘 듣는 싸리나무

싸리나무는 우리나라 사람이면 누구한테나 친근한 나무다. 초가을에 산기슭을 온통 연한 보랏빛으로 뒤덮는 꽃이 아름답고 사랑스러우며, 또 꽃에 꿀이 많고 꽃향기가 좋아서 벌과 나비, 사람들한테 사랑을 받는다. 다래끼나 바지게, 지팡이, 회초리 등으로 가장 흔하게 쓰는 나무여서 서민들의 생활과 가장 가까웠던 나무라고도 할 수 있다. 싸리나무를 한자로는 호지자胡枝子, 또는 소형小荊, 모형牡荊, 형조荊條, 녹명화鹿鳴花, 야합초野合草, 과산룡過山龍, 야화생野花生 등으로 쓴다.

싸리나무는 콩과에 딸린 잎지는 떨기나무다. 키가 2~3미터 자라고 지름은 2~3센티미터까지 자란다. 드물게 팔뚝만큼 굵은 것도 볼 수 있다. 잎은 세 개의 타원꼴로 된 쪽잎이고 연한 분홍빛 또는 연한 보랏빛 꽃이 9~10월에 피어 가을에 지름 2~3밀리미터 되는 둥근 씨앗

싸리나무는 매우 흔하면서도 좋은 약초이다. 잎을 차로 달여 마시면 두통에 좋은 효과가 있다.

이 달린다. 우리나라 어디에나 잘 자라는데 특히 큰 나무가 우거지지 않은 양지쪽 산비탈에서 잘 자란다.

서민들의 생활에 이용되는 친근한 나무

싸리나무는 보통 팔뚝 굵기 이상으로 자라지 않지만 옛날에는 아름드리로 자란 것도 더러 있었던 것 같다. 옛 기록을 보면 경북 봉화의 청량산에는 아름드리 싸리나무가 숲을 이루었다고 하고 경북 안동에 있는 연어헌이라는 정자의 기둥을 싸리나무로 만들었다고 전한다.

전남 승주군 조계산에 있는 송광사에는 비사리 구시라고 부르는 싸리나무로 만들었다는 거대한 구시가 하나 있다. 옛날, 이 절의 승려가 3백 명이나 되었을 때 밥을 퍼서 담는 데 썼다는 거대한 나무통인데

풀싸리(위)와 조록싸리(아래)의 꽃. 싸리나무는 옛날에 훌륭한 구황식물이었다.

몇 아름이나 되는 싸리나무로 만든 것이라고 한다. 이것 말고도 싸리로 만들었다는 절간이나 일주문의 기둥이 나라 안에 여러 개 남아 있다.

싸리나무는 조직이 치밀하고 단단하면서도 탄력이 있으며 잘 썩지 않아서 소쿠리나 광주리, 바지게 같은 것을 만드는 데 많이 쓴다.

《성경통지盛京通志》라는 책을 보면 싸리는 회초리 같으며 가지가 가늘고 부드러워서 바구니나 둥근 광주리를 만들 수 있다고 하였다. 홍싸리로는 광주리, 종다래끼, 바구니, 고리, 삼태기, 바소쿠리, 싸리비 같은 것을 만들고 조록싸리는 단단하고 줄기가 굵고 커서 지팡이를 만들고 지붕을 이었으며 울타리와 문을 엮어서 세우는 데 썼다. 싸리로 만든 문을 사립문이라고 하여 시골 서민들 집에서 가장 흔히 볼 수 있는 문이었다. 사립문은 여진족한테서 전해진 풍습으로 북쪽 지방의 사람들이 많이 만들었다.

또 천연두를 역신疫神의 장난으로 여겼던 옛 사람들은 천연두에 걸리면 싸리로 작은 말을 만들어 발병한 지 12일째 되는 날에 천연두 귀신을 내쫓는 푸닥거리를 했다. 천연두 귀신을 싸리말에 태워 보내면 천연두가 낫는다는 것이다. 그래서 집 밖으로 내쫓는 것을 일러 '싸리말을 태운다'는 곁말이 생겼다고 한다.

싸리나무는 재질이 단단하고 빛깔과 질감이 좋으며 가운데가 깨끗하게 잘 쪼개지므로 윷을 만들기에 가장 좋다. 《경도잡지京都雜誌》라는 책에 보면 붉은 싸리 두 토막을 반씩 쪼개어 네 쪽으로 만들어 윷이라고 했으며 길이는 세 치에서 작은 것은 콩 반쪽 만한 것도 있었다고 한다. 요즘은 박달나무로 윷을 만든다.

싸리는 겨울철 땔감으로 매우 훌륭했다. 줄기에 기름이 많이 들어 있어 젖은 상태에서도 불이 잘 타고 불심이 좋으며 연기가 나지 않고 오래 타는 까닭에 밥을 짓는 땔감으로 가장 좋았다. 송강 정철의 가사 가운데 싸리나무 땔감을 팔던 풍속에 대한 노래가 있다.

댁들에 나무들 사오. 저 장사야 네 나무 값이 얼마 외는가, 사자.
싸리나무는 한 말 치고 검부나무는 닷 되를 쳐서 합하여 혜면 마닷되 받습네.
삿떼어 보으소. 불 잘 붙습느니, 한적곧 보면은 매양 삿때이자 하여라.

싸리나무 회초리에 얽힌 이야기

싸리는 옛날에 구황식물로도 중요하게 썼다. 봄철에는 어린 싹을 나물로 먹었고 가을에는 씨를 받아서 가루로 만들어 죽을 쑤어 먹고 밥에 섞어 먹기도 했다고 한다. 싸리나무 잎을 살짝 데쳐서 양념을 해 먹어도 맛이 괜찮고 잎을 차로 달여 먹어도 좋다. 싸리나무 잎은 소변을 잘 나오게 하고 열을 내리며 비타민 C가 많다. 줄기나 뿌리껍질을 말려서 달여 먹거나 가루 내어 먹어도 된다. 일본에서는 잎이나 줄기 껍질을 가루 내어 밀가루와 섞어서 국수로 만들어 먹는 풍속이 있다.

싸리나무는 회초리로 많이 썼다. 서당이나 공부방에는 으레 싸리나무 회초리가 벽에 걸려 있기 마련이었다. 싸리나무는 가늘면서도 탄력이 있어서 회초릿감으로 으뜸이다. 우리 옛 선비들은 싸리나무 회초리로 종아리를 맞으면서 공부했다. 싸리나므 회초리에 대해서는 얽힌 이야기도 많다.

　옛날, 어느 산골로 한 선비가 벼슬살이를 하러 내려가고 있었다. 그는 마을에서 물 한 바가지를 얻어 마시고 걸음을 재촉했다. 그런데 그 선비가 산등성이를 올라가다가 갑자기 멈추어 서더니 큰절을 넙죽넙죽 하는 것이었다. 그것을 기이하게 여긴 마을의 노인 한 분이 뒷짐을 지고 따라 올라갔다.

　가까이 가서 보니 무덤이 있는 것도 아니고 무서운 산짐승이 이빨을 드러내고 으르렁거리는 것도 아니었다. 선비는 꽃이 만발한 싸리나무에 대고 절을 수없이 하고 있었다. 노인이 헛기침을 한 번 하고 곁에 가서 물었다.

　"무엇 때문에 싸리나무한테 절을 하는 것이오?"

　선비가 대답했다.

　"제가 과거에 급제하여 벼슬을 얻어서 가게 된 것은 저희 스승님이 열심히 가르쳐 주신 덕도 있지만 싸리 회초리를 맞으며 공부를 열심히 했기 때문이기도 합니다. 그러니 싸리나무도 제 은인이라고 할 수 있지요. 지나가다가 마침 싸리나무가 눈에 띄길래 너무 고마워서 절을 한 것입니다."

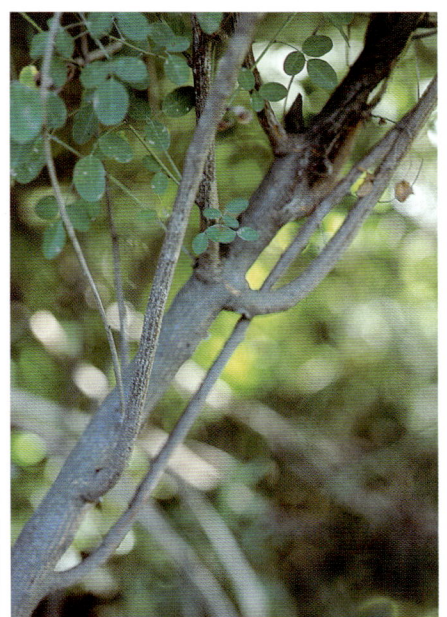

참싸리나무 줄기. 기름을 내어 무좀이나 갖가지 피부병을 치료하는 데 쓴다.

🍃 박문수와 싸리나무 회초리

박문수와 싸리나무 회초리에 얽힌 일화도 있다. 박둔수가 암행어사가 되어 경상도 어느 지방을 돌아다닐 때였다. 어느 날 첩첩산중에서 밤을 맞게 되어 헤매던 중에 외딴 집을 한 채 발견하고 문을 두드렸더니 아름답고 젊은 부인이 나왔다. 하룻밤 묵어가게 해 달라고 청했더니 남편이 출타하고 집에 없으며 방도 한 칸뿐이라 외간 남자를 재워 줄 수 없다고 하였다.

그러나 박문수는 이대로 산을 헤매다가는 산짐승을 만나 목숨을 잃을지도 모르니 재워 달라고 간청하였다. 부인은 어쩔 수 없다는 듯 집 안에 들어오게 하여 저녁을 대접하고 잠자리에 들게 하였다. 방이 한 칸이라 치마로 방을 나누고 각각 등을 돌리고 누웠으나 박 어사는 여인의 아름다움에 혼이 빠져서 자신도 모르는 사이에 그 여인을 껴안으려 하였다. 그러자 여인은 일어나 박문수를 호되게 나무랐다.

여인은 서릿발 같이 꾸짖고는 대뜸 밖에 나가서 회초리를 만들어 오라고 하였다. 박문수는 자기가 만들어 온 싸리나무 회초리로 종아리에 피가 맺히도록 맞았다. 여인은 상처에 맺힌 피를 명주 천으로 감아 주면서 부모님한테 물려받은 피를 한 방울이라도 소홀히 버려서는 안 되며, 이 피 묻은 명주를 가지고 다니다가 다음에 혹 나쁜 마음이 생기면 교훈으로 삼으라고 주었다고 한다.

무쇠처럼 튼튼한 몸을 만드는 싸리나무

싸리나무 씨는 단백질과 전분, 지방질이 많고 여러 가지 영양분이 많이 들어 있어서 식량 대신 먹을 수 있다. 가을에 잘 익은 열매를 따서 물에 불려 겉껍질을 벗겨 내고 가루 내어 떡을 만들어 먹거나 반죽하여 국수나 수제비를 만들어 먹는다. 싸리나무 씨를 오래 먹으면 몸이 가벼워지고 기운이 나며 몹시 힘든 일을 해도 피곤한 줄을 모르게 된다.

옛말에 싸리나무 씨를 먹고 백 살이 넘도록 살았다거나 싸리나무를 오래 먹었더니 힘이 몹시 세어지고 튼튼해져서 겨울에도 추위를 모르고 살았다는 얘기가 더러 전해진다. 차력을 공부하는 사람들이나 산속에서 무술 수련을 하는 사람들도 싸리나무 열매나 싸리나무 뿌리껍질을 많이 먹었다. 싸리나무 씨와 뿌리껍질을 늘 먹으면 뼈가 무쇠처럼 튼튼해져 골다공증이나 관절염에 잘 걸리지 않고 높은 곳에서 떨어지거나 심하게 부딪혀도 여간해서는 뼈를 다치지 않는다.

싸리나무 잎에는 알칼로이드, 플라보노이드, 아스코르빈산이 많이 들어 있고 껍질에는 탄닌이 들어 있으며 껍질과 줄기, 잎에는 사포닌이 들어 있다. 뿌리껍질에는 여러 종류의 알칼로이드가 들어 있다.

플라보노이드와 레스페딘 성분은 피와 간의 콜레스테롤 양을 낮추고 소변을 잘 나가게 하며 몸 속의 질소 성분을 몸 밖으로 내보내는 작용이 있다. 소변 속의 전해질 함량을 낮추고 피 속에 있는 질소를 몸 밖으로 내보낸다. 잎을 진하게 졸인 것을 복용하게 했더니 소변 속의 요소 함량이 1.4배, 크레아틴 함량이 두 배로 늘어났다고 한다. 잎을 달여서 신장염, 신부전증, 콩팥경화증, 콩팥질소혈증 등에 쓰고 고혈압과 동맥경화를 예방하고 치료하는 데에도 쓸 수 있다.

싸리에는 종류가 매우 많다. 싸리, 참싸리, 물싸리, 조록싸리, 잡싸

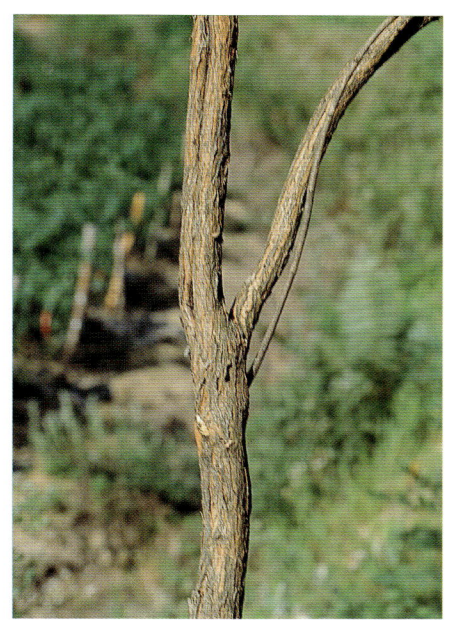

조록싸리 줄기. 싸리나무 줄기나 껍질은 신장염이나 신부전 등에 효과가 있다.

리, 괭이싸리, 꽃참싸리, 왕좀싸리, 좀싸리, 풀싸리, 해변싸리, 고양싸리, 지리산싸리, 진도싸리 등 가짓수가 매우 많지만 어느 것이나 다 같이 약으로 쓸 수 있다.

싸리나무는 머리가 어지러운 데, 두통, 폐열로 인한 기침, 심장병, 백일해, 코피가 나는 데, 갖가지 성병을 치료한다. 여름과 가을에 잎과 줄기를 채취하여 신선한 것을 그대로 쓰거나 잘게 썰어 그늘에서 말려서 쓴다. 하루 15~40그램을 물로 달여서 먹는다. 신선한 것은 50~100그램을 물로 달여서 먹는다.

싸리나무 뿌리는 풍습으로 인한 마비, 타박상, 여성의 대하, 종기, 류머티스성 관절염, 요통, 타박상 등에 효험이 있다. 20~40그램을 물로 달여서 먹는다. 통증을 멎게 하는 작용이 있고 땀을 잘 나게 하며 염증을 없애고 요산을 몸 밖으로 내보내는 작용이 있다.

🌿 여러 가지 콩팥질환에 잘 듣는다

싸리나무는 여러 콩팥질환에 효과가 있다. 오래 전에 어느 약초꾼한테서 싸리나무로 신부전증 환자를 치료한 경험을 들은 적이 있다. 그 약초꾼이 겨울철에 경북 금릉군 수도산 자락에 있는 마을을 다니며 약초를 수집하던 중에 한 집에 들렀더니 40세쯤 된 부인이 신부전증으로 앓아누워 있었다. 병원에서 혈액투석을 해야 살 수 있다고 했으나 돈이 없어서 혈액투석은 생각지도 못한다는 것이었다.

그는 마침 옆방에서 아이들이 싸리나무로 만든 윷으로 윷놀이를 하는 것을 보고는 저 윷을 진하게 달여서 그 물을 마시면 좋은 효과를 볼지도 모른다고 하였다. 그는 싸리나무가 콩팥에 좋다는 말을 들은 적이 있어서 해준 말일 뿐, 나을 거라는 기대는 하지 않았다고 한다.

그 말을 듣고 부인의 남편은 아이들한테 윷 네 쪽을 달여 오게 하여

싸리꽃이 활짝 피었다. 꽃을 따서 술로 우려내어 피부에 바르면 살결이 고와진다.

부인한테 먹였다. 부인은 곧 소변이 많이 나오고 부은 것이 약간 내렸다. 그 다음날 남편은 산에 올라가서 싸리나무를 베어 껍질을 벗긴 후 계속 달여 먹였다. 부인은 몸이 차츰 회복되었고 얼굴빛도 좋아졌으며 서너 달 뒤에는 기운을 되찾아 집안 살림도 할 수 있게 되었다.

몇 해 뒤에 약초꾼이 마을에 다시 와서 그 집에 들러 보니 부인은 완전하게 건강을 회복한 상태였다. 부부는 그를 만나자 몹시 반가워하며 생명의 은인이라고 좋은 음식을 대접해 주었다고 한다.

🌿 피부를 곱게 하고 각종 눈병, 두통에 효험

싸리나무는 결막염이나 눈 충혈 등 갖가지 눈병에도 효험이 있다. 싸리나무 껍질이나 뿌리껍질을 진하게 달여 죽염이나 꿀을 약간 섞은 다음 고운 천으로 두세 번 걸러서 눈에 한두 방울씩 넣는다. 눈의 피로, 결막염, 눈 충혈 같은 것들이 잘 없어진다.

살결을 곱게 하고 주근깨나 기미 등을 없애려면 가을철에 싸리나무 꽃을 따서 50도 이상 되는 소주에 담가 우려내어 살결에 바른다. 싸리나무 꽃을 달인 물로 목욕을 해도 좋다. 싸리나무 꽃은 땀을 잘 나게 하고 피부 속에 깊이 들어 있는 갖가지 노폐물을 몸 밖으로 빠져나오게 한다. 싸리나무 꽃을 따서 모아 차로 달여 먹거나 가루 내어 먹어도 좋다. 나름대로 독특한 풍미가 있다.

특히 싸리나무 잎은 골치 아픈 두통에 좋다. 두통은 가장 흔한 증상으로 신경을 많이 쓰거나, 여러 가지 중독, 신경쇠약, 출혈, 고혈압 등으로 인해 생긴다. 보통 고혈압으로 인한 두통은 아침이나 밤에 뒷머리가 심하게 아프고 뇌종양으로 인한 두통은 오전에 윗머리가 아프다. 뇌종양으로 인한 두통은 머리를 흔들거나 머리를 갑자기 들면 통증이 더 심해지는 것이 특징이다. 신경쇠약으로 인한 두통은 머리가 무겁고 텅 비어 있는 것 같으면서 아프다. 또 한쪽 머리가 발작적으로 아픈 것을 편두통이라고 하는데 보통 몸을 움직이거나 누울 때 더 아프고 가만히 앉아 있을 때는 덜 아프다. 술이나 담배 중독, 만성신장염, 변비, 만성위염 등으로 인한 두통은 대개 앞이마가 둔하게 아프다.

이처럼 두통은 아픔의 성질 뿐만 아니라 아픈 시간, 아픈 부위도 각기 달리 나타난다. 따라서 두통은 결코 진통제로만 해결하려 해서는 안 되며 그 원인을 정확히 알아 내어 자연요법으로 치료하는 것이 좋다.

싸리나무로 온갖 질병 고치기

🍃 두통

싸리나무 잎을 그늘에 말려 두고 한 번에 10~15그램을 물에 달여 하루 세 번에 나누어 먹는다. 또는 싸리나무 잎을 달여서 차처럼 마신다. 잎을 가루 내어 한 번에 4~5그램씩 먹거나 가루를 꿀로 버무려 알약을 빚어 먹어도 된다. 싸리나무 잎은 머리의 열을 내리고 두통을 낮게 한다. 편두통이나 후두통 등 여러 종류의 두통에 효험이 있다.

🍃 무좀

여러 종류의 무좀과 버짐, 피부병에는 싸리나무 기름이 특효약이다. 땅을 20~50센티미터 깊이로 판 후에 구덩이에 빈 항아리를 놓는다. 그 항아리 위에 싸리나무 줄기를 5~10센티미터 길이로 잘라서 넣고 입구를 무명 천으로 막은 항아리를 거꾸로 세운다. 아래 항아리와 위의 항아리 사이를 진흙을 이겨서 막고 항아리 주위에 왕겨나 톱밥을 항아리가 보이지 않을 정도로 덮은 뒤 불을 붙여서 48시간 동안 가열하면 겻불의 열기에 싸리 기름이 녹아 나와서 아래 항아리에 고인다. 아니면 드럼통 안에 싸리나무를 잘라서 세우고 불을 때서 흘러나오는 기름을 관을 연결하여 받거나 싸리나무 한 쪽에 불을 붙여서 반대쪽으로 밀려나오는 기름을 받아도 된다.

이렇게 얻은 기름을 약간 데워서 풀고 앙금을 걸러내고 다시 끈적끈적한 물엿처럼 될 때까지 35~40퍼센트 정도 졸여서 농축한다. 이것을 유리병에 담아 냉장고에 보관해 두고 필요할 때 약으로 쓴다. 싸리나무 기름을 하루 세 번 무좀 부위에 바른다. 마른 버짐이나 여러 종류의 피부병에도 잘 듣는다. 대개 3~4일이면 낫는다. 90퍼센트 이상이 낫거나 호전된다.

치료효과를 높이려면 싸리나무 기름에 박하유와 페놀, 글리세린을 더하여 쓴다. 싸리 기름 1킬로그램에 페놀 3그램, 박하유 5그램을 잘 섞는다. 여기에 글리세린을 2그램 넣어도 된다. 합병증이 있거나 혼합 감염이 있을 때는 먼저 그것부터 치료한 다음 약을 바른다. 임파선염이 심하거나 임파선이 심하게 부어 있으면 약을 쓰지 않는 것이 좋다.

무좀 부위에 약을 바르고 셀로판지를 덮은 다음 반창고를 붙인다.

약을 바르고 마른 다음 반창고를 붙여도 된다. 대개 두세 번 바르면 가려움증, 작은 물집, 피부가 갈라지는 것 등이 없어지기 시작하여 4~5일이면 낫는다. 항생제를 오래 쓴 사람은 기간이 더 걸린다. 재발했을 때도 몇 번 더 바르면 낫는다. 10일 안에 95퍼센트 이상이 낫거나 효험을 본다.

🍃 티눈

조릿대를 진하게 졸여서 만든 농축액·쑥잎·싸리 기름 각 20그램, 송진 10그램, 유산마그네슘 5그램, 고백반 3그램, 밀랍 2그램, 바셀린 적당량을 섞어서 중탕에서 저으면서 끓인 다음 식혀서 쓴다. 약을 작은 솜뭉치에 발라 티눈 위에 놓고 비닐을 덮은 다음 반창고로 고정한다. 이틀이 지난 다음에 약을 떼어 버리고 깨끗한 물로 씻은 뒤 약으로 인해 녹은 부분을 깎아 버리고 다시 같은 방법으로 티눈이 완전히 없어질 때까지 치료한다. 95퍼센트 이상이 낫거나 호전된다.

🍃 습진

싸리나무 줄기를 약 20센티미터 길이로 잘라서 한 줌 가량 되게 묶은 후 한쪽 끝을 약간 높게 세우고 높은 쪽 끝에 불을 붙이면 다른 한 쪽으로 기름이 조금씩 흘러내린다. 이 기름을 받아서 하루 한두 번씩 습진이 생긴 부위에 바른다.

🍃 폐열로 인한 해수·백일해

신선한 싸리나무의 잎과 줄기 40~100그램, 설탕이나 꿀 20~30그램에 물 1리터를 넣고 물이 반으로 줄어들 때까지 달여서 하루 세 번에 나누어 밥 먹기 전에 먹는다. 싸리나무 잎은 기침을 멎게 하는데도 상당한 효력이 있다.

🍃 코피가 날 때
싸리나무 잎 50~100그램에 설탕을 약간 넣고 달여서 물 대신 몇 번 마신다.

🍃 소변이 잘 안 나오는 데
신선한 싸리나무의 잎과 줄기 50~100그램, 질경이 30~40그램, 설탕 40그램에 물 1리터를 넣고 물이 반이 되게 달여서 하루 두 번에 나누어 먹는다.

🍃 무기력증, 기운이 없을 때, 허약체질 개선
싸리나무 뿌리 500그램, 오리 한 마리, 증류주 1리터에 물 6리터를 붓고 푹 고아서 사흘 안에 다 먹는다. 서너 번 단들어 먹는다. 오리 대신 돼지고기나 닭을 써도 된다. 가을에 싸리나무 씨를 많이 받아 두었다가 가루 내어 떡을 만들어 먹거나 반죽하여 국수나 수제비 같은 것을 만들어 먹어도 좋다. 오래 먹으면 기운이 나고 몸이 가벼워지며 얼굴빛이 고와진다. 싸리나무 뿌리는 기력을 돋게 하고 막힌 기혈을 뚫어 주며 근육과 뼈를 튼튼하게 하는 작용이 있다. 싸리나무 뿌리와 씨앗은 허약 체질을 개선하는 훌륭한 보약이다.

🍃 여성들의 대하
싸리나무 뿌리껍질 30그램, 돼지 살코기 150그램에 물 1리터를 붓고 물이 반이 되게 달여서 하루 세 번에 나누어 먹는다.

🌿 요통·관절통

싸리나무 뿌리껍질 100그램, 돼지 살코기 100그램, 쌀을 증류하여 만든 소주 500밀리리터에 물 1리터를 붓고 물이 반이 되게 달여서 하루 두 번에 나누어 먹는다. 콩팥 기능이 허약해서 생긴 요통과 관절의 통증에 잘 듣는다.

🌿 여러 가지 피부병

싸리나무 뿌리껍질을 곱게 가루 내어 달걀 흰자위나 바셀린, 참기름 등에 개어서 바른다.

🌿 얼굴에 생기는 하얀 버짐

싸리나무 기름을 하루 두세 번씩 얼굴에 바른다. 대개 3~10번 바르면 낫는다. 아니면 싸리나무 뿌리껍질을 가루 내어 참기름이나 들기름에 개어서 하루 두세 번 바른다.

두통 없애는 다양한 토종약초들

🌿 양파·고추냉이·천마

양파나 고추냉이를 짓찧어 목덜미나 장딴지 또는 발바닥에 붙인다. 염증으로 인한 두통은 대개 이 방법이면 깨끗하게 없어진다.

   천마는 각종 두통에 가장 잘 듣는 약초이다. 생즙을 100밀리그램쯤 마시거나 천마 발효액, 또는 천마로 담근 술 한 잔을 마시면 두통이 쉽게 사라진다. 그러나 두통을 근본적으로 치료하기 위해서는 먼저 그 원인을 알고 지속적인 치료를 해야 한다.

두통이 생긴 부위에 따라서 약을 각기 달리 쓸 수 있다. 곧 머리 앞부분이 아플 때는 백지를, 윗부분과 뒷부분이 아플 때는 강활을, 옆부분이 아플 때에는 시호를, 여성이 아이를 낳고 나서 머리가 아플 때에는 오약을 각각 8~12그램씩 물 200밀리리터에 넣고 달여서 두세 번에 나누어 마신다. 또는 부드럽게 가루 내어 각각 한 번에 3그램씩 하루 두세 번 먹으면 좋은 효과가 있다.

솔장다리 · 비단풀 · 토끼풀

솔장다리와 비단풀, 고무나무 잎, 벤자민 잎, 토끼풀 같은 것도 두통을 멎게 하는 데 매우 좋은 효능이 있다. 솔장다리는 서해안이나 남해안의 바닷가 소금기 있는 땅에 흔히 자라는 한해살이풀이다. 줄기는 곧게 서거나 기울면서 자라고 아래에서 가지를 치며 키는 80센티미터쯤 된다. 잎은 길이 3센티미터 정도인데 잎끝이 뾰족하고 잎꼭지가 없다. 7~8월에 잎마디 부분에서 연한 녹색의 작은 꽃이 핀다. 열매는 둥글고 껍질에 싸여 있다. 전초는 혈압을 낮추고 혈액순환을 잘 되게 하므로 고혈압으로 인한 두통에 잘 듣는다.

솔장다리. 바닷가 소금기 있는 땅에 자란다. 고혈압으로 인한 두통에 효과가 있다(왼쪽). 붉은 토끼풀. 항암효과가 있고 두통에도 매우 좋다(오른쪽).

비단풀은 종류를 가리지 않고 모든 두통에 잘 듣는다. 솔장다리는 말린 것 15~30그램을 물 1리터에 넣고 달여서 하루 서너 번에 나누어 마시고, 비단풀은 말린 것 5~10그램을 물로 달여서 먹거나 부드럽게 가루 내어 한 번에 3그램씩 하루 두세 번 먹는다. 고무나무 잎은 한두 장을 물로 달여서 먹고, 벤자민 잎은 대여섯 장을 물로 달여서 먹는다. 토끼풀은 말린 것 30~40그램에 물 1리터를 붓고 30분 가량 달여서 하루 세 번에 나누어 밥 먹기 전에 먹는다.

이밖에 남쪽 지방에 사는 사람들은 종려나무 잎을 쓸 수도 있다. 종려나무 잎 한 장에 물을 넉넉하게 붓고 달여서 물이나 차 대신 수시로 마신다. 원인을 알 수 없는 지독한 두통으로 오래 고생하던 사람이 종려나무 잎을 오랫동안 달여서 먹고 낫는 것을 보았다. 제주도에는 종려나무가 많다.

백지 · 천궁 · 세신

백지 · 천궁 · 세신 각 4그램을 따뜻한 물에 세 번 반복하여 우린 다음

천궁. 머리가 어지러우면서 아플 때 효과가 좋다.

진하게 졸여서 농축액을 만들고 세신은 부드럽게 가루를 낸다. 이것을 섞어 꿀을 30퍼센트 정도 넣어 알약을 만든다. 하루 세 번, 한 번에 1~2그램씩 밥 먹고 한 시간 뒤에 먹거나 머리가 몹시 아플 때 먹는다.

    고혈압으로 머리가 몹시 아프고 혈압 강하제를 써도 낫지 않는 환자들한테 매우 좋은 효과가 있다. 30분에서 한 시간이 지나면 효과가 나타나기 시작해서 두세 시간 안에 두통이 없어진다. 한 번 먹으면 두 시간에서 다섯 시간 동안 두통이 없어지며 대개 3일 동안 계속해서 먹으면 통증이 가벼워지고 일주일쯤 복용하면 두통이 완전히 없어진다. 90퍼센트 이상이 완전히 낫거나 효과를 본다.

🌿 복숭아씨 · 천궁 · 당귀 등

복숭아씨 · 천궁 각 10그램, 당귀 · 백작약 각 12그램, 생지황 · 숙지황 각 15그램, 홍화 8그램을 물로 달여서 먹는다. 물 1리터에 이들 약초를 넣고 물이 반으로 되게 달여서 하루 세 번에 나누어 밥 먹고 나서 먹는다. 15~18일 동안 복용하며 다른 약을 쓰지 않는 것이 좋다. 모든 종류의 두통에 잘 듣는다. 90퍼센트 이상 호험을 볼 수 있다.

🌿 천궁

천궁을 쌀 씻은 물에 하루 저녁 동안 담가 두었다가 말려 부드럽게 가루 낸다. 천궁과 꿀을 1대 6의 비율로 섞어 한 번에 3~4그램씩 하루 세 번 밥 먹기 전에 먹는다. 천궁은 진정작용이 있으므로 머리가 어지러우면서 아플 때에 특히 좋은 효험이 있다. 특히 신경쇠약으로 인한 두통에 좋다. 천궁은 한약 건재상에서 쉽게 구할 수 있다. 반드시 국산 천궁을 써야 한다.

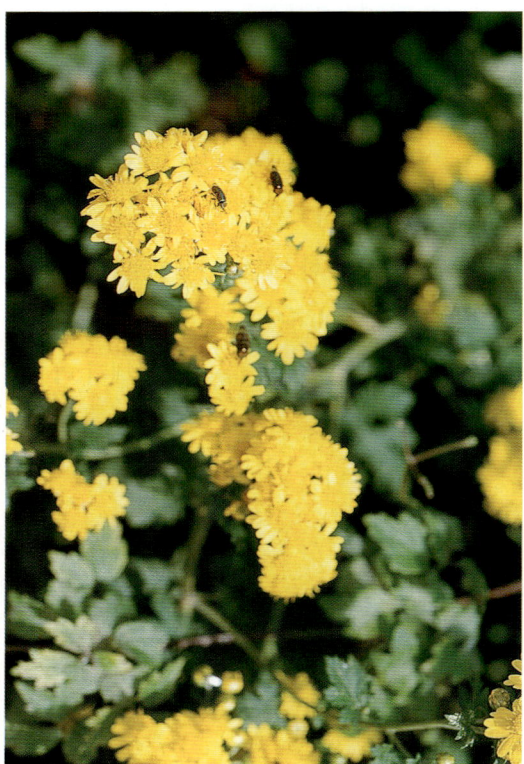

산국화. 감기로 인한 두통을 낫게 한다.

🌿 백지

백지 10~12그램을 물에 달여 하루 두세 번에 나누어 밥 먹고 나서 먹는다. 구릿대 12그램과 천궁 6그램을 달여 하루 두세 번에 나누어 밥 먹고 나서 먹어도 좋다. 여러 가지 원인으로 인한 두통에 잘 듣는다. 백지는 상당히 센 진통작용이 있고 염증을 억제하는 효과가 매우 뛰어나다.

🌿 산국화꽃

가을에 꽃이 노랗게 피는 산국화꽃 10~15그램을 물 200밀리리터에 넣고 달여 하루 세 번에 나누어 밥 먹는 중간에 먹는다. 꽃잎을 말린 후 부드럽게 가루 내어 한 번에 2~3그램씩 하루 두 번 밥 먹는 중간에 먹어도 된다. 감기로 인해 머리가 아플 때 좋다. 10월 말이나 11월 초에 까맣게 익는 산국화 씨앗을 한 번에 1~2그램씩 뜨거운 물 한 잔에 3~5분 우려내어 하루 서너 번 마셔도 된다. 거의 모든 두통에 효과를 볼 수 있다. 산국화는 머리를 맑게 하고 기억력을 좋게 하며 뇌에 혈액순환이 잘 되게 한다. 그러나 한꺼번에 너무 많은 양을 먹으면 심장 기능이 약해지고 체온이 갑자기 떨어질 수 있으므로 조심해야 한다.

🌿 도꼬마리

도꼬마리 10~15그램을 물에 달여 하루 세 번 밥 먹고 나서 먹는다. 감기로 코가 막히고 머리가 아플 때 효과가 좋다. 도꼬마리는 비염이나 축농증을 치료하는 효과가 있으므로 콧병으로 인해 머리가 아플 때 효과가 좋다. 그러나 너무 많이 쓰면 오히려 머리가 더 아플 수도 있으므로 양을 주의해야 한다.

🌿 천궁과 천마

천궁과 천마를 부드럽게 가루 내어 같은 양으로 섞어서 꿀로 알약을 만들어 한 번에 1~2그램씩 하루 두세 번 밥 먹고 나서 먹는다. 머리가 아프면서 어지러울 때 좋다. 천마는 어지럼증을 없애고 혈압을 낮추며 두통을 멎게 한다.

🌿 순비기나무 열매

순비기나무 열매 10~15그램을 물에 달여 하루 두세 번에 나누어 먹는다. 가루 내어 한 번에 4그램씩 하루 세 번 먹어도 좋다. 감기로 인한 두통에 좋다. 순비기나무 열매는 진정작용과 진통작용, 해열작용이 있어서 감기로 인하여 머리가 아픈 데 특히 좋다.

순비기나무. 열매나 잎을 두통 치료에 쓴다. 감기로 인한 두통에 좋다.

순비기나무는 우리나라 서해안이나 남해안의 바닷가 모래밭에 무리지어 흔히 자란다.

🌿 고본

고본 6~8그램을 물 300밀리리터에 넣고 10~15분쯤 달여 하루 세 번에 나누어 밥 먹고 나서 먹는다. 고본은 막힌 기를 뚫어 주고 두통을 멈추게 하는 작용이 있는데 특히 뒷머리가 아픈 데 잘 듣는다.

싸리나무

한눈에 보기	
과 명	콩과
생약명	호지자胡枝子
속 명	싸리나무, 소형小荊, 모형牡荊, 형조荊條, 녹명화鹿鳴花, 야합초野合草, 과산룡過山龍, 야화생野花生
분포지	나무가 별로 없는 산 양지쪽
개화기	7~8월
꽃 색	연한 보랏빛
결실기	9~10월
열 매	갈색 바탕에 짙은 무늬가 있는 신장 모양
높 이	3미터
채취시기	씨는 가을에 잘 익은 것을 채취하고 뿌리는 봄, 가을, 겨울에 채취한다.
가공법	씨앗은 햇볕에서 말리고 줄기와 뿌리는 잘게 썰어서 말린다. 줄기를 기름을 내어 쓴다.
약 효	무좀, 습진, 마른버짐, 갖가지 피부병, 기침, 폐열로 인한 기침, 두통, 고혈압, 동맥경화, 부종, 양기부족 등

모든 알레르기와 염증에는 작두콩

알레르기는 우리 몸의 면역체계가 외부에서 들어오는 각종 물질들에 대해 지나치게 민감하게 반응하여 나타나는 여러 가지 증상이다. 알레르기라고 하면 두드러기나 비염 같은 것만을 생각하기 쉬운데 알레르기로 인한 증상은 매우 다양하다. 두통, 피로, 두드러기, 피부병, 재채기, 콧물, 비염 등을 일으키기도 한다. 또 눈물이 나기도 하고 눈 아래 검은 반점이 생기기도 한다.

알레르기는 온갖 만성질병의 원인이 되는데 천식, 기관지염, 류머티스성 관절염, 당뇨병, 암, 아토피성 피부염, 편두통, 위장병, 만성피로증후군, 신장병, 녹내장, 비만증, 심장병, 우울증, 다발성 경화증 등이 그 예다. 알레르기는 특히 미국이나 유럽에서 많이 나타나며 의술이 가장 발달했다는 미국에서도 3천 5백만 명 이상이 알레르기로 고생하고 있다고 한다.

작두콩은 콩 중에서 크기도 제일 크고 약효도 높다. 축농증, 중이염, 치질, 잇몸 염증 같은 온갖 염증에 특히 좋은 효력을 나타낸다.

알레르기는 크게 환경 알레르기와 음식 알레르기로 나눌 수 있다. 환경 알레르기는 나무, 풀 같은 식물과 꽃가루로 인한 것이 가장 많다. 그밖에 먼지, 동물의 털, 화장품, 향수, 세제, 옷감, 가스, 금속, 햇빛, 열, 한기 등으로 인해 나타나는 사람도 있다. 알레르기를 잘 일으키는 음식은 밀가루, 옥수수, 달걀, 우유와 모든 유제품, 토마토, 조개, 게, 땅콩, 초콜릿, 식용색소, 화학조미료, 식품첨가제 등이다.

콩 중에 임금, 작두콩

작두콩은 콩 중에서 임금이다. 이 세상에 있는 모든 먹는 콩 중에서 크기도 가장 크고 약효도 가장 높으며 재배하기도 쉽지 않고 값도 제일 비싸다. 이름만 콩이지 실제로 콩이라고 볼 수 없는 것이 작두콩이다. 작두콩은 보통 콩보다 열 배에서 스무 배쯤 크고 꼬투리는 바나나보다 더 크며 넝쿨이 칡넝쿨처럼 길게 뻗고 잎도 칡잎 만큼 커서 사람들이 식용으로는 거의 먹지 않는다. 누구든지 한 번 보기만 하면 깜짝 놀라고 신기하게 여기는 콩이 작두콩이다.

작두콩은 콩과에 딸린 한해살이넝쿨풀이다. 잎은 달걀모양으로 된 겹잎으로 광저기 잎을 닮았으나 그보다 조금 길고 더 크다. 6~8월에 연한 붉은 색, 또는 보라색 꽃이 나비모양으로 핀다. 열매는 활 모양으로 구부러진 꼬투리로 그 모양이 작두를 닮았다 하여 작두콩 또는 도두刀豆라 부른다.

꼬투리는 끝 부분이 한쪽으로 굽어 있거나 갈고리 모양이며 꼬투리의 길이가 30센티미터쯤 된다. 꼬투리 속에는 엄지손가락 마디 하나만큼 큰 씨앗이 10~14개 들어 있다. 작두콩은 먹는 콩 중에서는 제일 큰 콩이다. 씨앗 한 개 길이가 2~3.5센티미터, 넓이 1~2센티미터, 두께 0.5~1.2센티미터, 무게는 1.5~3그램이나 된다.

씨앗의 배꼽 길이가 씨앗 길이의 4분의 3이나 되는 것도 중요한 특징이다. 씨앗의 빛깔은 흰색, 붉은색, 까만색 등이 있는데 흰색이 약성이 높다고 한다. 본래 동남아시아의 열대지방이 원산지로 옛날에는 우리나라 남쪽지방에 더러 심었으나 요즘은 거의 심지 않아 아는 사람이 드물다. 한국전쟁 무렵에 거의 멸종되어 완전히 잊혀졌다가 요즘 건강식품으로 효과가 뛰어나다 하여 조금씩 재배하는 사람이 생겨났다. 중국에서는 양자강 이남에서 더러 심으며 일본에서도 따뜻한 지방에 더러 심는다. 중국에서도 상당히 귀한 편이어서 한 끼에 우리나라 돈으로 몇 백 만원씩 하는 최고급 요리재료로 쓴다.

작두콩은 따뜻한 남쪽지방에서 잘 자란다. 우리나라의 남부지방이 재배에 알맞고 서리가 일찍 내리는 산간지방에서는 열매가 제대로 맺지 않는다. 물 빠짐이 좋은 참흙에서 잘 자라며 3~4월에 씨앗을 심어 늦가을에 거두어들인다. 씨앗 겉껍질이 단단하고 두꺼우므로 하루쯤 물에 담가 두었다가 심어야 싹이 잘 난다. 싹이 나서 20센티미터쯤 자란 뒤에 받침대를 세워 넝쿨을 올린다. 중부지방에서는 온실 안에서 키우는 것이 좋다.

다양한 약리작용을 지닌 만능약

작두콩의 약리효과는 매우 다양하면서도 뛰어나서 만능약이라 할 만하다.

첫째, 작두콩은 비염, 축농증, 치질, 치루, 편도선염, 중이염, 갖가지 종기 등 화농성 질병에 효과가 탁월하다. 몹시 귀찮고 고통스러우며 여간해서는 잘 낫지 않으며 수술을 해도 얼마 지나지 않아 재발하곤 하는 치질이나 축농증, 중이염이 작두콩을 먹고 깨끗하게 나은 보기가 적지 않다. 작두콩에는 고름을 빼내는 작용과 함께 염증을 삭이는 작용이 매우 강하다. 치조농루는 잇몸이 곪아서 피가 나고 고름이 생기는 병으로 심하면 입 안에서 하수도 냄새 같은 썩은 냄새가 나고 이가 흔들거리다가 빠져 버리는 고약한 병이다.

치조농루를 비롯한 치주염, 치은염 같은 잇몸염증, 구내염, 편도선염 등에도 작두콩을 차로 끓여 마시면 신기하다 싶을 만큼 잘 낫는다. 피부에 생긴 뾰루지나 종기, 습진 같은 것도 작두콩으로 잘 낫는다.

둘째, 뱃속을 따뜻하게 하고 기氣를 잘 통하게 하므로 위나 장이 허냉하여 생긴 염증이나 궤양, 딸꾹질 등에 효력이 크다. 작두콩은 위와 장의 기능을 튼튼하게 하여 구토, 복통, 설사, 변비를 모두 낫게 한다. 뱃속이 더부룩하고 소화가 잘 되지 않을 때나 뱃속이 허냉하여 딸꾹

작두콩 잎. 잎 하나가 칡잎만큼이나 크다. 잎과 줄기, 뿌리도 약으로 쓸 수 있다.

질이 날 때, 고질적인 설사나 변비에 작두콩을 차로 끓여 먹거나 가루 내어 먹으면 잘 낫는다.

    작두콩은 몸을 따뜻하게 데워 주는 작용이 있다. 냉증은 온갖 질병의 원인이 된다. 관절염, 신경통, 산후통, 치질, 뱃속의 덩어리, 소화불량, 대장염 등 많은 질병이 몸을 차갑고 습하게 한 것과 대개 관련이 있다. 작두콩은 몸이 차갑게 해서 생긴 여러 질병, 특히 위장이 허냉하여 생긴 질병을 치료하는 데 탁월한 효능이 있다.

    셋째, 신장의 기능을 튼튼하게 한다. 작두콩은 신장이 허약해서 생기는 요통, 발기부전, 유정, 정력감퇴 등에 효과가 높다. 콩팥이 허약해서 생긴 요통에는 돼지 콩팥에 작두콩을 넣고 푹 고아서 복용하면 요통도 낫고 정력도 강해진다. 돼지 콩팥과 작두콩은 다같이 신장기능을 강하게 하는 작용이 있다. 임신한 여성의 요통에도 작두콩을 넣어 달인 돼지 콩팥을 먹으면 효과가 좋다.

넷째, 어혈을 삭이고 혈액순환을 좋게 하며 피를 살리는 작용이 있다. 심하게 부딪히거나 멍이 시퍼렇게 든 데, 죽은 피가 뭉쳐 있는 데, 타박상 등에 작두콩을 달여 먹거나 가루 내어 붙이면 효과가 신통하다.

다섯째, 변비와 비만을 치료하는 효과가 높다. 작두콩은 기氣를 밑으로 끌어 내리고 장의 기능을 튼튼하게 하여 변비를 없애고 오줌을 잘 나가게 한다. 작두콩을 오래 복용하면 살결이 고와지고 기미가 없어지며 몸 속의 지방질이 분해되어 빠져 나오므로 비만증이 낫는다. 오래되고 잘 낫지 않는 변비에도 효과가 크다. 변비가 없어지면서 변비로 인한 두통, 생리통, 피부병 등이 낫고 살결이 고와진다.

뛰어난 항암효과와 온갖 난치병의 명약

작두콩은 쥐눈이콩, 돌콩과 함께 콩 중에서 약효가 가장 높은 콩이다. 음식재료이기도 하면서 온갖 난치병에 두루 위력을 발휘한다. 특히 작두콩으로 담근 간장이나 된장, 고추장 같은 발효식품은 갖가지 암, 궤양, 염증, 치질, 심장병, 신장병, 간장병 등 온갖 난치병에 천하의 명약이라 할 만하다.

작두콩의 약성에 대해 〈동의학사전〉에는 다음과 같이 적혀 있다.

"맛은 달고 성질은 따뜻하다. 위경, 대장경에 작용한다. 중초를 따뜻하게 하고, 기를 내리며 신장의 기운을 보한다. 허한으로 인한 딸꾹질, 게우는 데, 헛배 부른 데, 신허요통, 가래가 나오면서 기침을 하는 데 쓴다."

작두콩은 약리실험에서 종양 치료에 좋은 효과가 있는 것으로 밝혀졌다. 하루 9~15그램을 부스러뜨려 달여 먹거나 약간 거무스름하게 볶아 가루 내어 먹는다. 작두콩깍지는 게우는 데, 딸꾹질, 이질, 타박상에 쓴다.

중국에서도 작두콩을 식용으로 쓴 지는 그리 오래지 않다. 명나라를 세운 주원장의 다섯째 아들인 주체가 1406년에 펴낸 〈구황본초救荒本草〉에 구황식품으로 처음으로 작두콩을 소개하고 있다. 이시진의 〈본초강목本草綱目〉에는 풋것을 삶아 먹거나 된장을 담가 먹는데 돼지고기나 닭고기와 같이 먹으면 맛이 좋다고 했다. 당나라 때의 책인 〈유양잡저酉揚雜著〉에는 작두콩을 협검두挾劍豆라 하여 먹을 수도 있다고 했다.

멕시코에서는 기원전 3천 년 전부터 식용했다는 기록이 있는데 남미에 자라는 작두콩은 우리나라에 있는 것과는 다른 품종이다.

작두콩의 약성에 대한 〈중의학사전〉의 기록을 옮기면 다음과 같다.

"맛은 달고 성질은 따뜻하다. 중초를 따뜻하게 하고 신장을 튼튼하게 하고 원기를 돋운다. 허한으로 인한 딸꾹질을 고치고 구토와 속이 치미는 것을 치료한다. 배가 불러오는 것과 신장이 허약해서 오는 요통, 기침, 가래를 치료한다. 하루 9~15그램을 달여서 먹거나 까맣게 태워 가루 내어 복용한다. 위열이 성한 사람은 신중하게 복용해야 한다."

작두콩 씨앗에는 우레아제, 혈구응집소, 글루코시다제, 카날린, 나바린 등의 아미노산과 녹말, 단백질, 기름 성분 그리고 비타민 A, B_1, B_2, B_3, C 등이 들어 있어서 영양이 매우 풍부하다. 특히 혈구응집소는 콘카나발린 A 등 여러 가지의 글로블린 성분으로 되어 있는데 이 성분은 암세포를 억제하는 작용이 있어 관심의 대상이 되고 있다.

작두콩의 혈구응집소는 암세포나 여러 가지 발암물질로 인하여 생긴 비정상적인 세포를 한 군데로 모이게 하여 그 활성을 억제하지만 정상적인 세포에는 전혀 자극을 주지 않는다. 작두콩에 들어 있는 혈구응집소와 보리길금 그리고 보통 콩에 들어 있는 당단백은 모두 암세포를 억제하는데 그 중에서 작두콩의 혈구응집소가 억제효과가 가장 높다. 시험관 실험에서 작두콩 혈구응집소를 암세포와 같이 배양했더니 24시간 만에 95퍼센트의 암세포가 녹아 없어졌다고 한다.

또 흰 생쥐의 뱃속에 암세포를 주입한 다음 한 시간, 2일, 5일 만에 작두콩 혈구응집소 1밀리그램을 주사했더니 각각 70퍼센트, 50퍼센트, 20퍼센트 암세포를 억제했다는 기록이 있다. 혈구응집소는 보통 콩에도 들어 있는 성분인데 적혈구를 엉키게 하여 세포의 성장을 저해하는 까닭에 인체에 해로운 물질로 알려져 있다. 그러나 작두콩에 들어 있는 혈구응집소는 암세포를 억제할 뿐만 아니라 다른 식물의 혈구응집소가 만들어 낸 독성을 해독하는 작용까지 한다는 것이다.

작두콩에는 비타민이 보통 콩보다 훨씬 많이 들어 있다. 비타민 B_1은 보통 콩의 세 배, B_2는 다섯 배, 나이아신은 네 배나 들어 있다. 또 보통 콩에는 들어 있지 않은 비타민 A와 C도 매우 풍부하다. 이처럼 많은 영양물질이 갖가지 난치병에 효과를 발휘하는 것으로 생각된다.

작두콩을 식품이나 약으로 이용하기

작두콩은 맛이 담담하여 먹기가 좋다. 차로 끓이면 구수한 맛이 난다. 특히 볶아서 끓이면 맛이 더욱 좋다. 중국 남부지방에서 작두콩으로 간장이나 된장을 담그고 덜 익은 것을 기름에 튀기거나 볶아서 먹는다. 작두콩을 복용하는 방법에는 여러 가지가 있다. 날것을 그대로 먹을 수도 있고 볶아서 먹기도 하며 가루 내어 먹을 수도 있고 검게 태워서 가루 내어 먹을 수도 있다. 작두콩뿐만 아니라 콩깍지나 뿌리 등도 다같이 약으로 쓴다.

치질이나 탈항, 타박상, 종기 같은 외과질환에는 작두콩 가루를 복용하면서 아픈 부위에 가루를 뿌리거나 달인 물로 자주 씻어 준다. 잇몸염증, 치조농루, 구내염 등에는 작두콩 가르로 입가심을 하거나 양치질을 한다. 피부병에는 달인 물로 목욕을 하는 방법도 있다.

먹는 양은 하루 10~15그램을 하루 서너 번에 나누어 복용한다. 처음부터 많은 양을 먹으면 과민반응이 나타날 수도 있으므로 처음에는 3~4그램씩 복용하다가 차츰 양을 늘려 나가는 것이 좋다. 두드러기가 나거나 몸이 붓거나 할 때에는 2~3일 복용을 중지하거나 양을 줄여서 복용하여 차츰 몸의 상태를 보아 가며 양을 늘린다.

작두콩을 복용하여 효과가 나타나는 속도는 질병과 사람에 따라 각기 다르다. 치조농루나 치은염, 구내염에는 효과가 빨라서 대개 일주일에서 한 달쯤이면 낫고 치질이나 축농증, 중이염 등은 3~6개월 꾸준히 복용하는 것이 좋다.

작두콩은 효과가 매우 빠른 편이어서 심한 치질이나 축농증, 중이염이 10일이나 20일 만에 깨끗하게 나아버린 예도 적지 않다. 신장이 나빠서 오는 요통, 관절염, 신경통, 뱃속이 차가워서 생긴 소화불량, 변비, 비만, 장염, 장궤양 등에는 3~6거월 이상 꾸준히 복용해야 한다.

작두콩은 염증을 삭이고 어혈을 풀며 고름을 빼내는 등의 약리작용도 탁월하지만 원기를 북돋아 주는 보약으로서의 효능도 높다. 남녀노소 어떤 사람이 먹든지 부작용이 없고 또 으래 먹을수록 좋다. 이상적인 식품인 동시에 약이라 할 수 있다. 게다가 뿌리, 꼬투리, 줄기 등을 다같이 약으로 쓰므로 버릴 것이 하나도 없다.

이처럼 작두콩은 단방으로도 여러 난치병에 기이한 효력을 발휘하지만 생강, 어성초, 겨우살이, 삼백초, 백출, 오갈피, 당귀, 짚신나물 등과 함께 쓰면 효력이 더욱 높다. 짚신나물과 같이 쓰면 갖가지 암, 장염, 폐질환으로 인한 출혈, 위궤양으로 인한 출혈 등에 효과가 높고 삼백초와 같이 쓰면 뱃속에 있는 덩어리, 암, 신장질환, 간장질환, 정력감퇴 등에 아주 좋다. 어성초와 같이 쓰면 축농증, 치질, 중이염, 치조농루 등에 효과가 빠르고 백출과 같이 쓰면 위염, 위궤양, 소화불량 등에 특효가 있으며 겨우살이와 같이 쓰면 갖가지 암, 동맥경화, 고혈압, 심장질환 등에 효과가 더욱 빠르다.

🍃 작두콩을 약으로 이용하는 방법

- 딸꾹질에는 작두콩을 가루 내어 하루 8~12그램씩 따뜻한 물로 먹는다.
- 백일기침에는 작두콩 열 개를 감초 3~4그램과 함께 물 1리터에 넣고 700밀리리터쯤 되게 약한 불로 달여서 그 물을 하루 세 번 나누어 마신다.
- 콩팥 기능이 허약해서 생긴 요통에는 작두콩 몇 개를 돼지 콩팥 속에 넣고 작두콩 잎으로 싸서 푹 쪄서 먹는다.
- 축농증이나 비염에는 묵은 작두콩을 은은한 불에 볶아서 가루 내어 술과 함께 하루 10그램씩 먹는다.
- 어린이의 산기(고환이 커지는 병)나 방광염에는 작두콩을 가루 내어 한 번에 5그램씩 물에 타서 먹는다.

🍃 작두콩을 식품으로 이용하는 방법

- 작두콩차 : 작두콩을 약간 거뭇거뭇한 정도로 볶아 가루로 만들어

두고 뜨거운 물에 3~5그램씩 타서 마신다. 흑설탕이나 꿀을 넣어 마셔도 좋다. 아니면 작두콩 깍지나 작두콩을 볶아 그냥 달여 마셔도 된다.

- 작두콩 장국 : 된장국이나 청국장국 같은 국이나 찌개에 작두콩 가루를 10그램쯤 섞어서 먹는다. 맛도 좋고 병도 고칠 수 있다.
- 작두콩 된장·간장 : 작두콩을 메주로 쑤거나 청국장처럼 띄워 간장을 담근다. 죽염과 유황을 먹여 키운 오리, 마늘 등을 같이 넣고 담근 간장은 온갖 질병을 고치는 식품인 동시에 약이 된다. 작두콩에는 소화효소가 많이 들어 있어 소화가 잘 된다.
- 작두콩술 : 작두콩을 꺼멓게 볶아서 도수가 높은 소주에 넣고 뚜껑을 잘 봉한 뒤 하루쯤 두었다가 걸러서 보관해두고 수시로 마신다. 작두콩 분량의 3~4배쯤 술을 부으면 된다. 작두콩 깍지도 똑같은 방법으로 술로 담그면 진한 황갈색 빛깔에 향기도 진한 술이 된다.
- 작두콩고물 : 작두콩을 볶아 가루 내어 인절미나 떡에 묻혀 먹는다. 맛도 괜찮고 병을 고치는 데 도움이 된다.

토종약초로 코 알레르기와 콧병 고치기

축농증, 비후성 비염, 코막힘, 코피가 나는 것, 코 안에 군살이 생긴 것, 코 안에 물혹이 생긴 것 등이 모두 콧병이다. 냄새를 잘 맡지 못하고 지능이나 기억력이 떨어지고 머리가 아프며 답답한 것이 주요 증상이다.

🍃 황련

모든 콧병에는 황련 3그램을 물 한 잔(200밀리리터)에 넣고 유리그릇이나 오지그릇에 넣고 끓인다. 물이 반으로 줄어들면 죽염을 3그램쯤 넣는다. 물의 양이 5~10밀리리터쯤 되면 식혀서 가라앉힌 다음 윗물을 안약병 같은 작은 병에 넣어 두고 쓴다. 잠자기 전에 누워서 콧속에 한두 방울씩 넣는다.

숨을 쉬다가 약이 목구멍으로 넘어가면 맛이 매우 쓴데 뱉어 내지 말고 그대로 삼키는 것이 좋다. 약을 넣고 나면 대개 따갑고 아프지만 2~3분 지나면 괜찮아진다. 코 안의 염증이 다 나으면 그 뒤에는 약을 넣어도 아프지 않다. 빠르면 2~3일, 늦으면 한두 달쯤 지나면 낫는다. 황련은 우리나라 모든 지방의 산 속 물가에 더러 자란다.

🍃 산목련나무 꽃과 속껍질

산목련은 우리나라의 아무 산에서나 흔하게 자라는 중간키나무다. 초여름에 큼지막하고 좋은 향기가 나는 흰 꽃이 핀다. 꽃이 피기 전의 꽃봉오리 모양이 붓끝을 닮았다고 하여 목필木筆이라고도 한다.

비염에는 이 꽃봉오리로 한쪽 코를 막고 잠을 자거나 산목련나무 껍질을 곱게 가루 내어 콧속에 조금씩 넣는다. 산목련나무 속껍질을 물로 진하게 달여서 그 물을 콧속에 하루 두세 번 코 안에 넣어 주는 한편 30~40그램에 물 1리터를 붓고 절반이 되게 달여서 하루 세 번에 나누어 밥 먹기 전에 마신다.

산목련 꽃 50그램을 짓찧어 알코올에 3일 동안 담가 두었다가 거른다. 이것을 약한 불로 졸여 걸쭉하게 만든 다음 바셀린 100그램을 넣고 고루 섞어서 연고처럼 만든다. 이 연고를 솜에 묻혀서 코 안에 두세 시간 넣어 두었다가 빼낸다. 하루 한 번 또는 하루 걸러 한 번씩 코

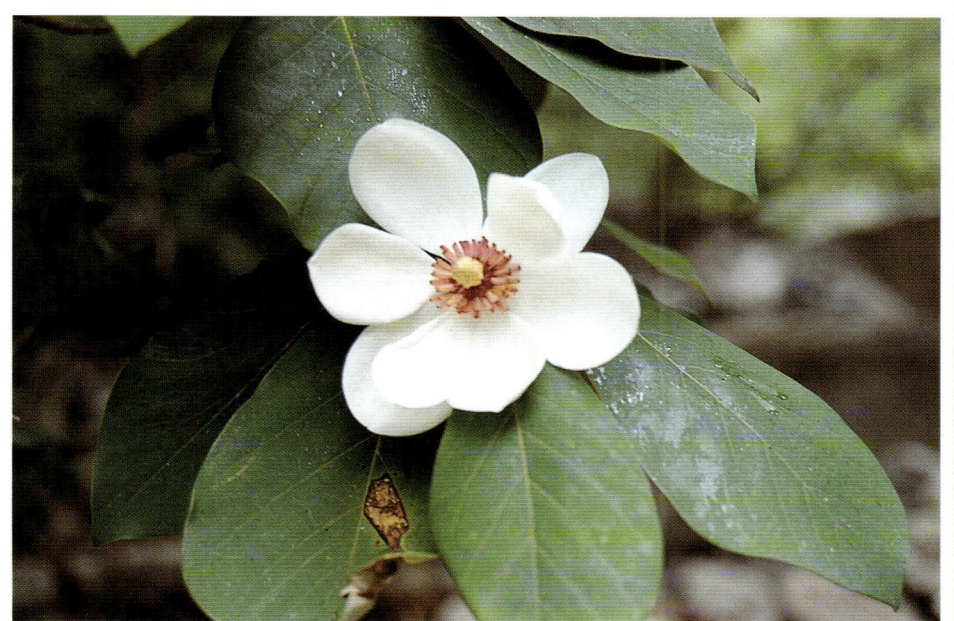

산목련 꽃. 옛날부터 비염이나 축농증 치료약으로 이름이 높다.

에 넣는다. 10~20일 가량 치료하면 낫는다.

🍃 도꼬마리 씨

도꼬마리는 들이나 묵은 밭 같은 데에 흔히 자라는 한해살이풀이다. 비염이나 축농증뿐만 아니라 두통, 모든 종류의 피부병에도 매우 좋은 효과가 있다.

도꼬마리 씨를 부드럽게 가루 내어 95퍼센트 알코올에 12일 동안 담가서 가라앉혔다가 꺼내서 말린 후 꿀로 반죽하여 알약을 만든다. 이 알약을 한 번에 1~2그램씩 하루 세 번 먹는다. 2~4주

가시가 붙어 있는 도꼬마리 열매. 축농증, 비염에 좋다.

일 동안 먹으면 비염이 낫는다.

　인동꽃 · 도꼬마리 씨 각 15그램, 대극 10그램, 감국 · 황금 각 9그램, 백지 · 불로 구운 감초 각 5그램을 하루 양으로 하여 물로 달여서 하루 두세 번에 나누어 먹는다. 10일 복용하고 2~3일 쉬었다가 다시 10일 동안 복용한다. 95퍼센트 이상이 낫거나 효험을 본다.

　황백 · 황금 · 백지 각 60그램, 도꼬마리 씨 · 덜 익은 오이를 따서 말린 것 각 120그램을 모두 가루 내어 한 번에 9~15그램씩 하루 두세 번 따뜻한 물로 먹는다. 10~30일 동안 먹으면 급성비염은 100퍼센트 낫고 만성은 90퍼센트 이상 치유된다.

돌복숭아나무 잎

돌복숭아. 잎은 비염과 축농증에 신기하다고 할 만큼 잘 듣는다.

야생 돌복숭아나무의 어린 가지에 달린 잎을 뜯어서 손으로 주물러 솜뭉치처럼 만든 다음 코 안에 밀어 넣는다. 10~20분 지나면 많은 양의 콧물이 나오는데 그때 뽑아 버린다. 하루 네 번씩 일주일 동안 치료한다. 모든 비염과 축농증에 신기하게 잘 듣는다. 90퍼센트 이상이 치유된다. 야생 돌복숭아나무는 비염 외에 부종, 복수가 찬 데, 임파선 질병, 간경화증 같은 여러 질병에 효과가 매우 좋다. 봄

달개비풀. 말려서 가루 내어 코에 넣으면 비염, 축농증이 낫는다.

이나 여름에 복숭아나무에 상처를 내면 끈적끈적한 진이 많이 나오는데 이 진을 받아서 뜨거운 물에 풀어 마시면 기력이 세어질 뿐만 아니라 살결이 고와지고 몸이 가벼워지며 무병장수한다.

🌿 달개비풀

달개비풀을 말려서 가루로 만들어 하루 0.2~0.3그램씩 코 안에 불어 넣는다. 물을 약간 적신 솜뭉치에 달개비풀 가루를 묻혀서 코 안에 넣어 두었다가 20~30분이 지나서 빼내는 방법도 있다. 달개비풀은 닭의장풀이라고도 하며 산이나 들에 몹시 흔하게 자란다. 여름철에 꽃이 파랗게 피며 이 꽃을 짓찧어 즙을 내면 파란 잉크 빛깔이 된다. 여러 해 전에 이 풀이 당뇨병에 특효약이라고 하여 널리 유행했다. 온갖 열병과 염증질환에 탁월한 효과가 있지만 성질이 몹시 차므로 많이 먹거나 오래 먹어서는 안 된다. 그러나 열병 환자나 소양체질의 당뇨병에는 더할 나위 없는 신약이다.

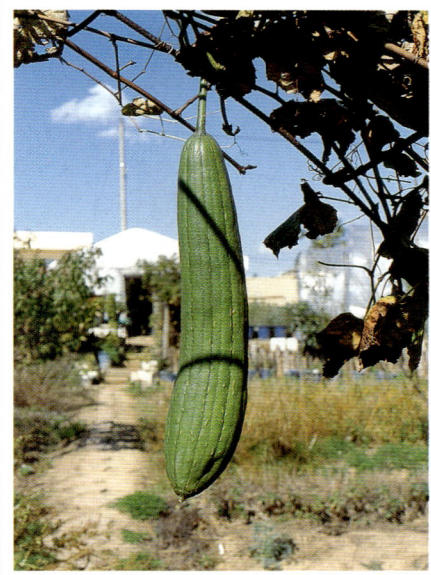

수세미오이. 물로 달여서 먹으면 비염, 축농증에 좋은 효과가 있다.

🌿 수세미오이

수세미오이를 10~15그램씩 물로 달여 하루 한 번 먹는다. 한두 번 먹은 뒤부터 콧물이 많아지기 시작하여 대개 약간 어지럼증을 느끼게 되다가 곧 없어진다. 5~10번 먹는다. 또는 수세미오이를 가루 내어 하루에 0.2~0.3그램씩 먹어도 된다. 일주일쯤 지나면 70퍼센트 이상이 낫는다.

한눈에 보기

작두콩

과 명	콩과
생약명	도두刀豆
속 명	칼콩, 작두콩, 협검두挾劍豆
분포지	경기 이남에서 재배
개화기	8월
꽃 색	연한 붉은색, 또는 흰색
결실기	9~10월
열 매	붉은색, 또는 흰색의 길이 1.5센티미터쯤 되는 신장 모양. 길이 30센티미터, 폭 5센티미터의 작두 모양으로 생긴 깍지에 들어 있다
높 이	3~5미터 자라는 한해살이 덩굴식물
채취시기	가을에 익은 씨앗을 채취
가공법	햇볕에 말려 쓴다
약 효	비염, 축농증, 중이염, 잇몸염증, 치질, 심장병, 부종, 신장이 약해서 생긴 요통, 위암, 식도암, 대장암 등

5 수은 중독과 공해독의 해결사 청미래덩굴

요즘 사람의 몸은 거의 모두가 수은에 오염되어 있다. 또 요즘 발생하는 갖가지 암이나 당뇨병 같은 만성병의 중요한 원인 중의 하나가 수은 중독이라고 할 수 있을 만큼 수은은 사람의 건강에 치명적인 피해를 입히는 물질 중에 하나다.

치과병원에서 쓰는 치과용 수은 아말감은 대부분이 은과 다른 금속을 넣고 수은 50퍼센트를 넣어서 만든 것이다. 치과에서는 이것을 흔히 '은'이라는 어울리지 않는 이름으로 부른다. 세계보건기구에서는 단 한 개의 치아에도 아말감 합금을 씌우면 하루 3~17마이크로그램(mcg)의 수은이 몸 속에 축적될 수 있다고 경고했다. 수은은 음식을 먹을 때마다 천천히 녹아 나와서 몸 안에 축적되어 온갖 질병을 일으킨다. 치과용 합금이 주는 피해가 심각하므로 독일에서는 1992년부터 수은이 들어간 합금의 사용을 금지하는 법률을 제정했고, 스웨덴 정부는 치과질환 치료비의 50퍼센트를 보조해 주면서까지 수은이 들어간 합금을 다른 안전한 물질로 바꾸고 있다.

　수은 중독은 만성피로, 면역기능 저하, 류머티스성 관절염, 신부전증, 폐렴, 간염, 간경화증, 알레르기, 두통, 잇몸질환, 소화불량, 식욕부진, 기억력 저하, 치매, 뇌성마비, 암, 피부병, 말초신경장애, 침을 흘리는 것, 운동신경실조, 청각상실, 중풍, 손발마비 등 온갖 질병의 원인이 되는 것으로 알려져 있다.

　수은 중독의 대표적인 사례는 일본에서 발생한 미나마따병이다. 일본 구마모또 현에 있는 신일본질소주식회사에서는 플라스틱을 만들 때 촉매로 사용하는 수은을 1950년 무렵부터 근처의 바다로 내보냈다. 1950년대 말부터 이 지역에서 이상한 신경장애 증상을 호소하는 사람들이 늘어나기 시작하여 1985년까지 437명이 목숨을 잃었다.

　그 원인은 방류한 수은을 미생물이 분해하여 더욱 독성이 강한 메틸수은 상태가 되어 먹이 사슬의 법칙에 따라 생선과 어패류의 몸에 농축되었고, 이것을 사람들이 먹었기 때문이다. 수은에 중독되면 손발이 마비되어 걸음을 제대로 걸을 수 없거나 손을 움직일 수 없게 되고 결국에는 중추신경계통에 심각한 이상이 생겨서 목숨을 잃는다.

　어느 의사는 온갖 만성질병에 시달리는 사람들한테 치아의 아말감 합금을 빼 버리고 수은이 들어 있지 않은 합금으로 바꾸게 했더니 85퍼센트가 질병이 완전히 나았다고 한다.

　또 어느 한 통계를 보면 암환자의 98퍼센트가 치아에 수은이 든 합금을 입힌 사람이었으며, 수은 합금을 떼 버리자 치료율이 훨씬 높아졌다고 하였다. 수은 중독이 직접적인 암의 원인이라고 주장하는 학자도 적지 않다. 암세포가 수은 원자를 중심으로 모여들어 자라기 시작한다는 것이다.

청미래덩굴. 수은독을 풀어주고 암세포를 죽이며 소변을 잘 나가게 하는 효력이 있다. 잎을 짓찧어 화상에 붙이면 흉터가 남지 않고 낫는다.

이처럼 심각한 수은중독을 푸는 토종약초가 바로 청미래덩굴이다.

야산에 널려 있는 보물 청미래덩굴

청미래덩굴은 우리나라 산야에 흔히 자라는 백합과에 딸린 덩굴성 떨기나무다. 두껍고 번쩍거리는 잎이 인상적이고 가을철에 빨갛게 익는 열매가 아름다우므로 요즘 꽃꽂이 재료로 인기를 얻고 있다. 열매는 약간 단맛이 있어서 아이들이 따서 먹기도 하는데 살이 적고 씨앗이 많아 먹기가 불편하고 맛도 별로 없다.

잎은 넓은 달걀꼴로 두껍고 진한 녹색이며 윤이 반짝반짝 난다. 시골 사람들은 부드러운 잎을 살짝 데쳐서 참기름으로 무쳐서 먹기도 한다. 줄기는 철사처럼 매우 억세며 가시와 덩굴손이 있고 1~3미터쯤 덩굴로 뻗는다. 메마르고 돌이 많은 야산에 무더기를 이루며 자란다. 꽃은 노란색을 띤 녹색으로 늦은 봄철에 조그맣게 핀다. 가을에 굵은 콩알만 하고 둥근 열매가 빨갛게 익는다.

뿌리는 상당히 굵고 크며 목질이어서 딱딱하다. 겉은 갈색이고 속은 담홍색이며 혹처럼 뭉친 덩이뿌리가 연달아 달리며 맛은 쓰고 떫다. 수십 년이나 수백 년쯤 묵은 것도 더러 발견되는데 이런 것은 뿌리 길이가 4~5미터쯤 되고 무게도 10킬로그램이 넘게 나간다. 바위 틈 사이, 땅 속 깊이 뿌리를 내리므로 여간해서는 캐내기가 어렵다. 이 굵고 딱딱한 뿌리를 가을철이나 이른 봄철에 캐어 잔뿌리를 다듬어 버리고 잘게 썰어서 그늘에서 말려 약으로 쓴다.

청미래덩굴은 암나무와 수나무가 서로 다른 포기인 암수딴그루식물이다. 암나무에서만 열매가 달리고 수나무에서는 열매가 달리지 않으며 암나무의 뿌리가 더 통통하게 살이 찐다.

청미래덩굴은 이름이 많다. 경상도에서는 명감나무라고 부르고, 황해도에서는 매발톱가시, 강원도에서는 참열매덩굴, 전라도 지방에서는 명감나무, 종가시덩굴, 요즘 꽃가게에서는 흔히 멍개나무나 망개나무로 부른다. 한자로는 토복령土茯苓, 또는 산귀래山歸來라고 쓴다.

복령은 소나무 뿌리에 기생하는 균이 혹 모양으로 자라 부풀어 오른 것을 가리키는데 청미래덩굴의 뿌리가 소나무의 복령을 닮았으므로 토복령이라 부르는 것이다. 그러나 중국의 여러 의학책에 적혀 있는 토복령이라는 식물과 우리나라에 자라는 청미래덩굴은 서로 완전히 다른 식물이다.

우리나라 어느 지방에나 흔히 자라는 편인데 깊은 산 속보다는 야산에 많으며 특히 전라남북도와 경상남북도의 바닷가 메마른 야산 같은 곳에 많다. 일본에서는 이 나무를 '사루도리 이바라'라고 부른다.

원숭이를 잡는 가시덤불이란 뜻이다. 가시가 억세고 날카로워서 원숭이뿐만 아니라 사람도 이 나무의 가시에 걸려 상처를 입거나 옷이 찢어지는 일이 흔하다.

산귀래라는 한자 이름은 중국 진나라의 시인 도연명의 '귀거래사歸去來辭'를 연상하게 하는 이름이다.

청미래덩굴에는 병에 걸려 다 죽게 된 사람이 깨끗하게 나아 산에서 돌아왔다는 전설이 있다.

옛날 어떤 사람이 부인 몰래 바람을 피우다가 매독에 걸려 죽을 지경에 이르렀다. 아내는 남편이 미워서 하인을 시켜 업어다 산에 버렸다. 남편은 허기가 져서 먹을 것을 찾아 산을 헤매다가 청미래덩굴을 발견하고 그 뿌리를 부지런히 캐서 먹었더니 자기도 모르는 사이에 매독이 다 나아 버렸고 몸도 건강해졌다. 그는 잘못을 뉘우치고 집으로 돌아왔고 다시는 아내 몰래 못된 짓을 하지 않았다고 한다. 그 뒤부터 사람을 산에서 되돌아오게 했다고 해서 이 나무 이름을 '산귀래'라고 부르게 되었다고 한다.

청미래덩굴 뿌리는 상당히 굵고 크다. 옛날 우리나라나 중국에서 흉년이 들었을 때 구황식품으로 흔히 먹었다. 녹말이 많이 들어 있어서 충분히 식량 대신 먹을 수 있다. 신선이 먹다가 남겨 놓은 음식이라 해서 선유량仙遺糧이라고도 하고, 또 넉넉한 요깃거리가 된다 하여 우여량禹餘量이라 부르기도 한다. 우여량이라는 이름은 옛날에 우씨라는 사람이 흉년이 들어 굶어죽을 지경이 되어 산으로 올라가 청미래덩굴 뿌리를 캐어 먹고 살았는데 식량을 하고도 남아서 남은 것을 버렸다고 하여 생긴 이름이다.

뿌리를 캐서 잘게 썰어 2~3일 동안 물에 담가 쓴맛을 뺀 다음 쌀이나 다른 곡식에 섞어서 밥을 지어 먹거나 떡을 만들어 먹는데 그런 대로 먹을 만하다. 청미래덩굴 뿌리에는 떫은 맛이 있어서 오래 먹으면 변비가 생겨 고생하는 수가 있다. 이럴 때에는 쌀뜨물과 같이 끓여서 먹으면 변비가 생기지 않는다.

🍃 수은 중독을 푸는 최고의 명약

청미래덩굴은 수은이나 니켈, 카드뮴 같은 중금속 독을 비롯한 온갖 독을 푸는 작용이 있다. 특히 수은 중독을 푸는 데 최고의 명약이라 할 만하다.

몸 안에 축적되어 있는 수은중독을 풀려면 청미래덩굴 뿌리 15~30그램에 물 한 되를 붓고 물이 반으로 줄어들 때까지 달여서 하루 세 번에 나누어 마시면 된

청미래덩굴의 덜 익은 열매. 청미래덩굴은 온갖 성병에 좋은 효과가 있다.

다. 맛은 담담하면서도 약간 시금털털한 맛이 난다. 청미래덩굴 뿌리를 달인 물을 마시면 소변이 많이 나오는데 이 소변에 섞여 나오는 수은의 양을 측정해 보면 몸 안에 얼마나 많은 수은이 축적되어 있는지를 알 수 있다. 청미래덩굴 뿌리 달인 물을 3~7일쯤 마시면 웬만한 수은 중독은 풀린다.

요즘은 거의 모든 사람이 수은으로 오염되어 있으므로 청미래덩굴의 잎과 뿌리를 늘 조금씩 달여 마시면 수은 중독을 풀고 예방할 수

있다. 청미래덩굴을 달인 차를 열심히 마시는 것만으로도 만성질환자의 상당수가 병이 완치되거나 호전될 수 있을 것이다.

🍃 매독 등의 성병에 특효

청미래덩굴 뿌리를 오래 복용하면 정력이 세어지고 얼굴빛이 고와지며 오래 산다고 한다. 옛날에 나라가 망하여 산으로 도망친 선비들이 청미래덩굴 뿌리를 양식으로 삼는 일이 흔했다.

청미래덩굴 뿌리는 성병 치료에 효과가 뛰어나다. 중국 명나라 때의 본초학자 이시진이 지은 〈본초강목〉에 "요즘 여자를 좋아하는 사람이 많아 매독 같은 성병이 많이 유행하고 있다. 약을 써서 고친 뒤에 자주 재발하곤 하므로 오래 고생을 하게 되는데 이럴 때 청미래덩굴 뿌리를 쓰면 효과가 좋다"고 적혀 있다. 청미래덩굴은 매독뿐만 아니라 임질, 태독, 악창 등에 두루 효과가 있다.

초기 매독이나 임질에는 청미래덩굴만을 달여 먹는 것으로 큰 효험을 볼 수 있다. 매독으로 의심이 갈 정도이거나, 매독 균이 잠복되어 있는 상태이거나, 겉으로 심하게 드러나지 않을 때에는 청미래덩굴 뿌리 30~60그램에 물 한 되를 붓고 물이 반으로 줄어들 때까지 약한 불로 달여서 2개월쯤 복용하면 대개 좋은 효과를 본다. 어린이나 청소년의 선천성 매독에는 청미래덩굴 뿌리 30그램에 인동꽃·생지황·백선 뿌리껍질·감초 각 10그램을 넣고 달여서 하루 세 번에 나누어 마신다. 매독으로 인한 여러 증상이 없어질 뿐만 아니라 혈청검사에서도 매독균이 나타나지 않게 된다.

청미래덩굴 뿌리에는 사포닌이 4퍼센트쯤 들어 있으며 이 사포닌 성분이 몸 안에 있는 물기를 내보내고 독을 풀며 열을 내리고 소변을 잘 나가게 하며 피를 맑게 하는 등의 약리작용을 한다. 이 밖에 청미래덩굴 뿌리에는 알칼로이드, 페놀류, 아미노산, 유기산, 당질, 정유성분 등이 들어 있다. 씨앗에는 조지방이 10퍼센트쯤 들어 있다. 잎은 루틴이 들어 있어서 고혈압 치료에 상당한 효험이 있다.

청미래덩굴 뿌리의 약효에 대해서 북한의 〈동의학사전〉에는 이렇게 적혀 있다. "맛은 담담하고 성질은 평하다. 위경과 간경에 작용한다. 열을 내리고 습한 것을 없애며 독을 푼다. 뼈마디가 아픈 데, 매독, 연주창, 헌 데, 악창, 수은 중독 등에 쓴다. 하루 10~15그램을 달임약, 약술, 가루약, 알약 형태로 먹는다."

청미래덩굴은 항암작용이 상당히 세다. 민간에서 위암, 식도암, 간암,

청미래덩굴 뿌리로 각종 중독 푸는 약간장 만들기

청미래덩굴 뿌리를 넣어 만든 간장은 수은, 납, 카드뮴 같은 갖가지 중금속과 농약 중독, 화학물질 중독, 약물 중독, 공해물질 중독 등을 푸는 훌륭한 해독제이다. 만드는 방법도 어렵지 않다. 토종 콩으로 쑨 메주로 간장을 담글 때 청미래덩굴 뿌리를 같이 넣고 숙성시키면 된다.

청미래덩굴 뿌리는 가을이나 이른 봄에 캐는 것이 좋다. 캐낸 뿌리 중에서 잔뿌리를 떼어내고 물로 깨끗하게 씻어 그늘에서 말린 후 얇고 잘게 썬다. 마치 녹용을 썰어 놓은 것과 생김새가 비슷할 것이다.

간장을 담글 때 메주 10킬로그램에 청미래덩굴 뿌리 2~3킬로그램의 비율로 넣는다. 초여름철이면 청미래덩굴의 잎을 잘게 썰어서 같이 넣는다. 청미래덩굴 뿌리를 많이 넣어도 몸에 나쁘지는 않지만 너무 많이 넣으면 간장 맛이 떨어진다.

소금은 서해안 염전에서 만든 천일염 중에서 입자가 큰 것을 골라서 쓰거나 죽염을 쓰는 것이 좋다. 죽염보다 훨씬 좋은 것은 티베트나 인도네시아 같은 곳에서 생산되는 자수정처럼 보랏빛이 나는 돌소금이다.

이 암염은 장에 있는 나쁜 가스를 없애고 장염, 기관지염, 위염, 골다공증 등 여러 질병에 뛰어난 치료효과가 있다. 그러나 암염은 우리나라에서 구할 수 없고 다른 나라에서도 품질이 좋은 보랏빛 암염은 구하기가 지극히 어렵다.

간장을 담글 때 흔히 쓰는 흰콩보다는 해독력이 뛰어난 쥐눈이콩으로 만든 메주를 쓰는 것이 좋다. 쥐눈이콩은 여느 콩보다 알이 훨씬 잘며 빛깔이 까맣고 윤이 반짝반짝 난다. 쥐눈이콩을 흔히 서목태鼠目太, 또는 약콩이라고 부른다. 쥐눈이콩보다 약효가 더 좋은 것은 여우콩이라고 부르는 야생콩인데 이것

직장암, 자궁암 등의 갖가지 암에 까마중, 부처손, 꾸지뽕나무 등과 함께 달여서 먹고 좋은 효과를 본 보기가 적지 않다.

〈항암본초抗癌本草〉에도 청미래덩굴을 달인 물이 암세포를 억제하는 힘이 있다고 하였고, 중국이나 북한에서는 암 치료에 청미래덩굴 뿌리를 흔히 쓴다. 중국에서는 우리나라의 청미래덩굴과 비슷한 발계라는 식물의 뿌리를 농축하여 알약을 만들어 식도암을 비롯하여 갖가지 암환자를 치료하고 있다. 동물실험 결과 청미래덩굴이 암에 걸린 흰생쥐의 종양을 억제하는 효과는 30~50퍼센트, 생명 연장율은 50퍼센트 이상이었다고 한다. 청미래덩굴을 암환자한테 쓰는 요은 쥐눈이콩보다 더 잘고 더 반짝반짝 윤이 나는 게 특징이다.

청미래덩굴 뿌리를 넣어 만든 된장을 1년 가량 숙성시켜 된장을 빼내고 간장을 걸러 내어 음식의 간을 맞추는 데 쓴다. 물론 오래 발효시킨 것일수록 약효가 좋다. 5년이 넘은 것은 간장이라기보다는 보물에 더 가깝다. 간장은 오래 묵을수록 소금에 있는 독성이 없어지고 약성이 강해진다.

청미래덩굴 뿌리로 만든 약간장은 보통 간장보다 맛도 좋고, 식중독이나 농약·화학물질·중금속 같은 온갖 중독을 풀어 주며 온갖 염증을 없앤다. 간, 콩팥, 뼈를 튼튼하게 하고 기억력을 좋게 하며 머리를 맑게 하는 등의 효능이 있다.

이 간장으로 음식의 간을 맞추어 늘 먹으면 혈액이 깨끗해지고 간 기능이 튼튼해지며 몸 안에 있는 온갖 독이 풀린다. 뿐만 아니라 암, 당뇨병, 간질환 같은 갖가지 질병을 예방하거나 치료할 수 있고, 면역 기능이 높아져서 감기 같은 잔병에 잘 걸리지 않는다.

감기나 몸살에 걸렸을 때는 이 간장에 생수를 4~5배 타서 한 잔 마시고 나서 땀을 푹 낸다. 상처나 종기, 화상, 외부의 염증, 갖가지 피부병 등에는 간장을 하루 1~3번 바른다. 비염, 축농증, 중이염에는 콧속이나 귓속에 한 방울씩 넣고, 치주염이나 인후염, 기관지염 등에는 입 안에 3~5분 가량 머금고 있다가 천천히 조금씩 삼킨다.

암, 당뇨병, 간염, 지방간 등에는 너무 짜지 않을 만큼 생수를 4~5배 타서 한 잔씩 수시로 마신다. 특히 간염, 지방간, 간경화증 같은 간질환에 효과가 좋다. 청미래덩굴 뿌리 대신 함초나 느릅나무 열매를 넣을 수도 있다.

빨갛게 익은 청미래덩굴 열매. 청미래덩굴은 항암작용이 뛰어나고 몸 속에 있는 독을 풀어준다.

령은 다음과 같다.

🍃 위암 · 직장암 · 비인암 · 자궁경부암

신선한 청미래덩굴 뿌리 500~600그램에(신선한 것을 구하기 어려우면 말린 것 150그램을 쓴다) 물 4~5리터를 붓고 물이 반으로 줄어들 때까지 약한 불로 세 시간 이상 달인 다음 찌꺼기를 건져 내고, 돼지비계 30~60그램을 넣은 다음 다시 물이 반으로 줄어들 때까지 달여서 하루 3~7번에 나누어 마신다. 돼지비계를 넣는 것은 청미래덩굴 뿌리에 들어 있는 사포닌 성분과 그 밖의 여러 성분을 중화하여 위장에 자극을 주지 않도록 하기 위해서이다. 돼지비계를 넣지 않고 그냥 먹으면 구토가 나거나 메슥메슥한 느낌이 일어날 수 있다. 또 청미래덩굴 뿌리는 맛이 떫으므로 몸 속에 열이 많은 사람이나 방사선 치료를 받은 환자는 복용하지 않는 것이 좋다.

또는 청미래덩굴 뿌리 30그램, 까마중 50그램, 겨우살이 30그램, 꾸지뽕나무 30그램, 부처손 30그램, 느릅나무 뿌리껍질 30그램에 물 3.6리터를 붓고 약한 불로 물이 반으로 줄어들 때까지 달여서 수시로 물 대신 마신다.

🍃 급성백혈병

청미래덩굴 뿌리 60그램, 황기 30그램, 만삼·숙지황·산두근 각 15그램, 당귀·용안육·백작약·아교 각 12그램, 백화사설초 30그램에 물 2되(3.6리터)를 붓고 물이 반으로 줄어들 때까지 은은한 불로 달여서 하루 세 번에 나누어 마신다.

🍃 식도암

신선한 청미래덩굴 500그램에 물 1.5리터를 넣고 물이 500밀리리터쯤 될 때까지 약한 불로 달인 다음 찌꺼기를 건져 낸다. 이 물에 돼지비계 100그램을 넣고 끓여서 하루 세 번에 나누어 마신다.

청미래덩굴을 식품이나 약으로 이용하기

청미래덩굴 뿌리는 갖가지 독을 푸는 작용과 몸 안에 있는 물기를 몰아내는 작용이 매우 세다. 관절염, 화상, 소변이 잘 안 나올 때, 종기, 암, 간염, 간경화증, 방광염, 근육마비, 치질, 여성의 생리불순, 임질, 매독, 수은 중독 등을 치료한다.

감기나 몸살, 신경통 등에는 뿌리를 잘게 썰어 말린 것 15~30그램을 약한 불로 달여서 밥 먹기 전에 마시고 땀을 흠뻑 내면 대개 거뜬하게 낫는다. 이 밖에 땀을 잘 나게 하고 소변을 잘 보게 하며 혈액을 깨끗하게 하고 백 가지 독을 푸는 등의 다양한 약성을 지니고 있다.

청미래덩굴의 어린 잎을 그늘에서 말려 두었다가 차를 끓여 복용하면 몸 안에 있는 온갖 독이 없어질 뿐만 아니라 수은 중독을 비롯한 갖가지 중금속 중독을 예방하고 치료한다. 커피나 녹차 같은 것보다 맛도 좋고 건강에도 매우 유익하다. 일본에는 청미래덩굴 잎으로 떡을 싸서 먹는 풍속이 있다.

매독이나 종기, 악창, 만성피부염, 수은 중독으로 인한 피부염, 풍습성관절염, 신장염, 방광염, 소화가 잘 되지 않고 설사가 날 때, 간염, 간경화증, 지방간 등에는 하루 10~30그램을 물로 달여 먹는다. 특히 소음체질의 간질환 환자한테 좋은 효과가 있다.

다른 방법으로는 잘게 썰어 말린 청미래덩굴 뿌리 15~30그램에 물을 한 되쯤 붓고 그 물이 반으로 줄어들 때까지 약한 불로 달여서 그 물을 하루 세 번 밥 먹기 30분 전에 마시고 뜨거운 방에 홑이불을 덮고 누워서 땀을 흠뻑 낸다. 그렇게 하면 몸 안에 있는 온갖 독이 땀구멍을 통해 몸 밖으로 빠져나와 병이 차츰 낫게 된다.

청미래덩굴의 열매도 약으로 쓴다. 까맣게 태워서 참기름에 개어 어린아이의 태독이나 종기, 피부병 등에 바르면 신기할 만큼 잘 낫는다. 또 잎을 그늘에서 말려 두었다가 둥글게 담배처럼 말아서 불을 붙여 담배 피우듯 피우면 폐와 위, 간이 튼튼해진다.

🍃 청미래덩굴 잎으로 담배를 끊는 방법

청미래덩굴 잎을 담배를 끊는 약으로 쓸 수도 있다. 청미래덩굴의 넓은 잎을 담배처럼 말아서 불을 붙여 피우면 니코틴 독이 풀리고 금단 증상도 나타나지 않는다. 대개 한두 달쯤 청미래덩굴의 잎을 담배처럼 피우면 담배를 완전히 끊을 수 있다. 줄기로 젓가락을 만들어 쓰면 만병을 예방한다고 하여 간혹 산골 동네 같은 곳에서 만들어 쓰기도 한다.

청미래덩굴 뿌리는 간염이나 간경화증, 지방간 등의 간질환에도 특효약이라고 할 만하다. 온갖 간질환에는 청미래덩굴 뿌리 30그램, 백화사설초 30그램, 호깨나무 30그램을 물 한 되(1.8리터)에 넣고 약한 불로 오래 달여서 하루 세 번에 나누어 복용하면 좋은 효과를 볼 수 있다.

청미래덩굴은 주위에서 흔히 볼 수 있는 식물이지만 진정한 가치를 아직 모르고 있는 보물과 같은 나무이다. 요즘에 생기는 거의 모든 질병이 중금속 중독이나 수은 중독과 깊은 연관이 있는 만큼 수은 중독을 풀어 주는 청미래덩굴이야말로 공해로 병든 이 세상을 구할 수 있는 신령한 약초인지도 모른다.

청미래덩굴

한눈에 보기

과 명	백합과
생약명	발계, 토복령土茯苓, 산귀래山歸來
속 명	망개나무, 명감나무, 멍개나무, 우여량禹餘量, 선유량仙遺糧
분포지	척박한 야산
개화기	5월
꽃 색	황록색
결실기	9~10월
열 매	지름 1센티미터 정도의 빨간 구슬 모양
높 이	길이 3~4미터의 덩굴식물
채취시기	뿌리를 가을이나 겨울, 이른 봄에 채취, 잎은 여름에 채취
가공법	잔뿌리를 다듬어 버리고 잘게 썰어서 말려서 쓴다
약 효	임질, 매독, 수은중독, 위암, 폐암, 직장암, 벅혈병, 간경화, 간염, 부종, 식도암, 종기, 악창, 비인암

3장

여성의 건강과 아름다움을 위한 약초

모든 산후병의 명약 생강나무

산후통은 여성이 아이를 낳은 뒤에 나타나는 병으로 흔히 산후풍이라고도 한다. 여성이 아이를 낳고 나서 찬바람이나 찬기운을 맞았을 때 팔, 다리, 허리, 어깨, 신경선, 뼈마디가 쑤시고 저리고 시리고 아픈 증상이 산후통이다. 이것은 산후에 몸조리를 잘 못해서 생기는 병으로 서양 여성한테는 거의 없고 동양 여성한테 많이 나타난다. 서양 여성은 자궁이 매우 튼튼하여 아이를 쉽게 낳고 산후 조리를 거의 하지 않는다. 우리나라처럼 아이를 낳고 나서 미역국을 먹는 일도 없다. 이는 동양 여성과는 체질이 다르기 때문이다. 따라서 서양의학에는 산후통이나 산후풍이라는 병이 없다.

일반적으로 산후통은 날씨가 흐리거나 비가 올 때, 곧 공중 습도가 높을 때 잘 나타나는 까닭에 날궂이병, 일기예보병이라고도 한다. 날씨가 맑을 때에는 아무렇지도 않다가 날이 궂을 때 온몸의 뼈마디가

생강나무. 잎과 줄기에서 생강 냄새가 난다. 모든 산후병에 최고의 명약이다. 잎과 잔가지를 달여 먹으면 몸이 따뜻해지고 뼈가 튼튼해진다.

견딜 수 없이 쑤시거나 저리고 시리고 찬바람이 나는 것 같거나, 살이 찬물이나 바람에 닿으면 마비되거나 저리는 등의 증상이 생긴다. 신경통이나 관절염, 디스크와 비슷한 증상을 보이기도 한다.

산후통의 원인은 어혈과 찬 기운 두 가지도 요약할 수 있다. 출산 뒤에 땀을 푹 내어 출산 때 생긴 죽은 피나 독소를 밖으로 내보내지 않으면 피와 독소가 그대로 몸 안에 남아 신경선이나 관절에 모여서 염증을 일으킨다. 또 출산으로 인해 몸 전체가 완전히 이완되었을 때 갑자기 찬바람을 쐬거나 찬 기운을 맞으면 한기가 몸 안으로 들어와 몸 전체가 허약해지고 병에 대한 면역력도 떨어진다. 몸이 물에 적신 솜처럼 무겁고 축 늘어지며 찬 기운에 닿기만 해도 몸이 시리고 저리고 쑤시는 등의 여러 증상이 나타나게 되는 것이다.

날이 궂으면 더 심해지는 산후통

여성의 몸은 아이를 낳을 때 자궁과 질, 골반만 열리는 것이 아니라 온몸의 근육과 뼈마디가 완전히 늘어져 풀렸다가 천천히 본래대로 되돌아간다. 그 기간을 동양의학에서는 대략 49일쯤 걸린다고 하여 몸조리를 하게 한다.

이 기간 동안 몸을 따뜻하게 하여 몸의 모든 땀구멍을 열어 땀을 푹 내면 어혈과 독기가 땀구멍을 통해 몸 밖으로 빠져나가지만, 땀을 충분히 내지 못하면 어혈이 몸 안에 남아 각종 합병증을 일으킨다. 이것뿐만이 아니다. 모공호흡으로 산소를 충분히 얻지 못하면 폐나 장호흡을 통하여 얻은 산소를 실핏줄로 보내어 혈액순환을 돕는데, 이렇게 되면 심장과 폐의 부담이 커져서 폐가 무리하게 되고 아울러 심장기능에도 탈이 나게 된다.

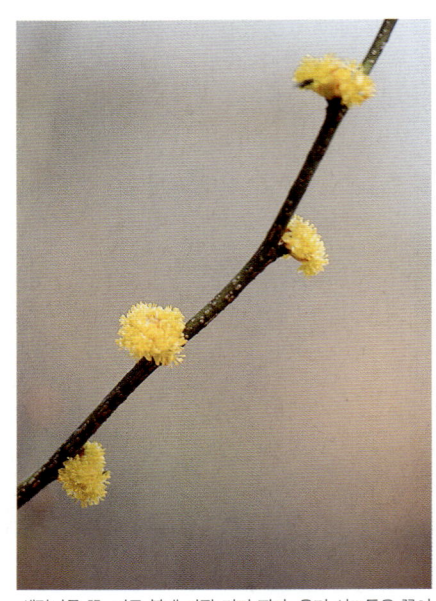

생강나무 꽃. 이른 봄에 가장 먼저 핀다. 우리 선조들은 꽃이 피고 난 뒤에 돋아나는 새순을 따서 차로 우려내어 마셨다.

산후병으로 몸은 견딜 수 없이 아픈데 병원에 가서 검사를 받아보면 아무 이상도 없고 신경성이라고만 하기 일쑤이다. 산후통으로 수십 년을 고생하면서 좋다는 약은 다 먹어 보고 이름난 병원을 다 다녀 보았지만 조금도 차도가 없고 재산만 축낸 사람이 적지 않다.

산후통은 몸을 풀고 나서 바로 나타나기도 하지만 몇 년 혹은 수십 년이 지나서 나타나는 수도 있다. 공기 중의 습도가 높아져 산소 밀도는 낮아지고 대기의 압력이 커져서 모공호흡이 더 어렵게 되면 나이 많은 아주머니들이 흔히 말하는 대로 '내가 너 낳고 나서부터 날만 흐리면 온몸의 뼈마디가 안 아픈 데가 없다'는 병이 생기는 것이다.

산후통 예방하기

산후통은 산후 조리를 제대로 못해서 생긴 병이므로 산후 조리를 제대로 하면 미리 막을 수 있다. 여성의 병은 많은 부분이 임신이나 출산과 관계가 깊다. 아무리 튼튼하던 여성도 산후 조리를 제대로 못하면 온갖 질병에 걸리기 쉽고, 몹시 병약한 여성도 산후 조리를 잘 하면 다른 여러 병이 나을 뿐만 아니라 체질이 튼튼하게 바뀐다. 그래서 옛말에 산후 조리를 제대로 못해서 생긴 병은 다시 몸을 풀 때 조리를 잘 해서 고치는 것이 제일이라고 하였다. 우리 선조들의 지혜가 담긴 산후 조리법은 다음과 같다.

🌿 산후 조리 기간은 49일

동양 전통의학에서는 이완되었던 뼈와 근육이 천천히 제자리로 돌아가는 기간을 49일로 본다. 대개 7일을 생리 순환 주기로 하여 21일 만에 팔다리가 제자리로 돌아오고, 49일이 되어야 온몸의 뼈와 근육이 제자리에 돌아온다고 본다. 또 63일 동안 찬바람을 쏘여서는 안 되며 100일이 지난 뒤에야 비로소 찬바람을 쏘여도 좋다고 했다.

🌿 땀내기

몸을 푼 뒤에 땀을 푹 내지 않으면 어혈이 몸 안에 남아 있어 온갖 질병에 걸리기 쉽다. 늘 방을 뜨겁게 한 다음에 너무 두껍지 않은 이불을 덮고 누워서 땀을 많이 흘리도록 한다.

🌿 바람 막기

몸을 푼 뒤에 갑자기 바람을 쏘이면 땀구멍이 수축되어 막혀서 어혈과 독소를 몸 밖으로 내보낼 수가 없다. 방 안 구석구석의 구멍을 막아 바람이 들어오지 않게 하고 어쩌다가 산모가 밖으로 나갈 때에는 온몸을 따뜻하게 감싼다. 또 몸을 씻을 때에도 더운 물에 수건을 적셔서 닦아 내기만 하고 물에 몸을 담그고 목욕을 해서는 안 된다.

🌿 미역국 먹기

우리나라에서는 옛날부터 산모한테 미역국을 먹이는 풍습이 있다. 미역은 핏속의 콜레스테롤을 없애 피를 맑게 하고 혈압을 낮추는 작용이 있다. 미역국은 피를 맑게 걸러서 산후에 생길 수 있는 여러 가지 질병을 예방한다.

은은한 생강내음이 나는 나무

잎을 따거나 가지를 꺾어 코에 대면 생강과 비슷한 내음이 나는 나무가 있다. 생강처럼 톡 쏘지 않고 은은하면서도 산뜻한 냄새가 나는 이 나무를 생강나무라고 부른다. 생강나무는 이른 봄철 꽃이 제일 먼저 피는 나무 가운데 하나다. 산수유 꽃을 닮은 진한 노란색 꽃이 산수유나 개나리, 진달래보다 먼저 피어 봄을 알린다.

생강나무는 녹나무과에 딸린 잎지는 떨기나무다. 생강나무라는 이름 말고 개동백, 황매목黃梅木, 단향매檀香梅, 새앙나무, 아기나무 등의 여러 이름이 있다.

예부터 생강나무를 도가道家나 선가仙家에서 귀하게 썼다. 신당神堂이나 사당에 차를 올릴 때 이 나무의 잔가지를 달인 물을 바치면 신령님이 매우 기뻐한다고 하였다. 산 속에서 정신 수련이나 무술 수련을 하던 사람들이 생강나무를 즐겨 썼는데 생강나무를 달여서 오래 마시면 뼈가 무쇠처럼 튼튼해져서 높은 절벽에서 발을 헛디뎌 떨어지거나

생강나무 잎. 쌈을 싸서 먹거나 살짝 덖어서 차로 달여서 먹으면 맛과 향도 일품이고 몸이 따뜻해지고 간과 콩팥 기능이 튼튼해진다.

뛰어내려도 여간해서는 뼈를 다치지 않는다고 하였다.

생강나무는 비슷한 종류가 몇 가지 있다. 잎 뒷면에 털이 있는 털생강나무, 잎의 끝이 세 개로 갈라지지 않고 둥글게 붙어 있는 둥근생강나무, 잎이 다섯 개로 갈라진 고로쇠생강나무 등이 그것이다. 고로쇠생강나무는 전라북도 내장산에만 자라는 우리나라 특산식물이다. 계피나 생강, 고추 같은 향신료가 들어오기 이전에 이 나무껍질과 잎을 말려 가루 내어 양념이나 향료로 쓰기도 했으니 여러모로 가난한 민중과 가까웠던 나무다.

생강나무의 씨앗으로는 기름을 짠다. 이 기름은 동백기름이라고 해서 옛날 사대부집 귀부인들이나 높은 벼슬아치를 상대하는 이름난 기생들이 사용하는 최고급 머릿기름으로 인기가 높았다.

생강나무는 특히 여성이 아이를 낳고 몸조리를 잘 못해서 생긴 산후통이나 산후풍에 특효약이다. 생강나무 줄기나 잔가지를 아무때나 채취하여 잘게 썰어서 바람이 잘 통하는 그늘에서 말려 약으로 쓴다. 생강나무 줄기나 잔가지를 썰어 말린 것 50~70그램에 물 한 되를 붓고 물이 반으로 줄어들 때까지 달여서 하루 서너 번에 나누어 밥 먹고 나서 마신다.

저녁에 잠자기 전에 마시고 나서 방을 뜨겁게 하여 이불을 뒤집어 쓰고 땀을 푹 내면 효과가 더욱 빠르다. 몸이 쇠약하고 잠이 잘 오지 않을 때나 어지럽고 소화가 잘 안 되며 정신이 불안한 증상이 있을 때는, 생강나무 달인 물과 함께 메추리알을 한 번에 다섯 개씩 하루 세 번 날것으로 먹는다. 메추리알은 영양 성분이 많고 보양작용이 탁월하여 쇠약해진 몸이 빨리 회복되도록 도와 준다.

생강나무 달인 물을 일주일쯤 마시면 몸에 찬바람이 솔솔 들어오는 듯한 느낌, 찬물에 손을 넣지 못하는 증상, 두통, 식은땀이 나는 증상이 90퍼센트 이상 없어진다. 산후통으로 인한 여러 증상들은 대개 보름쯤이면 없어지지만, 쇠약한 몸이 회복되기까지는 3~4개월이 걸린다. 생강나무를 달인 물은 약간 매우면서도 신맛이 난다. 성질은 따뜻하고 간과 신장과 뼈를 튼튼하게 하는 효능이 있다. 많이 먹어도 부작용이 없다. 산을 오르내리다가 다리를 삐었거나 뼈를 다쳤을 때, 넘어져서 상처를 입었을 때도 구급약으로 쓸 수 있다.

생강나무를 식품과 약으로 이용하기

🍃 생강나무 잎으로 쌈 싸먹기

생강나무 잎은 특이한 향기와 자극적인 맛이 있어서 옛사람들은 잎을 가루 내어 고춧가루나 초피가루처럼 향신료로도 썼다. 부드러운 잎을 따서 찹쌀풀을 묻혀 튀각을 만들어 먹거나 나물로 무쳐 먹어도 맛이 있다. 들깨잎만큼 넓게 자란 잎으로 쌈을 싸서 먹어도 나름대로 독특한 풍미가 있다.

🍃 타박상 · 어혈 · 멍들고 삔 데

산 속에서 발을 잘못 디뎌 허리나 발목을 삐었을 때, 또는 뼈가 부러졌을 때 생강나무의 잔가지나 뿌리를 잘게 썰어 진하게 달여 마시고 땀을 푹 내면 얼마 지나지 않아 부은 것이 내리고 통증이 사라지며 어혈이 풀린다.

🍃 통증 · 어혈

생강나무의 잔가지나 껍질, 잎, 뿌리껍질을 날로 짓찧어 멍이 들었거나 상처가 난 부위에 두껍게 붙이고, 이와 함께 잔가지 50~70그램을

죽은 피를 없애고 몸을 따뜻하게 하는 생강나무차

우리 선조들은 생강나무의 어린 잎이 참새 혓바닥만큼 자랐을 때 따서 살짝 덖어서 차로 달여 마시기도 했다. 이것을 작설차라고 불렀는데 차나무가 귀했던 북쪽지방 사람들이 즐겨 마셨다. 본디 우리 조상들이 차나무가 들어오기 전에 차 대신 달여 마시던 것이 바로 이 생강나무의 잎이었다.

요즘 사람들이 즐겨 마시는 녹차는 성질이 차갑고 몸 속의 기름기를 녹여 나오게 하며, 카페인이나 탄닌이 많이 들어 있다. 녹차는 기름진 음식을 많이 먹지 않으며 대체로 몸이 찬 편인 우리나라 사람들한테는 적합하지 않다. 생강나무차는 바로 이 녹차를 대신할 수 있는 가장 좋은 차다. 생강나무 잎이 우러난 차는 은은한 향과 맛도 일품이고, 죽은 피를 없애고 몸을 따뜻하게 하며, 뼈와 근육을 튼튼하게 하고, 몸 속에 쌓인 갖가지 독을 풀어 주는 등의 효과가 있으므로 모든 사람이 즐겨 마실 만하다.

물 한 되에 넣고 물이 반으로 줄어들 때까지 달여서 마신 다음 이불을 뒤집어쓰고 누워 땀을 푹 낸다. 한두 번 이렇게 하고 나면 욱신욱신 쑤시고 아픈 통증이 없어지고 어혈이 풀리며 상처도 빨리 낫는다.

🌿 두통 · 기침 · 복통 · 근육통 · 관절통

생강나무의 잔가지를 차로 달여서 늘 마시면 두통, 기침, 복통, 근육통, 간염, 관절통 같은 여러 가지 질병들이 낫거나 효험을 본다. 민간에서는 이 나무의 잎과 잔가지를 기침을 멎게 하거나 열을 내리기 위해서 달여 먹기도 한다.

🌿 근육과 힘줄, 뼈가 튼튼해지는 생강나무 술

가을에 까맣게 익은 생강나무 씨앗을 술에 담가 두었다가 마시면 근육과 힘줄, 뼈가 튼튼해지고 어혈이 풀리며 머리가 맑아진다. 생강나무 씨앗을 항아리에 넣고 35도 이상 되는 발효 증류주를 생강나무 씨 분량의 3~4배쯤 붓고 마개를 꼭 막아 밀봉한 다음, 어둡고 서늘한 곳에 6개월쯤 발효 숙성시켰다가 하루 세 번 가량 소주잔으로 한 잔씩 마신다.

🌿 황달 · 지방간 · 만성간염

머루덩굴 35~40그램, 찔레나무 뿌리 10~20그램, 생강나무 20~30그램을 물 한 되에 넣고 물이 반으로 줄어들 때까지 달여서 하루 세 번 밥 먹고 나서 마신다.

산후통의 또 다른 명약, 잔대

산후통 또는 산후의 여러 질병에는 잔대도 매우 좋다. 잔대 뿌리를 4~5킬로그램 구해 놓고 30~40그램을 물 한 되에 넣고 물이 반으로 줄어들 때까지 달여서 하루에 5~10번에 나누어 마신다. 15~30일 가량 마시면 여러 산후증이 잘 낫는다. 산후풍으로 온몸의 뼈마디가 쑤시고 아플 때 잔대 뿌리 말린 것 세 근과 가물치 큰 것 한 마리를 한데 넣고 푹 고아서 그 물만 마시면 아주 좋다. 늙은 호박의 속을 파내버리고 그 안에 잔대를 가득 채워 넣고 푹 고아서 물만 짜내어 마시는 방법도 있다.

잔대는 초롱꽃과에 딸린 여러해살이풀로 딱주라고도 부르며 양지바른 야산에 흔히 자란다. 예부터 인삼, 현삼, 단삼, 고삼과 함께 다섯 가지 삼의 하나로 꼽아 왔으며 민간 보약으로 널리 썼다.

잔대는 풀 가운데서 가장 오래 사는 식물의 하나다. 산삼과 마찬가

잔대는 근육과 힘줄을 튼튼하게 하고 산후풍에도 좋은 효험이 있다(왼쪽). 잔대 뿌리는 반찬으로 만들어 늘 먹으면 기운이 난다(오른쪽).

지로 간혹 수백 년 묵은 것도 발견된다. 잔대는 산삼처럼 해마다 뇌두가 생기므로 뇌두의 수를 세어 보면 대략의 나이를 추정할 수 있다. 그러나 주변 여건이 생장에 맞지 않으면 싹을 내지 않고 땅 속에서 잠을 자기도 하는 까닭에 정확한 나이를 알 수는 없다. 글쓴이는 뇌두가 150개가 넘는 엄청나게 큰 잔대를 발견한 적도 있다.

잔대는 온갖 독을 풀어 주고 근육과 힘줄을 튼튼하게 하며 폐를 튼튼하게 하여 가래를 삭이고 위장을 튼튼하게 하는 작용이 있다. 우리나라에 40여 종의 잔대가 있으며 더덕처럼 장아찌를 만들거나 생것을 고추장으로 무쳐서 늘 먹으면 살결이 고와지고 기운이 나며 무병장수한다.

생강나무

한눈에 보기

과 명	녹나무과
생약명	황매목黃梅木
속 명	새앙나무, 아기나무, 단향매檀香梅
분포지	우리나라 각지의 산기슭 양지바른 곳
개화기	3~4월
꽃 색	진한 노란색
결실기	9~10월
열 매	지름 5밀리미터쯤의 구슬 모양의 까만 열매
높 이	3~5미터쯤 자라는 잎지는 떨기나무
채취시기	잎은 봄철 새순이나 한여름철 잘 자란 것을 채취하고 잔가지는 가을이나 겨울, 이른 봄철에 채취한다
가공법	잔가지를 잘게 썰어 그늘에서 말려 쓴다
약 효	냉증, 산후풍, 간염, 간경화증, 골다공증, 기침, 마비, 근육통, 두통, 관절염, 신경통 등

지긋지긋한 생리통에는 노박덩굴 열매

성인 여성의 60퍼센트 이상이 생리통으로 고생하고 있으며 갈수록 생리통을 앓는 여성의 숫자가 늘어나고 있다고 한다. 그 가운데 10퍼센트쯤은 통증이 너무 심해 매달 이삼일은 정상적인 생활을 할 수 없을 정도이다.

생리통은 몸이 차갑거나 콩팥의 기능이 약한 여성들한테 잘 생긴다. 생리 때 아랫배나 허리가 심하게 아프거나 구토 등이 나고 온몸이 쑤시듯 아프다. 생리통은 자궁이나 골반에 있는 지각신경, 특히 자궁수축력이 세어지는 것과 지각신경의 감수성이 높아지는 것과 관련이 있다. 이밖에 자궁의 염증, 자궁발육부전, 자궁경관의 협소, 자궁위치 이상 등과 관련이 있다.

생리가 시작되기 3~4일 전에 정신적 육체적으로 여러 증상이 복합적으로 나타나는 것을 월경전 증후군이라고 한다. 성인 여성의 60퍼

노박덩굴 열매. 노박덩굴은 생리통, 고혈압, 관절염, 복통 등에 두루 좋은 효험이 있다.

센트 이상이 월경전 증후군에 시달리고 있는데 그 증상이 매우 많고 복잡하다.

　우울증 증상을 보이기도 하고 신경질적이 되기도 하고 자살 충동을 일으키기도 하며 물건을 훔치기도 한다. 유방이나 아랫배가 아프고 헛배가 부른가 하면 음식을 마구 먹기도 하고 온몸이 몹시 피로하며 신경이 극도로 날카로워진다. 머리가 몹시 아프고 온몸이 퉁퉁 붓기도 하며 관절염이나 루푸스 같은 병이 생기기도 한다. 월경전 증후군에 오랫동안 시달리다 보면 생리가 저절로 없어지기도 하고 주기가 불규칙해지기도 한다.

　생리통에 민간에서 널리 쓰는 것은 익모초, 접시꽃 뿌리, 쑥, 홍화, 민들레, 율무, 당귀 같은 것들이다. 다 나름대로 효과가 있지만 가장 효과가 좋은 것은 노박덩굴의 열매다.

생리통과 냉증 치료에 특효약 노박덩굴

노박덩굴 열매는 여성의 생리통과 냉증 치료에 특효약이라 할 만하다. 10월이나 11월에 잘 익은 노박덩굴 열매를 따서 그늘에서 말려 살짝 볶아 부드럽게 가루 내어 한 번에 0.4~0.5그램씩 하루 세 번 밥 먹기 30분 전에 따뜻한 물에 타서 먹는다. 생리가 끝난 날부터 다음 생리가 시작될 때까지 먹는다.

생리 때 가슴 부위가 아픈 것, 요통, 유방이 커지는 것, 월경이 덩어리져서 나오는 것, 어지럼증 등이 빨리 없어진다. 20~25일 동안 먹으면 거의 대부분이 좋아지거나 낫는다. 특히 몸이 냉하거나 정신적, 정서적인 요인으로 인한 생리통에 효과가 좋다.

생리통을 심하게 앓는 사람은 유방이나 허리 부분의 통증이 견딜 수 없을 만큼 극렬하고, 신경이 몹시 날카로워지며 몹시 우울해지는 등 정신적으로도 여러 가지 이상 증세가 나타난다. 그러나 생리통이 아무리 극심하다 할지라도 산야에 널려 있는 노박덩굴 열매 40~50그램이면 충분히 고칠 수 있다.

생리가 없거나 생리가 끊겼을 때도 노박덩굴 열매를 먹으면 생리가 다시 나온다. 생리가 없을 때에는 노박덩굴 열매 5그램, 당귀 40그램을 물로 달여서 하루 두 번에 나누어 먹는다.

줄기·뿌리·잎 모두가 약인 노박덩굴

노박덩굴을 한자로는 남사등南蛇藤이라고 쓰며, 금홍수金紅樹, 지남사地南蛇, 백룡白龍, 과산룡過山龍 등으로도 부른다. 화살나무과에 딸린 잎지는 덩굴성 떨기나무로 줄기와 뿌리, 열매, 잎을 모두 약으로 쓴다. 덩굴은 길이 5미터쯤 자라고 잎은 뽕나무 잎처럼 넓으며 꽃은 엷은 황록색으로 5월에 핀다. 열매는 9~10월에 동그랗게 익어 벌어지는데 껍질은 노랗고 알맹이는 진한 빨간색이다. 우리나라 전역의 산골짜기와 산기슭, 돌담 같은 곳에서 흔히 자란다.

노박덩굴은 근육과 뼈를 튼튼하게 하고, 손과 발의 마비를 풀며, 통증을 멎게 하고, 염증을 없애고, 소변을 잘 나오게 하며 몸 안에 있는 독을 풀어 준다. 요통, 불면증, 신경쇠약, 가슴이 두근거리고 심장이 뛰는 것, 천식, 독사에 물린 상처, 구토, 복통, 치질, 타박상, 종기, 치통 등을 치료한다. 그러나 주성분인 알칼로이드 성분에 약간 독성이 있으므로 너무 많이 먹으면 설사를 하거나 토하게 된다.

노박덩굴 열매

맛은 맵고 성질은 따뜻하며 독이 없다. 생리통, 류머티스성 관절염, 퇴행성 관절염, 머리가 어지럽고 아플 때, 근육과 뼈의 통증, 팔다리가 마비되는 증상, 허리와 다리의 통증, 양기부족, 이질, 화농성 피부병 등에 좋은 효험이 있다.

노박덩굴 열매에는 기름 성분이 50퍼센트 가량 들어 있는데 이 기름 성분이 마음을 가라앉히고 혈압을 낮추며 혈액순환을 좋게 한다. 이 기름에는 매우 강한 방부작용이 있어서 식품이나 생선 등을 썩지 않게 보존하는 데에도 쓸 수 있다. 음식

노박덩굴 열매가 익어서 벌어졌다. 열매를 가루 내어 한 번에 0.5그램씩 먹으면 모든 생리통에 특효가 있다.

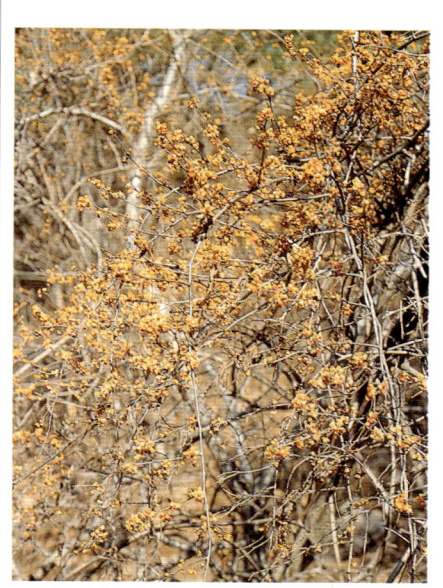

노박덩굴 열매는 한겨울에도 떨어지지 않고 나무에 매달려 있다.

을 냉장고에 넣지 않아도 이 기름을 약간씩 뿌려 두면 잘 상하지 않아서 오래 보존할 수 있다.

🍃 노박덩굴 뿌리

뿌리는 가을에 캐서 물에 깨끗하게 씻어 그늘에 말려 잘게 썰어서 쓴다. 뿌리는 원기둥 모양으로 잔뿌리가 별로 없고 매우 단단하며 질기다. 노박덩굴 뿌리 추출물은 고초균, 황색포도상구균, 대장균을 억제하는 작용이 있으며 암세포를 억제하는 효과도 있다. 열매와 마찬가지로 류머티스성 관절염, 근육과 뼈의 통증, 타박상, 구토와 복통 등에 물로 달여 먹으면 효과가 있다. 마음을 안정시키는 효과도 탁월하여 신경쇠약이나 불면증에도 쓸 수 있고, 원인을 알 수 없는 종기나 다발성 종양에도 쓴다.

🍃 노박덩굴 줄기

뿌리나 줄기 20~40그램을 물 한 되(1.8리터)에 넣고 물이 반으로 줄어들 때까지 달여서 하루 세 번 밥 먹고 나서 먹는다. 아니면 줄기나 뿌리를 잘게 썰어 그물로 된 망태기에 넣어 흐르는 물에 5일 동안 담가 두었다가 건져 내어 햇볕에 말려 가루 낸 후 한 번에 5그램씩 하루 세 번 밥 먹고 나서 먹는다. 꾸준히 오래 복용하면 거의 틀림없이 효과를 본다. 오래 복용하면 고혈압, 저혈압, 동맥경화 등을 예방하거나 치유할 수 있으며 중풍에 걸리지 않는다.

🍃 노박덩굴 잎

노박덩굴은 뱀독을 푸는 데에도 효과가 뛰어나고 아편 중독을 푸는 효과도 있다. 독사한테 물렸을 때에는 노박덩굴 잎을 짓찧어 물린 자리에 붙이면 진물이 빠져나오면서 쉽게 아문다. 식초나 증류주로 개어서 붙이거나 석웅황을 약간 넣고 짓찧어 붙이면 더욱 좋다. 잎을 짓찧어 붙이는 한편 잎을 즙을 내어 증류주에 타서 한 잔씩 마시면 효과가 더욱 빠르다. 아편 중독에는 노박덩굴 잎을 생즙을 내어 조금씩 먹으면 별다른 금단 증상 없이 아편을 끊을 수 있다. 그러나 아편 외에 다른 마약 중독에 효과가 있는지는 알 수 없다.

노박덩굴을 이용한 질병 치료법

🍃 류머티스성 관절통 · 요통 · 근골통

노박덩굴과 능소화를 각각 같은 양으로 35도 이상의 증류주에 담가 10일 이상 어둡고 바람이 잘 통하는 곳에 두었다가 날마다 잠자기 전에 작은 잔으로 한 잔씩 마신다. 능소화를 구하기 어려우면 노박덩굴만을 20~40그램 물로 달여서 하루 세 번에 나누어 먹어도 된다. 또는 노박덩굴 40그램, 돼지족발 한 개에 물과 술을 반씩 넣고 푹 끓여서 하루 세 번에 나누어 먹는다. 돼지족발에 들어 있는 아교질 성분이 관절의 연골을 튼튼하게 한다.

🍃 암치질 · 치루 · 탈항

노박덩굴 20그램, 회화나무 열매 20그램에 물 한 되(1.8리터)를 붓고 반이 되게 달여서 하루 세 번에 나누어 차 대신 먹는다. 노박덩굴과 회화나무는 화장실 옆에 한 그루 심어 놓기만 해도 치질이 예방된다고 할 만큼 치질에 좋은 효험이 있는 나무이다.

🌿 이질·설사

노박덩굴 20그램을 물 한 되에 넣고 물이 반이 되게 달여서 하루 세 번에 나누어 마신다. 노박덩굴은 뱃속을 따뜻하게 하고 막힌 기혈을 뚫어 주며 장에 있는 나쁜 균을 죽이는 작용이 있어서 이질이나 설사에 잘 듣는다.

한눈에 보기

노박덩굴

과 명	노박덩굴과
생약명	지남사地南蛇, 남사등南蛇藤
속 명	금홍수金紅樹, 백롱白龍, 과산룡過山龍
분포지	우리나라 각지의 돌 많은 산기슭이나 계곡
개화기	5~6월
꽃 색	황록색
결실기	9~10월에 열매가 익어서 겨우내 매달려 있다
열 매	지름 8밀리미터의 둥근 열매가 가을이면 노랗게 익으면서 세 조각으로 갈라지고 그 속에 빨간색 씨앗이 들어 있다. 씨앗이 노란색인 것도 있다
높 이	길이 5~10미터 가량 자라는 덩굴성 여러해살이 식물
채취시기	씨앗을 가을에서 겨울 사이에 채취하고 줄기나 잔가지는 가을이나 이른 봄, 겨울에 채취한다. 잎은 봄이나 여름에 채취한다
가공법	잘게 썰어 그늘에서 말린다
약 효	생리통, 냉증, 불임증, 신경통, 관절염, 사지마비, 두통, 요통, 이질, 치루, 탈항, 양기부족, 설사, 갖가지 피부병 등

냉증과 숙변 없애는 냉초와 두릅나무 껍질

　냉증은 체온과는 상관없이 몸이 늘 차서 여러 가지 불편을 느끼는 증상이다. 주로 혈액순환이 좋지 않거나 빈혈이 있을 때, 아이를 낳고 나서 찬바람을 맞았을 때, 찬 곳에 오래 있을 때, 위장기능이 몹시 쇠약하거나 위장병이 있을 때, 대장염이 있을 때 잘 생긴다. 증상은 추위를 타며 배와 허리, 손발이 몹시 찬 것으로 나타난다. 소화가 잘 안 되고 설사가 자주 나며 여러 가지 부인병, 방광염, 신장염, 두통 등이 잘 생긴다. 심하면 불임증이 온다.

　냉증의 원인은 주로 만성적인 긴장이다. 긴장이란 다름 아닌 스트레스다. 정신적으로 자주 긴장하면 내장도 긴장하여 수축된다. 외적 원인으로는 찬 곳에서 오랫동안 생활하거나 찬 곳에서 일을 하거나 누워 자는 것 등이다.

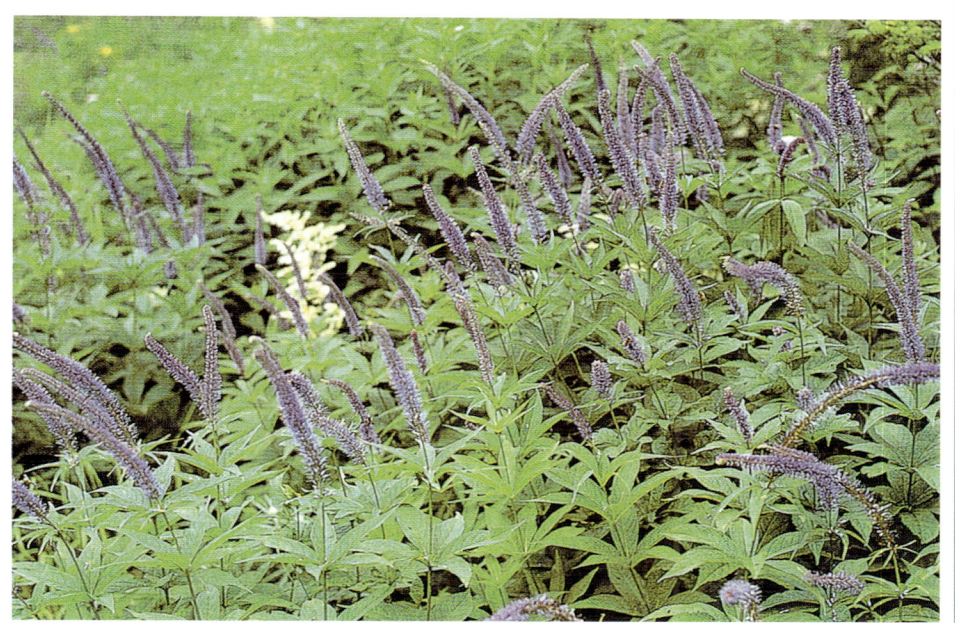

냉초. 냉증에 좋은 효과가 있다고 하여 냉초라고 부른다. 생리를 고르게 하고 혈액순환을 좋게 한다.

냉증은 남자에게도 있다

흔히 냉증이 여성들한테만 있는 병으로 알고 있는데 물론 남자들한테도 있다. 남자한테 냉증이 있으면 전립선염이 함께 있는 경우가 많다. 그리고 고환이나 사타구니 주위가 늘 차고 축축하다.

냉증이 있는 여자들은 대하가 많다. 냉증 환자들은 얼굴이 어두우면서도 창백하며 영양상태가 나쁘다. 냉증이 있으면 위와 장이 허약하여 영양분을 잘 흡수하지 못하기 때문이다.

냉증 환자들은 조금만 주의를 게을리 해도 설사가 난다. 특히 찬 음식, 이를테면 맥주나 아이스크림 같은 것을 먹거나, 맵고 짜며 자극이 있는 음식을 먹으면 숟가락을 놓기가 바쁘게 설사를 한다. 병원에서는 이런 사람들을 대장염 환자로 취급하여 지사제와 항생제를 마구 쓰는 경우가 많은데 이는 매우 잘못된 것이다.

대개 냉증 환자들은 위가 자주 긴장하므로 위액이 제대로 분비되지 않고 위 운동이 제대로 되지 않아 소화가 안 된 음식이 장으로 내려가서 장을 자극하기 때문에 설사를 할 수밖에 없다. 그러므로 지사제와 항생제를 아무리 써도 효과를 보지 못한다. 이런 환자들은 냉 덩어리, 곧 장에 쌓여 있는 점액을 제거해야 설사가 멎는다.
　냉증의 종류에는 다음과 같은 것들이 있다.

🍃 수족냉증

손발이 차가워지는 것은 동맥경화나 자율신경의 부조화로 인하여 혈액과 영양, 산소가 손발 끝에 있는 모세혈관까지 원활하게 순환이 되지 않기 때문에 생긴다. 동양의학에서는 소화기관이 손발 끝 부분을 주관하고 있기 때문에 소화기관이 약하면 손발에 혈액순환이 제대로 되지 않아 손발이 싸늘하게 되는 것으로 본다. 음식을 먹고 갑자기 체했을 때나 차멀미를 하는 사람이 구토가 날 때 손발이 싸늘하게 되는 것도 혈액과 기의 흐름이 막혔기 때문이다. 소화기능이 약한 사람은 몸이 야위고 피하지방이 적어서 추위를 유난히 많이 탄다.

🍃 복부냉증

아랫배가 늘 차가운 사람도 추위를 많이 탄다. 나이가 들면서 정력이 약해지고 다리에 힘이 없으며 허리와 무릎이 시린 증상이 나타난다. 이런 증상이 나타나는 것은 콩팥의 기능이 허약하기 때문이다. 여성들은 아랫배가 차갑고 허리가 아프며 대하가 흐르고 생리가 고르지 않으며 생리통이 심해진다. 또 자궁기능이 허약하고 위장이 약하여 소화가 잘 되지 않는다. 이런 여성들은 임신이 잘 되지 않고 임신이 되더라도 유산하기 쉽다.

아랫배가 차가워지면 방광의 수축기능이 약해져서 소변을 자주 보게 되고 이런 증상이 오래 지속되면 방광염이나 요도염, 만성 신장염, 사구체 신염 같은 갖가지 신장질환과 자궁냉증, 자궁물혹, 자궁근종 같은 온갖 여성질환에 걸리기 쉽다. 장 운동이 제대로 되지 않아서 변비도 아니고 설사도 아니면서 대변의 상태가 고르지 않고 장에 가스가 차는 등 장의 기능이 나빠진다.

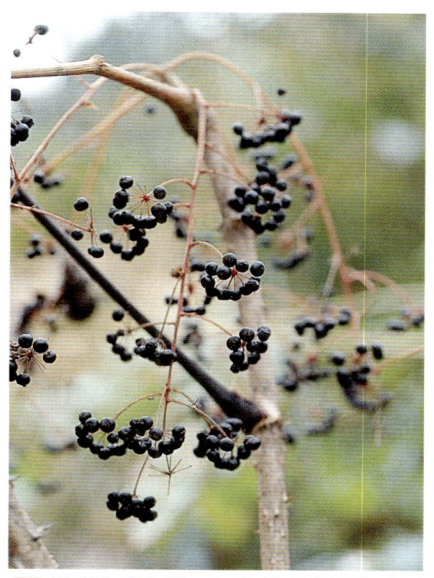

두릅나무 열매. 두릅나무는 암, 당뇨병, 정신분열증, 신경쇠약, 관절염 등에 치료약으로 쓸 수 있다.

🍃 무릎냉증

무릎냉증은 단순히 무릎이나 다리가 시리고 저리는 경우도 있고 무릎을 움직일 때마다 뚜둑뚜둑 하는 소리가 나는 경우도 있으며 무릎이 부어오르면서 시린 경우도 있다. 뜨거운 방바닥에 대고 지져도 그 때만 약간 시원할 뿐이고 뜨거운 수건 같은 것으로 찜질을 하거나 온천 목욕, 한증, 사우나 같은 것을 해도 좋아지지 않는다. 이런 증상을 무릎냉증이라고 한다. 무릎냉증은 콩팥의 기능이 쇠약해지거나 찬 곳이나 습기가 많은 곳에서 오래 생활할 때 생긴다.

토종약초로 냉증 다스리기

본디 냉증이란 말은 민간에서 쓰는 병명이다. 그러므로 냉증을 치료하는 약도 주로 민간약들이다. 냉증에도 허증虛症과 실증實證이 있다. 허증은 배가 쑥 들어가 있고 물렁물렁하며 차갑다. 실증은 배의 여러 부위를 눌러 보면 아픈 곳이 있다. 덩어리 같은 것이 깊은 곳에 가득 차 있는 듯한 느낌이 들고 간혹 변덩어리 같은 것이 만져지기도 한다. 역시 배는 차갑다.

위장이 긴장하여 생긴 냉증은 위의 긴장이 풀리면 완화되지만, 실증 환자들은 긴장이 풀려도 장 속에 무언가 가득 차 있는 듯하여 배를 누르면 여전히 통증이 느껴진다. 허증 환자들은 배를 눌러 보아도 특별히 잡히는 게 없다. 일반적으로 냉증 환자는 기초대사기능이 낮아져 있으므로 허증이나 실증에 상관없이 기초대사율이 낮고 혈압이 낮으며 기운이 없다.

냉증 치료도 허증과 실증을 구별해야 한다. 허증은 신진대사 기능이 떨어져서 생긴 것이고 실증은 끈적끈적한 체액 같은 것이 장부에 가득 차 있어서 기혈순환이 제대로 되지 않아 생긴 것이다.

두릅나무 새순과 뿌리. 인삼이나 오갈피와 비슷한 약효가 있다.

허증은 보補하고 실증은 사瀉하는 것을 원칙으로 치료해야 한다. 보한다는 것은 모자라는 것을 보태 주는 것이고, 사한다는 것은 밖으로 쏟아져 나오게 하는 것을 뜻한다.

🌿 허증에는 인삼·부자·생강

허증에는 인삼 세 뿌리(6년생), 부자(법제한 것으로 밤톨만한 것) 한 개, 말린 생강(콩알만한 것) 한 개에 물을 1리터쯤 붓고 달여서 절반 가량이 되게 한 뒤에 밥 먹는 중간, 곧 오전 10시와 오후 4시에 하루 두 번 먹는다. 이렇게 7일 동안 달여 먹으면 된다. 치료효과가 아주 좋다. 설사가 멎고 몸이 따뜻해진다. 흔히 부자이중탕이라고 하여 인삼과 부자 위주로 된 처방을 쓰기도 하는데 위의 방법보다 못하다. 허증은 대개 혈액형이 B형인 소음인 체질에 많고 간혹 소양인 체질에도 있다.

🌿 실증에는 냉초와 두릅나무 껍질

실증에는 냉초, 두릅나무 껍질, 아까시나무 속껍질 등에 물을 약재 분량의 10배 가량을 넣고 서너 시간 달여서 거른 다음, 그 물을 진하게 졸여 물엿처럼 만든다. 그것을 한 번에 20밀리터씩 하루 한 번 밤 12시에 먹는다. 냉초나 두릅나무 껍질, 아까시나무 속껍질 중에서 하나만을 써도 된다. 그러나 두릅나무 껍질을 먹으면 구토와 설사가 심하게 나므로 수면제나 진정제 같은 것을 미리 먹고 나서 이 약을 먹은 후 곧 잠을 자야 한다.

이와 같은 방법으로 만든 약을 먹고 나서 4~6시간이 지나면 배가 살살 아프다. 이것은 장벽에 가득 달라붙어 있던 끈적끈적한 점액이 떨어져 나가면서 생기는 통증이므로 효과가 있다는 신호이다. 배가 살살 아픈 뒤에 설사를 하게 된다. 서너 번 설사를 하고 난 뒤에 같은 양으로 약을 다시 먹는다. 이렇게 하면 장벽에 가득 달라붙어 있던 많은 양의 점액이 빠져나간다. 처음에는 거품 섞인 변이 나오다가 나중에는 끈적끈적한 점액과 거품이 같이 섞여서 나온다. 이 점액이 숙변인 동시에 냉 덩어리다. 이렇게 해서 민간에서 말하는 냉이 빠져나가는 것이다.

🌿 태음인의 냉증에는 온백원

그러나 이 치료법은 혈액형이 대개 A형인 태음인 체질에는 별로 효과가 없다. 태음인의 냉증에는 더운 성질의 설사약인 온백원이 좋다.

온백원溫白元은 부자(법제한 것), 오수유, 도라지, 시호, 석창포, 개미취, 황련, 말린 생강, 육계, 초피나무 열매, 파두상, 적복령, 주엽나무 열매(볶은 것), 후박, 인삼 각 20그램을 모두 곱게 가루 내어 꿀로 반죽하여 만든 알약이다. 이 약은 옛날부터 뱃속에 덩어리가 있거나, 황달, 부종, 복수가 찬 데, 중풍 등에 썼다.

온백원은 밤 12시쯤 2그램씩 생강 달인 물로 먹는다. 그러면 아침 5~6시쯤부터 배가 아프기 시작하여 설사를 서너 번 한다. 아침을 먹지 말고 계속하여 약을 2그램 가량 더 먹는다. 그러면 낮 12시까지 서너 번 설사를 하다가 약 기운이 다 빠지면 설사가 멎는다. 설사를 할 때 처음에는 거품변이 나오다가 나중에는 점액과 거품이 섞여 나온다. 점액은 먹처럼 까만 것도 있고 푸른빛이 나는 것도 있으며 장의 상태에 따라 각기 다르다. 이것이 냉이 빠져나오는 과정이다.

이렇게 하여 냉이 없어지면 배가 편안해지고 더워지며 손발도 차츰 더워진다. 소화가 잘 되고 기운이 난다. 또 냉증으로 인해 불임이 된 여성은 임신을 하게

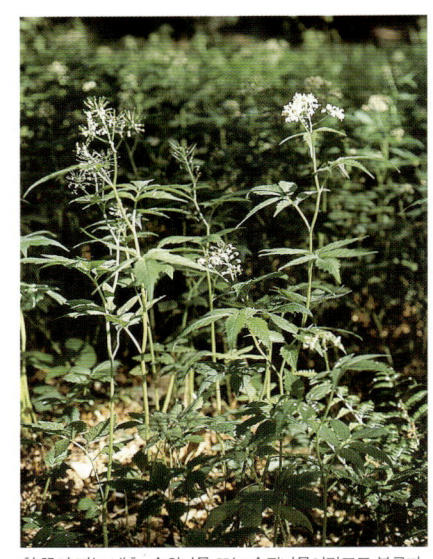
흰 꽃이 피는 냉초. 숨위나물 또는 수뤼나물이라고도 부른다.

된다. 기초대사율도 며칠 사이에 올라가서 밥맛이 좋아지고 소화가 잘 되며 피로가 없어지고 기운이 난다. 냉증을 오래 앓던 사람들은 병이 오래 되었기 때문에 치료를 하는 데에도 시간이 오래 걸릴 것이라고 생각하기 쉽지만 그렇지 않다. 한두 번 약을 먹는 것만으로도 확실하게 효과를 볼 수 있다.

인삼과 같은 약성을 지닌 두릅나무

두릅나무는 오갈피나무과에 딸린 잎지는 떨기나무로 줄기와 가지 전체에 가시가 있다. 봄철에 부드러운 새순을 따서 나물로 흔히 먹는다. 두릅은 약초로서보다는 고급 산나물로 더 유명하다. 키는 3~4미터쯤 자라고 잎은 두 번 깃처럼 갈라진 겹잎이고 쪽잎은 타원형이다. 7~8월에 작은 흰 꽃이 가지 끝에 모여서 피고 8~9월에 보랏빛을 띤 까만 열매가 익는다. 그러나 열매가 드물게 달리는 편이어서 열매를 보기가 쉽지 않다. 산기슭이나 산 속 기름진 땅에서 잘 자란다.

두릅나무는 인삼이나 오갈피나무와 친척이다. 오갈피나무과에 드는 식물은 모두 뛰어난 약성이 있는데 두릅나무 역시 인삼이나 오갈피나무 못지않은 약효를 지니고 있다. 두릅나무 뿌리껍질이나 줄기껍질에 들어 있는 사포닌 성분이 정신적·육체적 피로를 회복시켜 주고 심장을 튼튼하게 하며 염증을 없애고 혈당을 낮추며, 암세포를 억제하고 통증을 멎게 하는 등의 작용을 한다. 관절염, 신경통, 요통, 당뇨병, 갖가지 암, 정신분열증, 허약체질, 저혈압, 신경쇠약, 변비 등을 치료하는 데 쓴다. 두릅나무는 오갈피나무보다 독성은 약하면서도 약효는 더 세고 쓰임새도 더 많으며 자원이 널려 있다. 가을이나 겨울에 뿌리껍질이나 줄기껍질을 채취하여 약으로 쓴다. 봄이나 여름에 채취한 것은 약효가 전혀 없다.

냉증을 고친다고 붙인 이름, 냉초

냉초라는 이름은 냉증을 고친다고 해서 붙인 이름이다. 수뤼나물 또는 숨위나물이라고도 하며 현삼과에 딸린 여러해살이풀이다. 키는 1~1.5미터쯤 자라고 잎은 3~5개씩 돌려나기로 나는데 잎모양은 넓은 피침꼴이다. 여름에 붉은 빛이 섞인 자주색 꽃이 줄기 끝에 피어서 가을에 둥근 열매가 달린다. 우리나라 각지의 산기슭에 더러 자란다.

뿌리에 사포닌, 잎과 줄기에는 쿠마린, 아스코르빈산, 알칼로이드 등이 들어 있다. 민간에서 흔히 쓰고 전통 한의학에서는 거의 쓰지 않는다. 이른 봄이나 가을에 뿌리를 캐서 여성의 냉증이나 대하증, 불임증 치료약으로 쓴다. 특히 여성이 아랫배와 자궁이 허하고 냉하여 생긴 불임증에 효과가 좋다. 류머티스성 관절염이나 요통 등에 통증을 멎게 하는 효과도 있고, 자궁출혈, 위출혈 등에 출혈을 멎게 하는 효과도 있다. 또 열을 내리고 통증을 없애며 염증을 없애고 땀 나는 것을 멈추게 하는 작용이 있다.

냉증에는 냉초 2킬로그램을 잘게 썰어서 물 5~6리터를 붓고 오랫동안 달여서 찌꺼기를 짜 버리고 다시 물엿처럼 될 때까지 달여서 한 번에 10~15그램씩 하루 세 번 밥 먹고 나서 먹는다. 냉초는 생리를 고르게 하고 몸을 따뜻하게 하여 임신을 할 수 있게 한다.

숙변을 제거하면 냉증이 사라진다

냉증을 치료하는 비결은 장벽에 잔뜩 달라붙어 있는 끈적끈적한 점액, 곧 숙변 덩어리를 없애는 데 있다. 단식을 하거나 감식을 하여도 점액이 섞인 변이 빠져나온다. 그러나 이 방법은 시간이 오래 걸리고 여러 날을 굶어야 하는 까닭에 여간 고통스러운 것이 아니다. 고통스러운 방법에 견주어 약초를 이용한 방법은 얼마나 간단하고 좋은 방법인가.

장에서 빠져나온 점액을 현미경으로 관찰해 보면 장 속에 사는 온갖 세균들의 시체와 찌꺼기가 뒤섞여 있는 독소와 오물 덩어리다. 보일러에 물때가 끼면 열효율이 낮아지는 것처럼 장 안에 점액이 많으면 영양 물질을 흡수하는 능력이 낮아질 수밖에 없다. 이 독소가 혈액으로 흡수되면 두통이나 피부병, 동맥경화, 온갖 간질환 같은 만성질병이 생기는 것이다. 따라서 냉증을 치료하는 것은 물때와 같은 점액을 제거하는 것이라고 할 수 있다. 점액을 제거하는 방법은 단식이나 억지로 설사를 하게 하는 것보다는 여기서 설명하는 방법을 쓰는 것이 훨씬 우수하다.

한눈에 보기

두릅나무

과 명	오갈피나무과
생약명	총목悤木
속 명	두릅나무
분포지	우리나라 각지의 산, 기름진 땅, 돌이 많은 곳
개화기	8~9월
꽃 색	흰색
결실기	10월
열 매	지름 3밀리미터 정도의 구슬 모양의 까만 열매
높 이	3~5미터
채취시기	껍질이나 뿌리를 가을이나 겨울에 채취, 새순을 봄에 따서 나물로 먹는다
가공법	잘게 썰어 그늘에서 말린다
약 효	강장, 중추신경흥분, 심장병, 당뇨병, 신경쇠약, 관절염, 정신분열증, 관절염, 냉증, 저혈압, 설사, 변비 등

골다공증·기미·주근깨 없애는 접골목

사람의 건강과 수명은 뼈에 달려 있다. 뼈가 튼튼하고 뼈대가 바르면 병 없이 오래 살고, 뼈가 허약하고 뼈대가 바르지 못하면 병이 많고 일찍 죽는다. 뼈는 일생의 건강을 나타내는 잣대다.

우리 옛말에 뼈대가 바르고 인물이 잘 생긴 사람을 일러 옥골선풍玉骨仙風, 또는 선풍도골仙風道骨이라고 했다. 이 말은 뼈대가 옥처럼 맑고 단정하여 신선이나 도인의 자질을 갖춘 사람이라는 뜻이다. 신선과 도인은 우리 민족에게 병 없이 오래 살고 보통 사람의 능력을 훨씬 뛰어넘는 지식과 지혜를 지닌 이상적인 사람의 상징이다. 이처럼 우리 옛 선조들은 뼈가 튼튼해야만 신선이나 도인처럼 될 수 있는 소질이 있다고 믿었다.

뼈는 겉으로 드러나 보이지는 않지만 사람의 건강과 성격 형성에 매우 크게 영향을 미친다. 그런 까닭에 훌륭한 관상가는 골상骨相만

열매가 빨갛게 익은 접골목. 뼈를 붙이는 나무라고 하여 접골목이라고 부른다.

보고도 그 사람의 성격이나 건강 상태를 알 수 있고 나아가서는 그 사람의 운명까지도 점칠 수 있다.

단단하기로 소문난 호랑이 앞정강이 뼈

호랑이는 힘이 매우 세다. 특히 호랑이의 앞발은 엄청난 위력이 있어서 소, 멧돼지, 노루 같은 덩치 큰 짐승도 단 일격에 두개골을 부수어 버릴 수 있다. 또 하룻저녁에 천리를 달릴 수 있고, 제 몸무게만큼 되는 먹이를 입에 물고 높이가 3미터나 되는 담을 가뿐하게 뛰어넘을 수도 있다.

호랑이의 이 엄청난 힘은 바로 뼈에서 나온다. 호랑이 뼈는 단단하기로 소문이 나 있다. 특히 호랑이의 앞정강이 뼈는 강철만큼이나 단

접골목 꽃. 살결을 곱게 하고 기미, 주근깨를 없애는 데 효과가 좋다.

단하여 도끼로 내리치면 도끼날이 부러지고 쇠톱을 갖다 대면 톱날이 망가져 버린다. 호랑이 몸 전체의 힘이 앞다리에 모여 있기 때문에 앞정강이 뼈가 이처럼 단단하다고 한다. 그래서 호랑이는 죽어도 앞다리는 똑바로 서서 쓰러지지 않는다는 말이 있다. 옛사람들은 이처럼 힘이 세고 단단한 호랑이의 앞정강이 뼈에 귀신을 물리치고 온갖 뼈의 질환을 고치는 힘이 숨어 있다고 믿었다. 호랑이 뼈는 뼈가 약한 것이나 부러진 것, 관절염 등 온갖 골병骨病을 고치는 약으로 넓게 썼다.

옛날에는 기골이 장대하여 호랑이만큼이나, 아니 그보다 힘이 더 센 사람들이 많았다. 호랑이를 맨손으로 때려잡은 장사의 이야기가 여럿 전해 온다. 임꺽정이 그랬고, 조선 초기에 여진족을 무찔러 큰 공을 세웠지만 그 공을 인정받지 못하여 반란을 일으켰던 이징옥도 맨손으로 범을 때려잡았다. 중국 소설 수호지에 나오는 호걸 무송도 경양강이란 고개에서 술에 잔뜩 취한 채로도 맨손으로 범을 잡았다. 이런 이야기들이 단순히 과장이나 전설만은 아닐 것이다.

뼈를 찌게 하는 약초, 접골목

우리 옛말에 몹시 힘이 센 사람을 일러 '통뼈', 또는 '고리뼈'를 타고 난 사람이라고 한다. 통뼈는 뼈가 두 가닥으로 이루어져 있지 않고 범의 뼈처럼 통째로 이루어져 있는 것이다. 고리뼈는 뼈마디가 관절로 이루어져 있는 것이 아니라 쇠사슬처럼 고리로 이어져 있는 뼈를 가리킨다. 통뼈나 고리뼈를 타고난 사람은 뼈가 강철처럼 단단하고 힘이 천하장사가 되는데, 그런 사람은 수백만 명 혹은 몇 천만 명 중에 하나 꼴로 매우 드물게 태어난다는 얘기가 있다.

통뼈나 고리뼈는 타고나는 것이지만 그에 못지 않게 뼈를 튼튼하게 익히는 사람들이나 축지법을 공부하는 사람들은 수십 길 절벽에서 떨어져도 뼈를 다치지 않고 수천 리를 가도 지치지 않을 만큼 힘을 기르고 뼈를 강하게 하는 방법을 알고 있었다. 옛날 독립운동을 하던 분들 가운데는 축지법과 차력법을 익힌 분이 더러 있었다. 그분들은 뼈를 튼튼하게 만드는 특별한 약을 먹거나 특이한 수련법으로 심신을 수련하여 초인적인 힘을 얻을 수 있었다.

살을 찌게 하고 근육을 단단하게 하는 음식이나 약은 많이 있다. 그러나 뼈를 찌게 하고 뼈를 튼튼하게 하는 식품이나 약은 그다지 많지 않다. 칼슘이 뼈에 좋다고 하여 칼슘이 많이 든 음식, 이를테면 멸치나 우유, 미역 따위를 열심히 먹는다고 해서 반드시 뼈가 튼튼해지는 것은 아니다.

우리 옛 속담에 '시집밥은 살이 찌고 친정밥은 뼈가 찐다'는 말이 있다. 이 말은 친정에서 살면 마음과 몸이 모두 편안해서 살과 뼈가 다 같이 튼튼해지지만, 시집살이를 하면 마음고생이 심하여 살이 쪄도 실제로는 찌는 것이 아니라는 뜻이다. 이 속담은 스트레스를 받으면 뼈가 약해진다는 요즘의 학설과 일치한다.

그렇다면 친정밥처럼 뼈를 찌게 하는 약초가 있을까? 있다면 그것이 어떤 약초일까? 그것은 바로 접골목이다. 접골목은 뼈를 강하고 튼튼하게 하는 데 최고의 보약이다.

접골목은 이름 그대로 뼈를 붙이는 효능이 있는 약나무다. 딱총나무, 또는 말오줌나무라고 부르는데 말이 오줌을 잘 누지 못할 때 이 나무를 달여 먹이면 오줌을 잘 누게 된다고 하여 말오줌나무라는 이름이 붙었다.

접골목은 부러진 뼈를 붙이는 효능이 뛰어나다. 뼈가 부러지거나 금이 갔을 때, 타박상으로 멍이 들고 통증이 심할 때, 손발을 삐었을 때 접골목을 달여 마시고 날것으로 가지를 짓찧어 아픈 부위에 붙이면 통증이 바로 사라지고 부은 것이 내리며 빠른 시간 안에 회복된다. 접골목을 달인 물로 목욕을 하면 효과가 더욱 좋다. 천연 약초 가운데서 통증을 가장 빨리 멎게 하는 것이 접골목이라 할 수 있다. 접골목은 산에 자주 다니는 사람들이 반드시 알아 두어야 할 약재다.

골절 · 골다공증 · 관절염에 탁월한 효능

접골목은 풍습으로 인한 근골통, 요통, 수종, 산후통, 타박상으로 인한 부종, 골절, 창이나 칼에 다친 것과 출혈을 치료한다.

접골목은 부러진 뼈와 끊어진 힘줄과 근육을 이어 준다. 뼈를 튼튼하게 하여 골다공증을 낫게 하고 충치를 없앤다. 타박상으로 멍이 들거나 상처가 난 데, 창이나 칼에 다쳤을 때, 이유 없이 근육과 뼈가 아픈 데에 달여서 몸을 씻으면 좋다. 타박상으로 인한 내출혈, 임산부의 악혈惡血, 혈액순환이 잘 안 되는 것과 모든 출혈에 접골목 달인 물을 마시면 효과가 있다.

접골목은 모세혈관을 확장하여 혈액순환을 좋게 하고 여러 가지 독을 풀기 때문에 타박상이 오래 되어 염증이 되거나 부스럼이 된 것을 치료한다. 또한 통증을 멎게 하는 작용이 세므로 진통약으로 쓸 수도

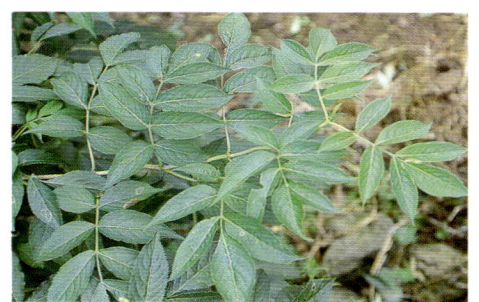

접골목 잎. 소변을 잘 나가게 하고 방광염, 관절염, 삔 데, 뼈를 다친 데 등에 두루 효험이 좋다.

있다. 손발이 마비된 데, 풍습으로 인한 요통, 뼈마디의 모든 통증, 풍진, 땀띠 등에 달인 물로 목욕을 하면 잘 낫는다.

뼈가 부러진 데에는 술과 물을 반씩 붓고 달여서 복용하고 다친 데에는 달인 물로 목욕만 한다. 접골목 한 가지만을 써도 골절에는 우수한 효과가 있는데 홍화나 연근 등과 같이 쓰면 효과가 더욱 뛰어나다. 신선한 것을 쓰는 것이 좋고 말린 것이나 불로 볶은 것을 쓰면 효과가 반으로 줄어든다.

접골목 20그램, 작약·당귀·천궁·산골(자연동) 각 40그램을 가루 내어 밀랍 160그램을 녹여 반죽한 후 알약을 만든다. 뼈가 부러졌거나 삐어서 통증이 극심할 때 잘 발효된 술 한 잔에 이 알약을 담가서 술에 약이 배어 나오면 따뜻하게 하여 한 잔 다신다. 곧 부은 것이 내리고 어혈이 풀리며 통증이 멎는다. 2~10일 먹으면 부러졌던 뼈가 본래대로 붙는다. 접골목은 골절 치료에 효과가 가장 뛰어난 약초이다.

뿌리·줄기·잎·꽃 모두 활용

접골목은 소변을 잘 나가게 하고 혈액순환을 좋게 하며 통증을 멎게 하는 효력이 빠르다. 손발 삔 데, 골절, 타박상 등은 말할 것도 없고 관절염, 디스크, 요통, 신경통, 통풍, 부종, 소변이 잘 안 나오는 데, 신장병, 신경쇠약, 입안에 생긴 염증, 인후염, 산후빈혈, 황달 등에 두루 신통하다고 할 만큼 빠른 효력을 발휘한다.

접골목은 인동과에 딸린 잎지는 떨기나무다. 키는 2~3미터쯤 자라고 줄기는 뿌리 부분에서 사방으로 뻗는다. 성장이 빠르고 새로 돋는 줄기는 녹색이다가 자라면서 다갈색으로 바뀐다. 줄기 가운데 굵고 부드러운 연한 갈색의 심이 있다. 잎은 마주 나고 쪽잎은 넓은 타원꼴 또는 달걀 모양이며 6~10개가 달린다. 4월 하순 무렵에 가지 끝에 연한 녹색을 띤 흰 꽃들이 모여서 핀다. 열매는 8~9월에 빨갛게 익는다. 우리나라 어느 곳에나 자라며 대개 산골짜기 공기 중의 습도가 높은 곳에 많다. 닮은 식물인 넓은잎딱총나무, 지렁쿠나무, 덧나무 등도 똑같이 접골목이라 부르고 약으로 쓴다. 아무때나 줄기를 잘라 그늘에서 말려 잘게 썰어서 약으로 쓴다.

접골목의 꽃에는 정유성분이 있어서 차로 달여 마시면 향기가 좋다. 이른 봄철에 새순을 나물로 무쳐서 먹거나 밀가루 옷을 입혀 튀겨 먹을 수도 있다. 접골목 꽃은 땀을 나게 하는 효능이 있다. 5~10그램

접골목 꽃으로 기미와 주근깨 없애기

이른 봄철에 접골목 꽃이 피면 향기가 좋아 벌들이 많이 모여든다. 꽃을 따서 2~3개월 증류주에 담가 두었다가 그 술을 얼굴에 바르면 기미, 주근깨 같은 것이 없어지고 살결이 백옥같이 고와지며 주름살이 없어진다. 접골목 꽃으로 화장품을 만들면 큰 인기를 얻을 수 있을 것이다.

접골목은 피부미용제로 으뜸이다. 기미를 없애려면 접골목 꽃과 잎, 줄기를 달인 물로 찜질을 하면 된다. 구체적인 요령을 소개하면 다음과 같다.

접골목 꽃을 봄철에 따서 짓찧은 다음 그릇에 담아 물을 붓고 80~90도로 데워서 헝겊에 적신 후 얼굴에 대고 2시간씩 하루 두 번 아침과 저녁에 찜질을 한다. 여름에는 잎과 그 해에 자란 줄기를 잘게 썰어서 짓찧은 다음 위와 같은 방법으로 찜질을 하고 가을에는 열매를 따서 짓찧은 것을 80도로 데워서 한 시간 동안 찜질을 한다. 겨울에는 접골목 껍질을 벗겨서 잘게 썰어서 짓찧은 다음 물을 붓고 30분 동안 끓여서 1시간 30분~2시간씩 하루 한 번 찜질을 한다.

보통 하루나 이틀 뒤부터 효과가 나타나기 시작하여 10~20일 사이에 기미가 없어지고 피부가 정상으로 된다. 80퍼센트 이상이 기미가 없어진다.

을 차로 달여 마신다. 소변을 잘 나가게 하고 땀을 잘 나게 한다.

접골목 줄기나 잎, 꽃을 달인 물로 씻으면 가려움증, 무좀, 습진 등 여러 가지 피부병이 나으며 중풍으로 인한 마비, 혈액순환 장애, 냉증 등에도 효험이 있다. 전에 무좀이 몹시 심한 사람한테 접골목을 달여서 그 물로 발을 씻으라고 했더니 2주 만에 깨끗하게 나았다고 했다.

접골목 뿌리도 줄기와 효능이 같다. 황달, 부종, 화상에도 쓸 수 있다. 발이 부었을 때에는 접골목의 뿌리껍질 100그램과 치자 40그램을 짓찧어 술을 약간 더하여 뜨겁게 해서 아픈 부위에 붙인다. 화상에는 뿌리껍질과 잎을 가루로 만들어 유채기름이나 들기름으로 개어서 붙인다.

접골목과 비슷한 말오줌대나무

울릉도에는 말오줌대나무라는 것이 있는데 접골목과 흡사하다. 한자로 똑같이 접골목接骨木이라고 쓰며 울릉도에만 있는 특산식물이다. 육지에 자라는 딱총나무는 줄기가 팔뚝이나 발목 굵기만큼 굵어지지만 울릉도의 말오줌대나무는 사람 몸통만큼 굵어서 집을 지을 때 기둥감으로 쓸 만하고 잎도 훨씬 큼직하다. 울릉도에는 이 나무가 너무 흔하여 초여름 줄기가 무성할 때 베어서 퇴비를 만드는 데 썼다고 한다.

여름에 빨갛게 익은 말오줌대나무 열매로 술을 담근다. 잘 익은 열매에 35도 이상의 증류주를 붓고 3개월쯤 두었다가 조금씩 마신다. 소변을 잘 나가게 하고 신경통과 류머티스성 관절염에도 효험이 있으며 타박상이나 골절로 인한 통증이 빨리 없어진다.

새나 닭이 뼈가 부러지거나 병이 났을 때도 말오줌대나무를 달여서 먹이면 신기하게 잘 낫는다. 심지어 닭장 안에 말오줌대나무를 몇 토막 넣어 두기만 해도 닭이 병에 걸리지 않는다는 얘기가 있다. 뼈가 부러졌거나 손발을 삐었을 때 말오줌대나무 잎이나 줄기를 진하게 달여서 그 물을 마시고 아픈 부위를 찜질하면 다친 부위가 따뜻해지면서 통증이 없어지고 어혈이 풀리고 부러진 뼈가 빨리 아물어 붙는다.

신경통이나 류머티스성 관절염, 요통에는 말오줌대나무 잎이나 잔가지 줄기 30그램을 진하게 달여서 하루 세 번에 나누어 마시고 또 그 물로 아픈 부위를 씻거나 목욕을 한다. 어린이의 야뇨증에는 말오줌대나무 잎을 그늘에서 말려 한 번에 20그램씩 물로 달여서 마신다.

🍃 죽은 말오줌대나무에 자라는 목이버섯

죽은 말오줌대나무에 물렁물렁한 버섯이 자란다. 목이버섯이다. 귀처럼 생겼다고 해서 귀버섯이라고도 부른다. 목이버섯은 좋은 음식인 동시에 약이다. 목이버섯을 음식에 넣으면 음식물이 상하지 않고 오래 보관할 수 있다. 중국요리에 널리 쓰는 목이버섯은 참나무 토막에 종균을 심어 재배하는 것이지만 울릉도에서 나는 것은 말오줌대나무에 붙어 야생으로 자라는 것이어서 약효가 훨씬 뛰어나다. 혈액을 맑게 하고 암세포를 억제하며 빈혈을 치료하고 기력을 늘리며 몸을 따뜻하게 하고 여러 부인병을 치료하는 효능이 있다. 성질은 약간 차고 맛은 달며 독이 없다.

목이버섯은 무엇보다 살결을 곱게 하고 주름살을 없애는 효력이 탁월하다.

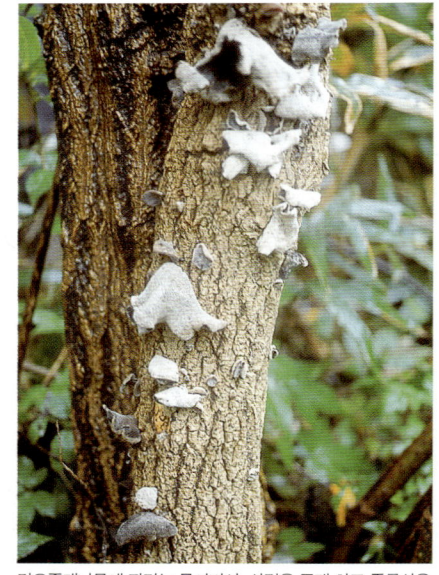

말오줌대나무에 자라는 목이버섯. 살결을 곱게 하고 주름살을 없애는 것으로 이름이 높다.

말린 것 60그램을 살짝 볶은 다음 달여서 마신다.

인후염이나 인후암에는 목이버섯 75그램에 흑설탕 약간과 물을 붓고 흐물흐물해질 때까지 고아서 풀처럼 되면 하루 5~7번 작은 숟가락으로 하나씩 입에 넣어 녹이면서 먹는다. 치질에는 목이버섯 30그램에 흑설탕 60그램을 넣고 달여서 먹는다. 자궁근종에는 60그램을 약간 볶아서 달여 먹는다. 생리통, 생리불순, 냉증, 자궁염 등의 온갖 부인병에도 효험이 있다. 목이버섯은 혈액을 맑게 하고 혈액순환을 좋게 하며 혈액 속에 있는 콜레스테롤을 분해하여 동맥경화, 고혈압, 심장병, 협심증, 고지혈증 등을 예방하고 치료한다.

🌿 고혈압, 협심증 등에는 목이버섯 흑설탕 조림

고혈압, 고콜레스테롤증, 협심증 등에는 목이버섯과 흑설탕으로 조림을 만들어 먹으면 좋다. 흑설탕은 사탕수수나 사탕무의 즙을 농축하여 만든 것이다. 요즈음 설탕이 몸에 해롭다고 해서 가능하면 설탕을 적게 먹어야 한다고 주장하는 사람들이 있다. 그러나 이 말은 정제한 백설탕을 가리키는 것이지 흑설탕을 뜻하는 것은 아니다.

사탕수수나 사탕무의 산지에서는 설탕을 만드는 과정에서 나오는 찌꺼기를 소의 먹이로 쓴다. 이것을 먹으면 소가 원기가 왕성해지며 털이 많아지고 털에 윤기가 흐른다고 한다. 사탕수수를 생산하는 나라에서는 감기나 몸살이 들었을 때, 몸이 피곤하고 기운이 없을 때 사탕수수를 짠 원액을 차 마시듯 달여 마시는데 거의 만병통치약처럼 여긴다.

백설탕은 100퍼센트 자당이지만 흑설탕에는 자당 외에도 칼슘, 철, 인, 나트륨, 비타민 B_1, B_2, B_6, 후라보노이드, 갖가지 미량원소나 효소 등이 들어 있다. 최근에는 흑설탕이 혈압을 낮추고 몸 안에 쌓인 독을 풀며 위장 기능을 좋게 하고 혈당을 떨어뜨린다는 연구결과가 나와 있다. 백설탕은 먹지 않는 것이 좋겠지만 흑설탕은 잘 섭취하면 건강을 유지하는 데 큰 도움이 될 수 있다.

목이버섯 30그램을 미지근한 물에 담갔다가 딱딱한 부분을 떼어 낸다. 이것을 흑설탕 100그램과 함께 물 200밀리리터에 넣고 약한 불로 끓인다. 눌어붙거나 타지 않게 잘 저으면서 15~20분 동안 끓이면 맛있는 조림이 된다. 이것을 냉장고에 넣어 두고 밥 먹고 나서 한 번에 5그램씩 하루 세 번 먹는다. 꾸준히 먹으면 가슴이 두근거리고 숨이 차는 등의 증상이 없어지고 협심증 발작을 예방할 수 있다.

접골목

한눈에 보기

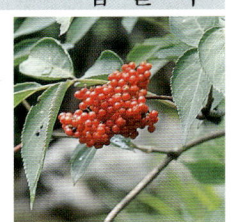

과 명	인동과
생약명	접골목接骨木
속 명	딱총나무, 말오줌나무, 말오줌대나무
분포지	산골짜기 물기가 약간 있는 곳
개화기	4월
꽃 색	연한 황록색
결실기	6~7월
열 매	구슬 모양의 빨간색 열매
높 이	3미터쯤 자라는 잎지는 떨기나무
채취시기	줄기와 잔가지를 가을과 겨울, 이른 봄에 채취하여 약으로 쓰고, 잎은 봄이나 여름에 채취하여 나물로 먹는다. 꽃은 봄철에 채취한다
가공법	잘게 썰어 그늘에서 말린다
약 효	타박상, 뼈가 부러진 데, 류머티스성 관절염, 부종, 복수, 신장염, 통풍, 인후염, 출혈, 무좀, 습진, 피부병, 주근깨, 기미 등

허리병 · 관절통에는 위령선

우리나라 사람의 절반 이상이 요통으로 고생하고 있는데 특히 여성들한테 많다. 요통을 일으키는 원인은 매우 다양하다. 등뼈에 문제가 생겨도 아프고 허리를 다치거나 허리의 근육과 인대가 눌려도 허리가 아프다. 또한 소화기 계통이나 비뇨기 계통에 탈이 나거나 부인병이 있을 때에도 허리가 아프다. 허리를 심하게 썼을 때, 감기, 류머티스성 관절염, 만성 신장염, 비타민 부족, 당뇨병으로 인해 허리가 아플 수도 있다. 대개 콩팥 기능이 허약하면 다리와 무릎, 허리에 힘이 없고 허리가 아프기 쉽다.

운동을 하거나 갑자기 무거운 물건을 들어 올릴 때 허리가 아플 수도 있는데 이것은 근육과 근막이 놀라서 생기는 통증이다. 이럴 때의 통증은 추간판탈출증, 곧 디스크와 같이 참기 어려울 정도로 아플 때도 있고 은근하게 아플 때도 있다. 날씨가 궂으면 통증이 더 심해지는 것은 대개 류머티스성이나 퇴행성으로 인한 요통일 경우이다.

　허리를 다치거나 등뼈에 이상이 생겨서 아픈 것은 쉽게 진단할 수 있으나 배나 골반, 다른 장기에 이상이 생겨서 나타나는 요통은 원인을 찾기 어렵다. 허리가 몹시 아파서 병원에서 갖가지 검사를 다 해 보아도 아무런 진단이 나오지 않는 경우가 많다. 이럴 때에는 그 원인을 알지 못하고 다만 요통이라고 진단을 내리게 된다.

　요통이나 관절염, 신경통, 견비통 등에는 위령선이 가장 잘 듣는다. 위령선 한 가지만 써도 되고 두충이나 접골목 같은 약초와 같이 써도 좋다.

통증을 멎게 하고 풍습을 없애는 위령선

위령선威靈仙은 미나리아재비과에 딸린 여러해살이 덩굴식물로 우리말로는 사위질빵이라고 부른다. 물기 있는 산골짜기의 기슭이나 들에 흔히 자란다. 길이는 4~8미터쯤 자라고 초여름에 흰 꽃이 피어서 가을에 날개가 달린 열매가 익는다. 덩굴줄기는 칡넝쿨처럼 질기지 않고 잡아당기면 뚝뚝 잘 끊어진다. 사위질빵이라는 이름은 사위를 몹시 사랑하는 한 장모가 사위를 아끼는 마음에, 사위한테 무거운 짐을 지우지 않으려고 쉽게 뚝뚝 잘 끊어지는 이 식물의 줄기를 질빵 끈으로 썼다는 옛 이야기에서 나온 것이다.

　줄기와 뿌리를 약으로 쓰며 비슷한 식물인 으아리나 할미밀망을 위령선으로 대신 쓰기도 한다. 또 으아리를 위령선이라 하고 사위질빵을 여위女萎로 부르기도 하는데, 으아리와 사위질빵을 닮은 식물이 우리나라에만 백 가지가 넘고 어느 것이나 같은 용도의 약으로 쓸 수 있다. 으아리보다는 사위질빵이 효과가 더 낫다. 으아리는 땅윗줄기가

사위질빵. 위령선 또는 여위라고 부르며 중풍, 관절염, 요통 등에 효력이 뛰어나다. 줄기를 잘라 잘게 썰어 약으로 쓴다.

겨울에 말라 죽고 사위질빵은 줄기가 겨울에도 말라죽지 않는다. 으아리는 가을에 뿌리를 캐서 약으로 쓰고 사위질빵은 가을이나 겨울에 굵은 줄기를 잘라서 약으로 쓴다.

위령선은 걸음을 걷지 못하던 사람이 아침에 먹고 저녁에 걸어 다닐 수 있게 되었다고 할 만큼 약효가 빨리 나타나는 것으로 유명하다. 위령선에 대해서 다음과 같은 이야기가 전한다.

풍습으로 인한 중풍을 고친 이야기

옛날, 중국의 하남성 복우산에 금실이 좋은 부부가 살았다. 어느 날, 남편이 늦도록 일을 하고 나서 술을 마시고 들어오다가 집 앞의 돌계단에 누워 잠이 들었다. 아내가 늦게 마중을 나오다가 남편을 발견하고 깨웠더니 이미 남편은 중풍을 맞아 팔다리를 움직이지 못했다. 아내는 의원을 불러 치료를 받게 하고 10년 동안을 정성스럽게 간호했지만 남편의 병은 더 심해져서 혼자서는 돌아눕지도 못할 지경이 되었다.

아내는 남편의 병을 고칠 수 있는 방법을 찾던 끝에 남편이 누운 침대를 사람이 많이 다니는 큰길가에 내놓고 옆에 앉아서 큰 소리로 외쳤다.

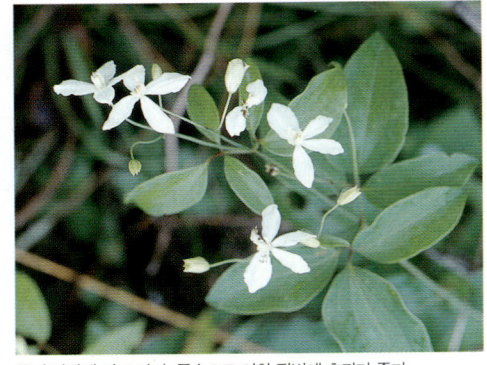
꽃이 하얗게 핀 으아리. 풍습으로 인한 질병에 효과가 좋다.

"누구든지 이 사람의 병을 고쳐 주십시오."

지나가던 사람이 모두 걸음을 멈추고 돌아보며 혀를 끌끌 찼다. 그렇게 열흘이 지났을 때 지팡이를 짚고 보따리를 둘러 맨 한 노인이 지나가다가 걸음을 멈추고 말했다.

"이 사람의 병은 풍습風濕으로 인한 중풍인데 내가 고칠 수 있소."

노인은 산으로 가서 어떤 덩굴의 뿌리를 캐서 술에 담갔다가 끓여 환자한테 먹이고, 또 가루를 내어 식초와 반죽하여 관절을 싸매 주었다. 며칠 안 되어 환자는 팔다리를 움직이기 시작했고 몇 달 뒤에는 지팡이를 짚고 걸어 다닐 수 있게 되었다.

남편의 병을 고치고 나서 노인이 떠나려 할 때 아내가 말했다.

"어르신네, 남편의 병을 고쳐 주셔서 고맙습니다. 이 신기한 약초의 이름을 가르쳐 주십시오."

"이 약초는 본래 이름이 없으니 위령선이라고 부르도록 하십시오. 위威는 강하다는 뜻이고, 영선靈仙은 효력이 신선과 같이 영험하다는 뜻이지요."

위령선을 이용한 질병 치료

위령선은 신경통, 안면신경마비, 중풍, 편두통, 근육마비, 류머티스성 관절염, 무릎이 시리고 아픈 데, 허리가 아픈 데, 통풍, 손발이 마비된 데, 목구멍에 가시가 걸린 데 두루 좋은 효험이 있다. 특히 몸속의 바람기를 내보내고 습기를 없애며 경락을 통하게 하고 통증을 멎게 하는 작용이 매우 빠르다. 신경통과 관절염, 요통, 타박상 등에는 접골목과 함께 쓰면 효과가 더욱 빠르다. 이뇨 작용도 뛰어나서 신장염으로 인한 부종에도 잘 듣는다. 그러나 아네모닌과 아네모놀이라는 독성 성분이 들어 있으므로 한꺼번에 너무 많은 양을 쓰면 안 된다.

위령선은 맛이 맵고 성질은 따뜻하다. 설사와 이질을 멎게 하며 탈항, 임산부의 부종, 근육과 뼈의 여러 질병을 치료하고 단단한 것을 무르게 한다. 토사곽란(구토와 설사를 하면서 배가 뒤틀릴 듯 아픈 증상), 장에서 가스가 차고 소리가 나는 것, 간질, 정신분열증, 땀이 많이 나는 데, 한열寒熱로 인해 생긴 모든 병에도 효과가 있다.

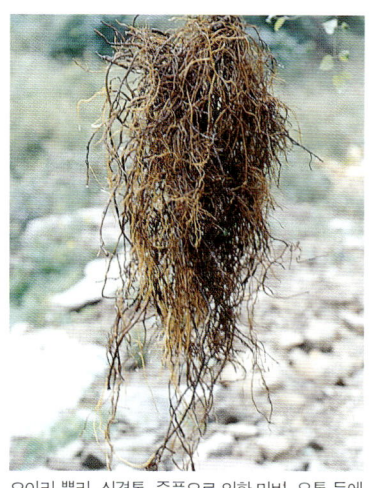

으아리 뿌리. 신경통, 중풍으로 인한 마비, 요통 등에 좋은 효력이 있다.

얼마 전 어떤 사람이 찾아와 약재 봉지를 보여 주면서 그 약재의 이름이 무엇인지 알고 싶다고 했다. 어느 한의원에서 요통, 관절염에 특효약이라고 해서 한 근에 30만원을 주고 사서 달여 먹어 보니 효과가 좋았다고 했다. 그런데 값이 너무 비싸다며 더 싼 값에 구할 수 있는 방법이 없겠냐고 나에게 물었다. 봉지를 열어 보니 잘게 썬 위령선이었다. 그것을 달여 먹고 아픈 것이 나았으니 결코 비싸다고 할 수 없지 않겠느냐고 하여 그 사람을 돌려 보냈다.

🍃 요통 · 관절통

위령선 15그램, 두충 20그램을 물 300밀리리터에 넣고 달여서 하루 두세 번에 나누어 밥 먹기 전에 먹는다. 또는 위령선 20그램에 물 200밀리리터를 넣고 달여서 하루 세 번에 나누어 마시거나 가루 내어 한 번에 3~5그램씩 하루 두세 번 술에 타서 먹는다.

두충 한 가지만을 쓸 수도 있는데 약한 불에 볶아 부드럽게 가루 내어 한 번에 3그램씩 하루 세 번 술에 타서 먹는다. 위령선과 두충은 다 같이 진통작용이 있으므로 요통과 관절통에 좋을 뿐만 아니라 허리를 다쳤거나 허리에 힘이 없을 때 써도 좋다. 한 가지만 쓰는 것보다 두 가지를 같이 쓰면 효과가 더 높다.

🍃 류머티스성 관절염

5월초에 캔 초오 1킬로그램과 건강 0.5킬로그램을 1~2밀리미터 두께로 썰어서 물 4리터와 알코올 1.5리터를 섞은 데에 넣고 3~4일 동안 자주 저어 준다. 그런 다음에 윗 층의 맑은 용액을 다른 그릇에 받아 둔다. 남은 찌꺼기에 물 4리터와 알코올 1.5리터를 다시 붓고 2개월 동안 두어서 가라앉힌 다음 물을 걸러 내고 찌꺼기를 눌러서 짠다. 이렇게 만든 두 가지 용액을 한데 합친다.

알코올 5리터와 물 20리터를 섞은 용액에 위령선 10킬로그램을 넣고 3~4일 동안 우려낸다. 물을 걸러 내고 남은 찌꺼기에 다시 물 20리터와 알코올 5리터를 부어 이틀 동안 가라앉힌다. 이렇게 만든 두 가지 용액을 한데 섞는다. 독활 10킬로그램을 잘게 썰어 중탕으로 끓여서 올라오는 수증기를 냉각하여 독활 증류액을 만든다.

이렇게 만든 세 가지 용액을 합쳐 전체의 양이 50리터가 되게 한 뒤 4~5일 동안 실온에 두었다가 한 번에 10밀리리터씩 하루 세 번 밥 먹기 30분 전에 2~3배의 물을 타서 먹는다. 양을 적게 먹어도 설사나 복통이 나타날 수 있다. 한 번에 30밀리리터 이상 복용해서는 안 된다. 초오의 독성 때문에 언어장애와 호흡곤란 등의 부작용이 나타날 수 있다.

부작용이 나타날 때에는 명태와 검정콩을 넣고 끓인 물을 먹는다. 이 약은 허약한 사람이나 임산부한테는 쓰지 말아야 한다. 세 번째 독활 증류액을 만들려면 증류 시설을 갖추어야 하므로 만들기 어려우면 빼도 된다. 독활 대신에 접골목을 두 번째와 같이 만들어 써도 된다.

관절이 쑤시는 느낌이나 시큰시큰하고 저린 느낌 등이 10~30일이면 거의 없어진다. 거의 90퍼센트 이상 효험이 있다. 초오는 4월 말에서 5월 초 꽃피기 전에 채취한 것이 약효가 가장 높다. 이 시기에 채취한 것이 유효성분인 아코니틴의 함량이 가장 높다. 초오는 독성이 매우 센 약초이므로 조심해서 써야 한다. 류머티스성 관절염이 몹시 심하지 않다면 초오를 빼고 약을 만들어 복용해도 효과를 볼 수 있다.

위령선으로 만성인후염 고치기

인후염은 목 안 뒷벽에 있는 점막을 중심으로 하여 생긴 만성적인 염증이다. 급성인후염이나 감기를 앓을 때, 갖가지 콧병, 부비강염, 만성편도염 등으로 코가 막혀서 입으로 숨을 쉬거나 고름이 목 안에 흘러내려 점막을 자극할 때 생긴다. 심한 온도 변화, 먼지, 가스, 마른 공기, 술, 담배 등의 자극으로도 생길 수 있으며 심장, 폐, 간, 콩팥 등의 질환으로 인하여 정맥혈관으로 피가 몰릴 때에도 생길 수 있다.

모든 종류의 인후염에는 위령선 잎을 짓찧어 즙을 낸 다음 4~5센티미터 길이의 천을 심지 모양으로 만들어 즙을 적셔서 콧구멍 속에 깊이 넣는다. 심지를 콧구멍에 넣으면 눈물을 흘리고 재채기가 나는데 약물로 인한 반응이므로 달리 치료하지 않아도 된다. 10~30일이면 90퍼센트 이상이 치유되거나 호전된다. 아니면 위령선 전초를 날것으로 80그램쯤을 물로 달여서 차처럼 자주 마셔도 된다. 말린 것은 40그램을 쓴다. 90퍼센트 이상이 낫거나 좋아진다.

🌿 유행성 간염

위령선을 약한 불에 말려 부드럽게 가루 낸 것 8~12그램을 달걀 한 개와 섞어서 기름에 살짝 볶아 하루 두세 번에 나누어 밥 먹고 나서 먹는다. 위령선은 간에 있는 열을 내리고 염증을 없앤다.

🌿 신경통

위령선을 잘게 썰어 그릇에 담고 술을 잠기도록 부어서 6~7일 동안 두었다가 말린 다음, 부드럽게 가루 내어 밀가루 풀로 알약을 만들어 한 번에 6~8그램씩 하루 두세 번 밥 먹고 나서 먹는다. 위령선은 강한 진통작용과 진정작용이 있어 신경통 치료에 매우 좋은 약초이다.

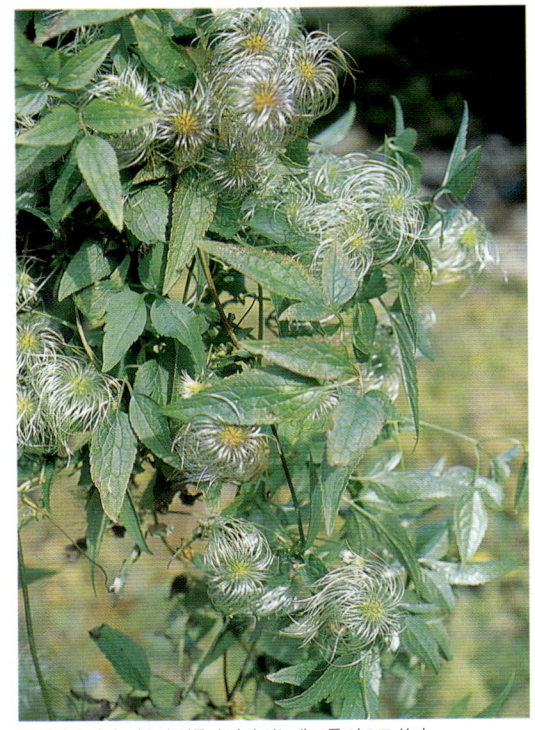

사위질빵 열매. 비슷한 식물이 많이 있는데 모두 약으로 쓴다.

🌿 생선 뼈가 목에 걸렸을 때

생선 뼈가 인후에 걸려 넘어가지 않을 때 쓴다. 위령선 50~90그램을 진하게 달여서 설탕 30그램을 넣어 녹이고 소금을 약간 넣어 하루 4~6번 먹는다. 사흘 동안 먹는다. 이삼 일 먹는 동안에 통증이 없어지고 생선 가시가 녹아서 없어진다. 위령선은 딱딱한 것을 물렁물렁하게 하는 작용이 있다.

요통을 다스리는 처방 몇 가지

🌿 자율신경 바로잡는 메추리알

메추리알을 한 번에 다섯 알씩 하루 세 번 밥 먹기 전에 먹는다. 메추리알을 복용하면 기력이 좋아지고 식은 땀이 멎으며 요통이 없어진다. 한두 달 먹으면 80퍼센트 이상이 효과를 본다. 메추리알은 몸을 따뜻하게 하고 자율신경을 바로잡아 주는 작용이 있다.

🌿 신경성 요통에 마삭줄

마삭줄을 그늘에서 말려 부드럽게 가루 내어 한 번에 5~6그램씩 밥 먹고 나서 먹는다. 마삭줄을 식초에 담갔다가 끓여 말린 것을 가루 내어 먹으면 통증이 잘 멎는다. 마삭줄에는 크리달리스라는 성분이 들어 있는데 여러 가지 통증, 특히 신경성 통증에 효과가 좋다.

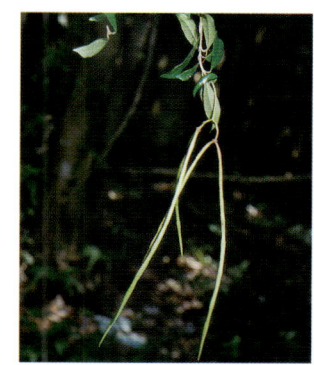

마삭줄. 남쪽지방에 흔히 자라는 덩굴식물로 고혈압과 요통에 효험이 있다.

🌿 타박상으로 인한 요통에 상수리나무 잎 찜질

상수리나무 잎을 깨끗하게 씻어서 짓찧은 다음 아픈 부위에 두툼하게 붙이고 그 위에 불에 달군 돌이나 모래주머니를 따뜻하게 데워서 올려놓고 뜨겁게 찜질을 한다. 잎이 없을 때에는 나무껍질을 달여서 그 물을 천이나 수건에 적셔서 아픈 허리 부위에 여러 겹 대고 뜨겁게 찜질을 하되 한 번에 대여섯 시간 정도 한다. 타박상으로 인해 허리가 심하게 아프고 허리를 잘 쓰지 못할 때 네다섯 번 찜질을 하면 잘 낫는다. 떡갈나무나 신갈나무 잎을 대신 써도 된다.

🌿 급성요통에는 가래나무 엿

급성요통에는 가래나무 10킬로그램을 3~4센티미터 길이로 잘라 물 30리터에 넣고 천천히 달이고 졸여서 1.2~1.5킬로그램쯤 되게 가래나무 엿을 만든다. 이것을 여러 겹의 천에 얇게 바른 다음 아픈 곳에 붙이고 붕대를 감는다. 하루 걸러 한 번씩 5~10번 붙인다. 가래나무 엿은 요통뿐만 아니라 무좀이나 습진 같은 온갖 피부병이나 삔 데, 관절염, 신경통 같은 데에도 바르면 잘 낫는다. 거의 모든 사람한테 효과가 있다.

🌿 외상으로 인한 요통에 고삼과 황백

외부의 상처로 인한 요통에는 고삼과 황백을 날것으로 3대 1의 비율로 하여 3~5퍼센트 식초를 섞어 짓찧어 찜질을 한다. 고삼과 황백을 채취하여 코르크층과 흙을 없애고 1~2센티미터 길이로 자른 다음 절구에 넣어 부드럽게 찧는다. 여기에 식초를 흘러내리지 않을 정도로 넣고 고루 적신 다음 아픈 부위에 1.5~2센티미터 두께로 붙이고 비닐로 덮은 다음 붕대나 천을 감아서 고정한다. 그리고 따뜻한 온돌방 같은 데서 6~8시간 누워 있도록 한다. 하루 두세 번씩 3~5일 동안 찜질을 한다.

겨울철이나 신선한 고삼과 황백을 구하기 어려운 곳에서는 말린 것을 쓴다. 용량을 신선한 것의 5분의 1로 하고 물을 뿌려서 축축하게 되었을 때 짓찧어서 같은 방법으로 찜질을 하면 된다. 다친 상처로 인하여 허리가 몹시 아파서 3~4일 동안 대변을 받아 내는 환자라 할지라도 잘 낫는다. 대개 1~5일이면 낫는다. 요통이 재발했을 때에도 잘 낫는다. 그러나 뼈가 부러졌을 때에는 먼저 뼈를 붙인 다음에 치료를 해야 한다.

속단은 뼈를 튼튼하게 하고 허리를 튼튼하게 하여 요통을 낫게 한다(왼쪽). 쇠무릎지기는 콩팥 기능이 허약하여 허리가 아프고 무릎이 시린 데 좋다(오른쪽).

🍃 신장이 약해서 생긴 요통에 속단과 두충

속단 8~12그램을 부드럽게 가루 내어 한 번에 5그램씩 하루 두세 번 밥 먹고 나서 먹는다. 두충을 같은 양으로 넣고 달이면 효과가 더욱 좋다. 허리와 다리에 힘이 없는 데, 신장 기능이 허약하여 허리가 아픈 데 특히 좋다.

🍃 신장이 약해서 생긴 요통에 새삼씨와 쇠무릎지기

새삼씨와 쇠무릎지기를 각각 같은 양으로 하여 술에 담갔다가 말려서 가루 낸 다음 술을 넣고 쑨 풀로 반죽하여 한 알이 1그램쯤 되게 알약을 빚는다. 한 번에 5~7알씩 하루 세 번 밥 먹고 나서 먹는다. 신장기능이 허약하여 허리가 아프고 무릎이 시린 데 좋다.

🍃 허리를 삐었을 때 꿀 찜질

허리를 삐었을 때 이 치료법을 쓰면 잘 듣는다. 통증이 있는 부위의 직경 15센티미터 안에 꿀 8~10그램을 바르고 그 위에 얇은 비닐을 덮고 수건을 몇 겹 대고 전기다리미로 다림질하듯이 찜질을 한다. 하루 한두 번씩 5~7일 치료한다. 90퍼센트 이상이 낫거나 호전된다. 그러나 뼈에 문제가 있을 때에는 효과가 없다.

위 령 선

한눈에 보기

과　　명	미나리아재비과
생약명	위령선威靈仙
속　　명	으아리(참으아리, 큰꽃으아리, 외대으아리 등을 다 같이 약으로 쓴다)
분포지	우리나라 각지의 산기슭이나 골짜기
개화기	6~8월
꽃　　색	흰색
결실기	9월
열　　매	흰 털이 길게 나 있는 길이 2센티미터 가량의 둥근 열매
높　　이	2미터 가량 자라는 여러해살이 덩굴식물
채취시기	가을이나 이른 봄에 뿌리를 캐서 쓴다
가공법	잘게 썰어 그늘에서 말린다
약　　효	류머티스성 관절염, 요통, 신경통, 무릎 통증, 냉증, 생리통, 목구멍에 가시가 걸린 데, 풍습으로 인한 손발마비, 부종, 정신분열증 등

살과 부기를 빼며 온갖 부인병에 좋은 지치

지치는 그 뿌리에서 보라색 물감을 얻는 까닭에 우리 겨레와는 퍽 친숙한 식물이다. 지치는 노란색과 붉은색 물감을 얻는 홍화, 파란색 물감을 얻는 쪽과 함께 우리 선조들이 염료식물로 즐겨 가꾸어 왔다. 지치 뿌리에서 얻은 보라색 물감을 자줏빛 또는 지치보라라 하여 특별히 귀하게 여겨 왕실이나 귀족들만 지치로 염색한 옷을 입을 수 있었다. 그러나 지치가 염료로서보다는 약용으로서의 쓰임새가 훨씬 더 뛰어나다는 사실을 아는 사람은 많지 않다. 지치는 놀랄 만큼 다양하고 뛰어난 효능을 지닌 약초다. 아마 단방으로 쓸 수 있는 약초 중에서 지치보다 훌륭한 약효를 지닌 것도 달리 없을 것이다. 수십 년 동안 약초를 캐며 살아온 채약꾼이나 민간의 노인들을 만나서 이야기를 들어 보면 오래 묵은 지치를 먹고 고질병이나 난치병을 고치고 건강

지치꽃. 5월에 핀다. 지치는 가장 좋은 해독제인 동시에 여성들한테 가장 좋은 보약이다.

하게 되었다는 사례를 흔히 들을 수 있다.

산삼 못지않은 약효를 지닌 야생 지치

민간에서 오래 묵은 지치는 산삼에 못지않은 신비로운 약효를 지닌 것으로 인식되어 왔다. 지치는 지초芝草, 자초紫草, 지혈芝血, 자근紫根, 자지紫芝 등으로 부르는 여러해살이풀이다. 우리나라 각지의 산과 들판의 양지바른 풀밭에 나는데, 예전에는 들에서도 흔히 볼 수 있었지만 요즘은 숲이 무성하게 우거지면서 햇볕이 잘 드는 풀밭이 없어져 버려서 산 속 깊이 들어가지 않으면 찾아보기 힘들 정도로 매우 희귀해졌다.

지치는 뿌리가 선명한 보랏빛을 띤다. 그래서 자초라는 이름이 붙었다. 굵고 진한 보랏빛 뿌리가 땅속을 파고들면서 자라는데 야생 지치는 나사 모양으로 한두 번 꼬이면서 자라고 재배한 것은 곧게 자라는 것이 특징이다. 오래 묵은 것일수록 보랏빛이 더 짙고 약효도 더 강하다. 잎과 줄기 전체에 흰빛의 거친 털이 빽빽하게 나 있으며 잎은 잎자루가 없는 피침꼴로 돌려나기로 난다. 줄기는 연한 녹색이고 잎은 진한 녹색이며 꽃은 5~6월에 피기 시작하여 7~8월까지 계속 편다. 꽃은 흰빛이며 작아서 거의 볼 수가 없다. 꽃이 지고 난 뒤에 둥글고 하얀 씨앗이 달린다.

지치는 신비로운 힘이 있는 풀이다. 겨울철 산에 눈이 쌓이면 지치가 있는 곳 주변에는 눈이 빨갛게 물이 든다. 지치 뿌리에서 뿜어 올리는 강력한 붉은 열기가 하얀 눈을 빨갛게 물들이는 것이다. 노련한 약초꾼들은 이른 봄철 눈이 녹기 전에 산에 올라가서 눈이 빨갛게 피처럼 물든 것을 보고 지치를 캐어 낸다. 지치는 하늘과 땅의 음한陰寒의 기운을 받아 화생한 약초인 까닭에 여성의 자궁처럼 생긴 장소에 많이 난다고 한다.

지치는 모든 약초 가운데서 인공으로 재배하기가 가장 어려운 것이다. 야생 지치는 몇 백 년 묵은 것도 간혹 발견되지만 사람이 재배하는 것은 2년을 넘기지 못하고 뿌리가 썩어 버린다. 산삼이나 지치는 사람의 땀 기운이나 땀 냄새가 닿으면 뿌리가 썩어 버린다고 한다.

지치는 10년 넘게 자란 야생 지치라야만 약효가 있다. 사람이 인공으로 재배한 것은 물감을 만드는 데나 쓸 수 있을 뿐 약용으로는 가치가 전혀 없다. 지치는 그 상서로운 보랏빛처럼 신성한 약초이다. 지치야말로 오래 복용하면 사람의 체질을 근본적으로 바꾸어 온갖 질병을 치료해 주는 약이라고 할 수 있다.

🌿 야생 지치와 다름없는 지치 재배법

그런데 야생 상태와 다름없이 지치를 재배할 수 있는 방법이 있으므로 여기에 소개한다. 먼저 야생 지치의 씨앗을 채집하되, 두터운 면장갑을 몇 겹 끼고 씨앗을 따 모아서 베자루에 담아 땅을 파고 묻어 보관한다. 이른 봄에 부숙질이 풍부하고 한 번도 농작물을 재배한 적이 없는 새 땅을 개간하여 밭을 일구어 씨앗을 뿌린다. 이 때에도 면장갑을 끼고 일해야 한다. 그리고 일체의 농약과 비료를 주어서는 안 되고 풀도 뽑아 주어서는 안 된다. 이렇게 몇 년을 키우면 야생 지치와 다름없는 상태가 되어 10년이 지나면 훌륭한 약재가 될 수 있다.

지치를 가공하고 법제하는 법도 다른 약초와는 다르다. 지치는 겉껍질에 약성이 모여 있으므로 물로 씻으면 약성이 씻겨 나가 약효를 잃어버리게 되므로 절대로 물로 씻어서는 안 된다. 부드러운 솔이나 망가진 칫솔 같은 것으로 뿌리에 붙은 흙을 털어 내고 그늘에서 말리되 하루에 한 번씩 증류하여 만든 소주나 청주를 뿌려 주면서 말려야 한다. 하루에 술을 한 번씩 뿌려 주면서 9일 동안 말리면 좋다. 따뜻한 방안 같은 데서 말리면 된다.

🌿 김장은 못 해도 지치는 구해야 한다

지치의 약효에 대해서는 전설 같은 이야기가 여럿 전한다. 글쓴이가 어렸을 적에 같은 동네에 사는 어떤 사람이 산에 올라갔다가 3일 동안이나 돌아오지 않았다. 무슨 사고를 당한 것이 아닌가 하고 가족들이 찾아 나섰다가 마침 산에서 내려오는 그를 만났다. 어떻게 된 거냐고 물었더니 산에서 팔뚝만한 지치 하나를 캐어먹고 쓰러져 잠이 들었다가 이제 깨어나서 내려오는 중이라고 하였다. 그 뒤로 그 사람은 얼굴빛이 좋아지고 한겨울에 홑옷을 입어도 추위를 모를 만큼 튼튼한 체질로 바뀌어 지금까지도 건강하게 살고 있다.

지치는 한방에서보다 민간에서 더 귀한 약으로 여겨 왔다. 50~60년 전만 해도 지치를 구하여 두고 오래 복용하는 사람들이 더러 있었다. 특히 전라도 지방의 토호나 선비들은 가을 김장 준비는 못 해도 지치는 구해야 한다는 말이 있을 정도로 지치를 귀한 보약으로 여겼다. 지금도 간혹 공부를 하는 숨은 유학자 중에 지치를 오래 복용하여 얼굴빛이 어린아이처럼 곱고 건강하게 사는 분을 만날 수 있다.

지치 뿌리. 보랏빛이 진할수록 약효가 좋다. 오래 묵은 것은 산삼을 능가하는 약효가 있다.

살결 곱게 하고 늙지 않게 하는 약초

지치는 약성이 차다. 열을 내리고 독을 풀어 준다. 특히 염증을 없애고 새살을 돋아나게 하는 작용이 뛰어나다. 갖가지 암, 변비, 간장병, 동맥경화증, 여성의 냉증, 대하, 생리불순 등에도 효과가 있으며 오래 복용하면 얼굴빛이 좋아지고 살결이 고와지며 나이가 들어도 잘 늙지 않는다.

지치의 약성은 매우 다양하다. 지치로 담근 술을 오래 마시면 정력이 놀랄 만큼 강해지고 비만증을 치료하는 데도 지치를 따를 만한 것이 없다. 지치를 가루 내어 한 숟가락씩 복용하면 포만감이 있어 음식을 먹지 않아도 배고픔이 느껴지지 않고 기운이 나며, 차츰 살이 빠져 몸무게가 줄어든다. 지치를 오래 복용하면 살이 웬만큼 빠진 다음에는 다시 음식을 마음대로 먹어도 여간해서는 살이 찌지 않는다. 뱃속에 덩어리가 뭉쳐 있기 쉬운 40대 이후의 여성들에게 제일 좋은 건강보조식품이라 할 만한 것이 지치이다.

지치는 해독효과도 뛰어나다. 갖가지 약물 중독, 항생제 중독, 중금속 중독, 농약 중독, 알코올 중독 환자에게 지치를 먹이면 신기할 정도로 빨리 독이 풀린다.

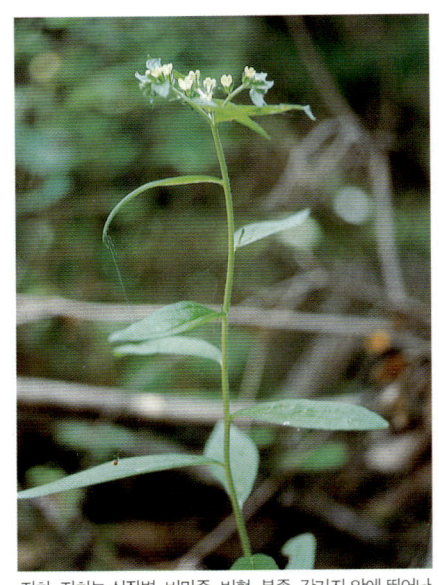

지치. 지치는 심장병, 비만증, 빈혈, 부종, 갖가지 암에 뛰어난 효과가 있는 선약이다.

또한 심장기능을 튼튼하게 하는 작용도 탁월하여 늘 가슴이 두근거리고 잘 놀라는 사람, 심장에 가끔 뻐근하게 통증이 있는 사람, 현기증이 있는 사람한테도 좋은 효과가 있다. 지치는 탁월한 심장병 치료약이다.

악성빈혈이나 재생불량성빈혈 환자도 6개월에서 1년쯤 꾸준히 먹으면 치유가 가능하고, 신장기능이 좋지 않아 손발이 자주 붓고 소변을 자주 보며 살결이 거칠고 얼굴이나 허리 등에 군살이 덕지덕지 붙은 사람도 지치를 꾸준히 먹으면 날씬하게 될 뿐만 아니라 살결이 고와지며 부종이 없어지는 효과를 동시에 거둘 수 있다.

옛 문헌에 나오는 지치의 약성

〈향약집성방〉은 다음과 같이 말하고 있다.

"지치는 맛은 쓰고 성질은 차며 독이 없다. 명치 밑에 사기邪氣가 있는 것과 다섯 가지 황달을 치료하고 비위를 보하며 기운을 돕는다. 또 막힌 것을 잘 통하게 하고 오줌을 잘 나가게 한다. 배가 부은 것, 아픈 것 등도 치료한다. 고약에 섞어 어린이의 살이 헌 데와 얼굴에 난 뾰루지를 치료한다. … 옛날 처방에는 지치를 드물게 썼는데 지금 의사들은 흔히 돌림병을 치료하거나 홍역으로 발진이 잘 돋지 않는 데 이것으로 약을 만들어 쓰고 있다."

북한의 〈동의학사전〉에는 이렇게 나와 있다.

"지치는 심포경, 간경에 작용한다. 혈분의 열을 없애고 독을 풀며 발진을 순조롭게 한다. 또한 혈을 잘 돌게 하고 대변을 잘 누게 하며 새살이 빨리 돋아나게 한다. 예전에는 홍역의 예방과 치료에 주로 써 왔으나 지금은 홍역이 없으므로 화농성 피부질환에 주로 쓴다. 또한 변비, 소변장애, 화상, 동상, 상처, 습진, 자궁경부미란 등에도 쓴다. 하루 6~12그램을 달여 먹는다. 외용약으로 쓸 때는 가루 내서 기름이나 기초제에 개어 바른다. 설사하는 데는 쓰지 않는다."

〈신씨본초학〉에 지치는 청열·해독·소염제로서 홍역의 예방과 치료 및 두창, 성홍열, 단독, 패혈증, 악창 같은 일체의 급성염증과 화농성 질병에 탁월한 효과가 있고 화상, 동상, 습진에도 쓴다고 적혀 있다.

🌿 갖가지 암과 종양 치료에 잘 듣는다

지치를 중국에서는 암 치료약으로 널리 쓴다. 특히 혀암, 위암, 갑상선암, 자궁암, 피부암 등에 지치와 까마중을 달여 복용하게 하여 상당한 효과를 거두고 있다고 한다. 북한에서도 갖가지 암과 백혈병 치료에 지치를 쓰고 있다.

지치는 몸안의 온갖 나쁜 것들은 내보내고 새살을 돋게 하는 작용이 아주 강력하다. 소염·살균 작용으로 암세포를 녹여 없애고 암으로 인해 생긴 부작용을 줄어들게 한다.

지치로 갖가지 암을 치료할 수 있는 민간처방을 소개한다. 유황을 먹여 키운 오리 한 마리와 말린 야생 지치 두 근에 찹쌀을 증류하여 만든 35도 이상 되는 소주 1말(18리터)을 붓고 뭉근한 불로 12시간 이상 달인다. 오래 달여서 건더기는 건져 버리고 달인 술물을 한 번에 소주잔으로 하나씩 하루 세 번 빈속에 먹는다. 술은 지치의 찬 성질을 없애고 약효 성분을 신속하게 온몸으로 운반하는 일을 한다.

술을 전혀 못 마시는 사람은 술 대신 물을 붓고 달여도 된다. 오리는 유황을 먹이지 않은 집오리를 써도 되지만 지치는 반드시 야생 지치를 써야 한다. 유황오리는 농약독, 공해독, 화공약독을 푸는 데 뛰어난 약재이고, 지치 역시 갖가지 공해로 인한 독과 약물 중독, 중금속독을 푸는 데 뛰어난 약재이다. 이 두 가지 약이 만나면 약성이 극대화되어 놀라운 치병효과가 일어난다.

오리와 거위는 구리나 유리를 소화시킬 수 있을 만큼 굳은 것을 삭이는 힘이 있으니 딱딱한 종양덩어리도 녹여낼 수 있다. 또 오리나 거위의 핏속에는 산이나 알칼리 효소에 파괴되지 않는 극미립자의 항암물질이 들어 있다. 지치 또한 막힌 기혈을 뚫어 주고, 생혈生血, 활혈活血하며 종기를 삭여 내는 힘이 지극히 강한 데다가 내장을 보호하고 기운을 늘리는 작용까지 겸했으므로 이 두 가지가 만나면 암 치료에 으뜸가는 약이 될 수 있는 것이다.

경기도 부천에 사는 한 주부는 손목관절 부위에 악성종양이 생겨 6년 동안을 고생했다. 종양세포는 차츰 자라나 어린아이 주먹만한 크기로 자랐고, 암세포가 혈관을 타고 다른 곳으로 전이되어 양발의 발목 부위에도 혹이 자라기 시작했다. 병원에서는 손을 잘라야 된다고 했으나 민간요법으로 치료하기로 결심했다. 그리고 손목에 있는 종양 덩어리를 쑥뜸으로 윗부분은 태워 버리고 밑부분에 남아 있는 딱딱하고 흰 비계 같은 것은 칼로 잘라 내었다. 그 후에 지치 가루를 복용하기 시작하였더니 몹시 딱딱하던 덩어리가 차츰 풀리기 시작하여 5개월쯤 후에는 보통 살과 다름없을 정도로 부드럽게 되었다고 한다. 이를 보면 지치가 몸에 있는 딱딱한 덩어리를 풀어 주는 힘이 놀랍도록 뛰어나다는 것을 알 수 있다.

🌿 **화공약독, 공해독 갖가지 난치병을 고친다**

지치는 산중에서 수도하는 사람들이나 절간의 스님들이 비밀에 환골탈태하는 선약을 만드는 데 쓴다. 불사신방不死神方이라고 부르는 이 선약을 오래 복용하면 한겨울에 홑옷만 입어도 추위를 타지 않고 몸이 따뜻해지며 넘어져 다치거나 심하게 부딪혀도 어혈이 생기지 않고 피부가 잘 익은 대춧빛처럼 붉어지며 놀랄 만큼 기운이 솟구치게

지치 뿌리는 탈 없는 피임약

지치는 피임효과가 있어 피임약으로도 쓸 수 있다. 북한에서 펴낸 〈약초의 성분과 이용〉을 보면 지치의 잎, 꽃, 씨, 뿌리의 추출물이 동물의 생식선자극호르몬을 중화하고 난소의 호르몬 기능을 억제하며 정자를 죽이고, 성기관, 가슴샘, 뇌하수체의 무게를 줄이고 성장발육을 억제한다고 하였다. 젊은 여성이 생리가 끝나는 날부터 열흘 동안 지치 뿌리 가루를 한 번에 한 숟가락씩 하루 두 번 먹으면 임신을 하지 않게 된다. 또 폐경기에 다다른 여성이 지치를 오래 복용하면 빨리 늙지 않는다. 지치가 뇌하수체호르몬, 특히 항체생성호르몬의 생성을 억제하여 노화를 방지하기 때문이다. 그러므로 지치는 갱년기 질병의 치료에 매우 좋은 약이 된다.

된다고 한다. 이 선약을 만드는 방법은 다음과 같다.

지치 네 근(말린 것), 인삼 세 근(말린 것), 부자 두 근(경포부자를 오골계 뱃속에 넣은 다음 오골계 털을 뽑지 않고 황토 흙으로 싸서 불에 구워 법제한 것), 창출 한 근(노랗게 볶은 것)을 한데 합쳐 곱게 가루를 내어 한 번에 밥숟가락으로 하나씩 하루 두세 번 밥 먹기 전에 먹는다.

지치는 화공약독, 공해독, 농약독으로 갖가지 난치병이 창궐하는 오늘날을 위해 조물주가 지금껏 감추어 두었던 약초이다. 옛사람도 이를 알고 지치에 대한 예언을 노래로 남겼다. 조선시대 중기의 대학자이며 영의정을 지낸 동고東皐 이준경李浚慶 선생이 지은 것으로 전해지는 시절가에 다음과 같은 구절이 있다.

지치 줄기와 꽃. 옛 스님들이나 도인들은 무병장수하고 환골탈태하는 선약을 만드는 데 썼다.

"무산천無山川 갓가오니 무명악질無名惡疾 독한 병이 함문곡성緘門哭聲 어이 할꼬. 약이야 잇것마난 지초오리 구해다가 소주 한 잔 전복하소 빅씨하나 살릴 손야."

여기서 무명악질은 암, 에이즈 같은 현대의 난치병을 가리키고, 함문곡성은 문을 닫고 통곡한다는 뜻인데 에이즈나 성병 같은 수치스런 병에 걸렸으니 숨어서 혼자 울고 밖으로 나타나지 않는 것을 가리키는 말이다. '빅씨하나 살릴 손야'는 백 명 중에 한 사람은 살릴 수 있지 않겠느냐는 뜻이다.

　이 약성가에서 지치와 유황오리가 에이즈 같은 난치병을 치료할 수 있다는 뜻이 감추어져 있음을 짐작할 수 있다. 자세히 밝히기 어렵지만 실제로 에이즈 환자가 앞에 쓴 지치와 유황오리 처방으로 거의 완치에 가깝게 회복된 사례가 있으며 이에 대해서는 몇 사람이 더 깊이 연구하는 중이다.

지치로 온갖 부인병, 난치병 다스리기

🍃 냉증·대하증

몸의 윗부분에 열이 있고 아랫도리가 허해서 생긴 여성의 냉증, 곧 상기증으로 인한 냉증에는 지치를 잘게 썰어 참기름에 넣고 40시간 이상 끓여서 복용한다. 하루 세 번, 한 번에 밥숟가락으로 두 숟가락씩 복용하면 여성의 냉증, 대하, 신경통, 무릎이 차고 힘이 없는 데 효과가 있다.

🍃 두통

상초上焦의 열로 인한 두통에는 지치를 부드럽게 가루 내어 따뜻한 물과 함께 먹는다. 한 번에 밥숟가락으로 한 숟가락씩 하루 서너 번 빈속에 먹는다. 지치는 상초의 열로 인하여 머리가 아프고 어깨가 뻐근하게 아픈 것을 치료한다.

🍃 위장병·부종

위장에 탈이 생겨 소화가 잘 안 되고 밥맛이 없고 기운이 없으며 몸이 붓고 복수가 찰 때에는 생지치를 잘게 썰어 토종꿀에 40시간 이상 끓여 한 번에 한 숟가락씩 하루 3~5번 먹는다. 토종꿀에 끓이는 것은 지치의 찬 성질을 없애기 위해서다.

🌿 변비 · 고혈압 · 동맥경화 · 중풍 · 악성빈혈

변비, 고혈압, 동맥경화, 중풍에는 지치 가루를 더운물로 한 번에 밥숟가락으로 두 숟가락씩 하루 3~5번 먹는다. 지치는 혈액순환을 좋게 하고 막힌 기혈을 뚫어 주며 혈압과 열을 내리고 마비된 것을 풀어 주는 작용이 있다.

🌿 경기, 놀라서 병이 난 데

어린이가 경기를 할 때에는 지치 생즙을 한 숟가락씩 하루에 서너 번 빈속에 먹이거나 지치에 술과 물을 반씩 섞어서 붓고 끓여서 먹인다. 아니면 참기름에 지치를 넣고 달여서 먹여도 좋다. 지치는 심장을 튼튼하게 하는 작용이 있어서 경기, 간질, 잘 놀라는 데 모두 좋은 효험이 있다.

　어린이가 경기를 하거나 어른이 갑자기 놀라서 생긴 병에는 거름기 없는 좋은 황토를 술을 부어 반죽한 다음, 그 황토 반죽으로 어린아이 오줌에 하룻밤 담가 두었던 지치를 싸서 잿불에 굽는다. 이렇게 구운 지치를 부드럽게 가루 내어 한 번에 3~5그램씩 하루 세 번 빈속에 먹이거나, 술을 뿌려서 말린 지치를 부드럽게 가루 내어 한 번에 3~5그램씩 더운물과 함께 하루 세 번 먹인다.

🌿 뱃속에 딱딱한 덩어리가 있을 때

위장이나 뱃속에 딱딱한 덩어리가 생긴 데는 지치를 부드럽게 가루 내어 따뜻하게 데운 술 한 잔과 함께 한 번에 4~5그램씩 하루 세 번 밥 먹기 전에 먹는다. 술은 순수한 곡식으로 만든 증류주여야 한다. 지치는 딱딱한 덩어리를 풀어서 무르게 하는 작용이 있다.

🌿 원인을 알 수 없는 두통, 소화불량

원인을 알 수 없는 두통이나 위장기능이 허약하여 소화가 잘 되지 않을 때에는 지치를 술에 담가 마시면 즉시 효과가 있다. 지치를 35도 이상의 증류주에 담가서 3개월 이상 우려내어 한 번에 소주잔으로 두 잔씩 하루 세 번 마신다.

🌿 비만증

비만증에는 지치 가루를 한 번에 밥숟가락으로 한 숟가락씩, 곧 4~5그램을 하루 세 번 빈속에 먹는다. 지치를 먹으면 포만감이 있어서 음식을 먹지 않아도 배가 고프지 않고 기운이 빠지지도 않는다. 지치는 가장 이상적인 다이어트 약초라고 할 수 있다. 5개월쯤 먹으면 정상체중으로 살이 빠지고 다시는 살이 찌지 않는다.

🌿 타박상 · 어혈 · 신경통

동맥경화, 어혈, 신경통, 타박상에는 지치와 장뇌삼을 같은 양으로 하루에 한 번씩 날로 꼭꼭 씹어서 복용하면 특효가 있다.

🌿 백전풍 · 자전풍

백전풍이나 자전풍에는 지치를 말려 가루 내어 한 번에 5그램씩 하루 세 번 복용하는 한편, 지치 가루를 자신의 침으로 개어 아픈 부위에 하루 세 번쯤 바른다. 바르고 나서 한 시간쯤 뒤에 반창고를 붙여 둔다. 반창고를 붙여 두었다가 떼어 내면 반창고에 흰 가루 같은 것이 조금씩 묻어 나온다. 반창고를 하루 한 번씩 갈아붙이되 흰 가루 같은 것이 더 이상 묻어 나오지 않을 때까지 한다. 완전히 낫기까지 2개월쯤 걸린다.

🌿 고혈압 · 동맥경화

동맥경화와 고혈압에는 지치 가루와 느릅나무 뿌리껍질 가루를 같은 양으로 하여 더운물로 한 번에 5~10그램씩 하루 세 번 빈속에 먹는다. 대개 3개월쯤 복용하면 낫는다. 지치는 혈액순환을 좋게 하고 심장을 튼튼하게 하므로 동맥경화나 고혈압, 심장병에 매우 좋은 효과가 있다.

한눈에 보기 — 지 치

과 명	지치과
생약명	자초紫草, 자근紫根
속 명	지치, 주치
분포지	나무가 별로 없는 야산
개화기	5~6월
꽃 색	흰색
결실기	8~9월
열 매	반짝반짝 윤이 나는 둥근 열매
높 이	30~70센티미터 자라는 여러해살이풀
채취시기	가을이나 겨울, 이른 봄에 뿌리를 채취한다
가공법	술을 뿌려서 말리기를 아홉 번 한다
약 효	갖가지 암, 백혈병, 홍역, 피부병, 생리통, 비만증, 냉증, 변비, 부종, 신장염, 습진, 심장병, 양기부족, 자궁염, 악성빈혈 등

7 대하증과 장염에 좋은 쇠비름

쇠비름은 길 옆이나 밭에 흔하게 자라는 잡초다. 밭농사를 짓는 사람들한테 쇠비름은 골칫덩어리다. 아무리 뽑아버려도 끈질기게 자라 나오며 아무리 가물어도 죽지 않고 제초제를 쳐도 잘 죽지 않는다. 뽑아서 밭둑에 쌓아 놓아도 여간해서는 마르지 않으며 비만 오면 다시 살아나서 꽃을 피우고 열매를 맺는 근성이 지독한 식물이다.

쇠비름은 줄기와 잎이 다육질이며 잎은 긴 타원꼴이고 줄기는 붉다. 한해살이풀로 줄기는 밑동에서 갈라져 땅을 기면서 자라고 꽃은 6월에서 가을까지 노랗게 피며 열매는 꽃이 지고 난 뒤에 까맣게 익는다.

쇠비름은 잎 모양이 말의 이빨을 닮았다고 해서 마치현이라고도 부른다. 쇠비름을 오행초라고도 부르는데 이는 다섯 가지 색깔, 즉 음양오행설에서 말하는 다섯 가지 기운을 다 갖추었기 때문이다. 쇠비름의 잎은 푸르고 줄기는 붉으며, 꽃은 노랗고, 뿌리는 희고, 씨앗은 까맣다.

한여름 태양의 정기를 받은 생명력 강한 풀

쇠비름은 유난히 여름철의 뜨거운 햇볕을 좋아하는 식물이다. 한 여름철 대낮의 뙤약볕 아래에서는 모든 식물이 시들시들해져서 잎이 축 늘어지지만, 쇠비름은 햇볕이 강할수록 오히려 더 생생하게 생기가 나며, 잎과 줄기에 수분을 많이 저장하고 있어서 아무리 가물어도 말라죽지 않는다. 쇠비름의 이런 성질을 나타내는 다음과 같은 전설이 있다.

옛날, 중국에 하늘에 태양이 열 개나 나타나서 모든 강과 시냇물이 마르고 강한 햇볕으로 땅이 거북이 등처럼 갈라졌으며 곡식과 나무와 풀들이 모두 누렇게 말라 죽었다. 사람들은 하나같이 하늘을 원망하면서 산 속에 있는 동굴에 숨어 살았다.

이 때 후예라고 하는 몹시 힘이 세고 용기가 뛰어난 장수가 나타났다. 그는 백성들을 강한 뙤약볕으로부터 구해 내기 위해 활을 쏘는 법을 익혔다. 마침내 그는 활 쏘는 법을 완전히 익혀서 태양을 향해 활을 쏘아 하나씩 떨어뜨렸다.

후예가 아홉 개의 태양을 떨어뜨리고 나자 마지막 한 개 남은 태양은 두려워서 급히 쇠비름의 줄기와 잎 뒤에 내려와 숨었다. 이렇게 해서 태양은 후예의 화살을 피할 수 있었다.

그 뒤로 태양은 쇠비름에게 은혜를 갚기 위해 뜨거운 뙤약볕 아래에서도 말라죽지 않게 하였다. 그 덕분에 한 여름철 강한 햇볕에 다른 식물들이 모두 축 늘어져 있지만 쇠비름은 저 혼자서 싱싱하게 살아

쇠비름은 가장 흔한 잡초이면서도 갖가지 종기와 염증, 당뇨병, 대하증 등에 좋은 효험이 있는 약초이다.

있을 수 있게 되었다고 한다. 쇠비름은 태양의 정기를 온 몸으로 흠뻑 받으면서 자라는 약초이다. 그런 까닭에 생명력이 가장 억세고 기운이 충만하다.

악창과 종기, 오래된 흉터에 신통한 효험

쇠비름은 갖가지 악창과 종기를 치료하는 데 놀랄 만큼 효험이 있는 약초이다. 쇠비름을 솥에 넣고 오래 달여 고약처럼 만들어 옴, 습진, 종기 등에 바르면 신기할 만큼 잘 낫는다. 오래된 흉터에도 바르면 흉터가 차츰 없어진다.

쇠비름은 피부를 깨끗하게 하는 효과도 있다. 쇠비름은 봄부터 가을까지 계속 연한 순이 나오므로 아무 때나 뜯어서 데쳐서 찬물로 우려 낸 다음 양념을 해서 먹으면 맛도 괜찮고 장이 매우 튼튼해진다.

　쇠비름은 이질이나 만성장염을 치료하는 약으로 옛날부터 이름이 높았다. 장이 깨끗해지면 혈액이 맑아지고 살결이 고와지며 몸 속에 있는 온갖 독소들이 빠져나간다. 쇠비름은 장을 튼튼하게 할 뿐만 아니라 대변과 소변을 잘 나오게 하는 작용도 있다.

　피부에 생긴 염증이나 종기에는 쇠비름을 날로 짓찧어 붙이면 잘 낫고 설사나 만성대장염 등에는 쇠비름과 쌀을 같이 넣고 죽을 끓여 먹으면 잘 낫는다.

　쇠비름은 우리 선조들이 나물로 많이 먹었다. 부드러운 잎과 줄기를 소금물로 살짝 데쳐 햇볕에 바싹 말려 저장해 두었다가 물에 불려 양념을 넣고 무치든지 기름에 약간 볶아서 먹으면 맛이 썩 좋다. 쇠비름은 아무 곳에나 흔하기 때문에 잘 준비해 두면 좋은 겨울 찬거리가 된다. 옛날부터 쇠비름을 장명채長命菜라고 하여 오래 먹으면 장수한다고 하였고 또 늙어도 머리카락이 희어지지 않는다고도 하였다.

　그리스의 크레타 섬에 사는 사람들은 4천 년 전이나 지금이나 음식을 먹는 습관이 거의 같다고 하는데 이 섬에 사는 사람들은 심장병이나 관상동맥질병으로 죽는 사람이 매우 드물다고 한다. 크레타 섬의 주민들은 주변의 다른 지역 사람들과 비슷한 음식을 먹고 있지만 한 가지 다른 것은 밭에 잡초로 자라는 쇠비름을 늘 먹는다고 한다.

오메가 - 3 지방산이 가장 많이 들어 있는 약초

학자들의 연구에 따르면 쇠비름에는 사람의 몸에 유익한 기름 성분이 많이 들어 있다고 한다. 쇠비름의 잎이나 줄기가 매끄럽고 윤이 반짝반짝 나는 것은 그 속에 들어 있는 기름 성분 때문이다.

쇠비름에 들어 있는 오메가-3라는 지방산은 혈액순환을 좋게 하고 콜레스테롤이나 중성지방질 같은 몸 안에 있는 노폐물을 몸 밖으로 내보내며 혈압을 낮추어 주는 등의 작용이 있다. 쇠비름은 지상에 자라는 식물 가운데서 오메가-3 지방산이 가장 많이 들어 있다고 한다.

마당에 놓아 먹이면서 쇠비름을 많이 뜯어 먹고 자란 닭이 낳은 달걀에는 오메가-3 지방산과 오메가-6 지방산의 비율이 1대 1인 것에 견주어 곡식을 주어서 키운 보통 닭이 낳은 달걀은 1대 20으로 오메가-6 지방산이 20배나 더 많이 들어 있었다고 한다. 오메가-6 지방산은 옥수수 기름, 면실유, 해바라기씨 기름 등에 많이 들어 있는 기름으로 많이 먹으면 암, 우울증, 비만증, 알레르기, 자가 면역질병, 당뇨병 같은 온갖 질병에 걸리기 쉽다고 한다. 오메가-3 지방산은 갖가지 약초, 녹색 채소, 잣, 호도, 콩 등에 많이 들어 있고 기름 중에서는 아마인유와 대마인유, 동백씨앗 기름, 생강나무씨앗 기름에 많이 들어 있다.

영국의 뇌영양화학연구소 소장인 크로포드 박사는 쇠비름 100그램에는 300~400밀리그램의 오메가-3 지방산인 알파리놀렌산이 들어 있는데 이는 상추에 들어 있는 것보다 15배나 많은 것이라고 한다. 이와 함께 항산화제도 많이 들어 있다고 한다. 쇠비름 나물

쇠비름 꽃. 쇠비름에는 사람의 몸에 가장 유익한 기름이 많이 들어 있다.

을 한 끼만 먹어도 하루에 필요한 비타민 E·C, 베타카로틴, 글루틴 같은 것이 충분히 공급될 수 있다는 것이다.

오메가-3 지방산을 알맞게 꾸준히 섭취하면 중성지방질이 몸 밖으로 빠져 나가고 부정맥, 관상동맥경화증, 고혈압, 당뇨병, 암, 관절염, 혈소판감소증이나 다발성경화증 같은 자가 면역질병, 대장염, 건선이나 종기 같은 갖가지 피부병 등이 낫거나 호전된다고 한다.

쇠비름은 지구상에 있는 모든 식물 가운데서 여덟 번째로 널리 퍼져 있는 야생 식물로 남극이나 북극, 시베리아 같은 몹시 추운 지방을 제외하고는 거의 세계 모든 나라와 섬에 널리 퍼져 자란다. 쇠비름은 아마 인류가 가장 먼저 먹기 시작한 식물 가운데 하나인지도 모른다. 그리스의 한 구석기 시대 동굴에서 1만 6천 년 전의 쇠비름 씨가 발견되었다고 한다.

쇠비름은 당뇨병의 혈당치를 낮추는 데에도 매우 좋은 효과가 있다. 그늘에서 잘 말린 것을 하루 30~40그램 물로 달여서 먹거나 생즙을 내어 한 잔씩 하루 서너 번 마시면 혈당치가 떨어지고 기운이 나며 당뇨로 인한 모든 증상이 차츰 없어진다. 쇠비름은 매우 뛰어난 당뇨병 치료약이다. 쇠비름을 1년 동안 열심히 달여 먹고 몹시 심한 당뇨병 환자가 완전히 건강을 회복하는 것을 보았다.

쇠비름을 생즙을 내어 먹어도 좋다. 저혈압, 당뇨병, 대장염, 관절염, 변비, 여성의 적·백대하, 임질, 설사 등에 효과가 좋다. 대개 소주잔으로 한 잔씩 아침, 저녁으로 하루 두 번 마시면 된다.

쇠비름에 대해 〈동의학사전〉에는 이렇게 적혀 있다.

"맛은 시고 성질은 차다. 심경, 대장경에 작용한다. 열을 내리고 독을 풀며, 어혈을 없애고 벌레를 죽이며 오줌을 잘 누게 한다. 약리실험에서 강심작용, 혈압을 높이는 작용, 억균작용, 자궁을 수축시키는 작용, 피를 멎게 하는 작용 등이 밝혀졌다. 대장염의 예방과 치료에 주로 쓴다."

종기와 종창을 없애는 쇠비름 수은

쇠비름에는 수은이 들어 있다. 쇠비름에 들어 있는 수은은 금속수은과는 달리 독이 없다. 쇠비름의 마디와 잎 사이에 수은이 들어 있어 이를 추출하는 방법이 옛 의학책에 적혀 있다.

쇠비름으로 자궁염 · 질염 · 질궤양 · 대하 고치기

흔히 말하는 대하나 냉증은 자궁에 생긴 염증이다. 질이나 자궁에 염증이 생겨서 분비물이 빠져나오는 것이다. 자궁과 질의 염증과 궤양에는 쇠비름과 달걀 흰자위로 치료하면 잘 낫는다. 쇠비름 생즙 한 잔과 달걀 흰자위 두 개를 함께 먹으면 된다.

달걀 흰자위는 심장 아래에 감추어져 있는 열을 없애고 쇠비름의 작용을 도와 준다. 신선한 쇠비름을 뿌리째 채취하여 줄기와 잎을 깨끗하게 씻은 다음 짓찧어 즙을 짠다. 한편 달걀 흰자위 두 개를 따뜻하게 데워서 쇠비름 즙 100~150밀리리터와 함께 하루 세 번 밥 먹기 30분 전에 먹는다.

이것은 자궁질부의 점막상피가 파괴되어 없어졌을 때, 자궁내막염이나 자궁경관내막에 염증이 생겨서 나오는 분비물이 질부를 자극할 때, 난포호르몬이 너무 많이 분비될 때, 자궁이 외음부까지 탈출했을 때 사용하면 좋다. 또 끈적끈적한 대하가 많이 나오고 성행위를 할 때 피가 조금씩 나오는 증상에도 좋다. 모든 종류의 대하증에 이 치료법을 쓰면 70퍼센트 이상이 완전히 낫고 30퍼센트는 좋아진다.

옛 의학책에 쇠비름은 성질이 차고 맛은 시고 미끄러우며 독이 없다고 하였다. 찬 성질은 하초의 열을 내리며 신맛은 거두어들이는 작용을 하면서 동시에 염증을 낫게 한다. 열을 내리고 독을 풀며 종기를 삭이는 효능이 있으므로 여성의 대하에 널리 쓸 수 있다. 중국 명나라 때의 본초학자 이시진이 지은 〈본초강목〉에 따르면 쇠비름에는 잎이 작은 것과 큰 것이 있는데 잎이 작은 것만을 약으로 쓴다고 하였다. 잎이 큰 쇠비름이 무엇을 가리키는지 알 수 없고 요즈음 쇠비름은 모두 잎이 작은 것이다.

넓은 밭에 쇠비름이 일부러 심은 것처럼 빽빽하게 자랐다. 쇠비름을 늘 나물로 먹으면 오래 산다고 하여 장명채라고도 부른다.

먼저 쇠비름을 채취하여 엮어서 처마 밑에 걸어 말려야 하는데 쇠비름은 물기가 많아 잘 마르지 않는다. 뙤약볕에 열흘 동안을 내놓아도 물기가 그대로 남아 있기 예사다. 몇 달을 햇볕에 내어 놓았다가도 물을 축여 주기만 하면 살아난다. 쇠비름이 잘 마르지 않을 때에는 회화나무 가지로 하루에 몇 번씩 툭툭 쳐 주면 잘 마른다.

잘 말린 쇠비름을 불에 태워서 재를 얻는다. 쇠비름 태운 재 16근을 오지그릇 속에 넣고 뚜껑을 덮은 다음 이를 석 자 깊이의 황토 속에다 묻어 두었다가 21일 만에 꺼내면 재 속에 있던 수은이 항아리 아래쪽에 모두 모인다. 대개 쇠비름 재 16근에서 수은 한 근을 얻을 수 있다고 한다. 이 수은을 종기나 종창 치료에 쓰면 그 효과가 신통하다.

쇠비름은 매우 흔한 풀이지만 그 약효는 몹시 귀하다. 늘 나물로 먹으면 피가 맑아지고 장이 깨끗해져서 건강하게 오래 살 수 있다. 아무도 거들떠보지 않는 풀이 가장 좋은 약초라는 것을 잊지 말아야 한다. 불로초는 결코 먼 곳에 있지 않다. 죽여 없애려고 애를 써도 결코 죽지 않는 쇠비름이야말로 진정한 불사초인 동시에 불로초다. 요즘 사람들은 왜 이 불로초를 뽑아 없애려고 혈안이 되어 있는 것일까. 뽑아 없애려고 애쓰지 말고 놀고 있는 땅이나 밭에 한번 열심히 심어 보자.

쇠비름으로 장염·유선염·방광염·온갖 난치병 치료하기

🌿 만성대장염

쇠비름 10그램, 오배자·목향·앵속각 각 4그램을 부드럽게 가루 내어 꿀로 알약을 만들어 한 번에 7그램씩 하루 세 번 먹는다. 오배자를 구할 수 없을 때에는 붉나무 잎이나 잔가지를 대신 쓰고, 앵속각을 구할 수 없을 때에는 넣지 않아도 된다. 앵속각은 양귀비의 줄기로 옛날부터 복통을 치료하는 약으로 이름이 높았다. 쇠비름 한 가지만을 진하게 달여서 그 물을 마시거나 가루 내어 한 번에 10그램씩 하루 세 번 밥 먹기 전에 먹어도 좋다. 쇠비름은 장을 튼튼하게 하고 염증을 없애며 치질을 낫게 한다.

🌿 혈뇨

붉은팥 30~35그램, 당귀 12그램, 쇠비름 30그램을 물에 달여 15~30일 동안 먹는다. 쇠비름은 출혈을 멎게 하는 작용이 있다.

🌿 방광염·신우신염

신선한 쇠비름을 날것으로 500그램을 잘게 썰어서 흑설탕 100그램과 함께 질그릇에 넣고 물 1리터를 붓는다. 30분 동안 달여 찌꺼기를 버리고 물이 400밀리리터가 되게 달여 하루 세 번에 나누어 먹는다. 말린 것은 150그램을 물에 두 시간 동안 담가 두었다가 먹는다. 급성요로감염증에 좋은 효과가 있다. 쇠비름은 소변을 잘 나가게 하고 콩팥의 열을 내리는 작용이 있어서 모든 콩팥과 방광의 질병에 쓸 수 있다.

🌿 화농성 피부염

신선한 쇠비름에 물을 쇠비름 양의 10배를 넣고 오랫동안 달여서 진득한 고약처럼 만든 엑기스 15그램에 고백반 3그램, 바셀린 90그램을 섞어 연고처럼 만들어 피부염이 있는 부위에 바른다. 고백반이란 백반을 열 시간 이상 구워서 가루 낸 것으로 염증을 없애고 습기를 없애며 나쁜 살을 없애는 데 좋은 효능이 있다. 쇠비름으로 만든 고약을 천연 섬유로 된 천에 발라서 아픈 부위에 대고 반창고를 붙이거나 붕대를 감아 준다.

날마다 한 번씩 갈아 주거나 하루 걸러 한 번씩 갈아붙인다. 대개 한두 번 발라 주면 거의 다 낫는다. 고름이 나고 염증이 생기는 화농성피부염에는 거의 100퍼센트 효과가 있다. 고백반이나 바셀린이 없으면 쇠비름 고약만을 발라도 된다.

🌿 큰 종기

쇠비름 말린 것 500그램과 참기름 1킬로그램을 같이 솥에 넣고 끓이다가 쇠비름이 누렇게 되면서 마르면 건져 내고 송진 300그램을 넣는다. 송진이 다 녹은 다음에 황단 250그램을 천천히 넣으면서 거품이 없어질 때까지 계속 젓는다. 황단은 납을 가열하여 만든 것으로 그렇게 하면 처음에는 붉은 색깔이던 것이 빛깔이 차츰 연해지면서 엿처럼 되는데 이 때에 물을 몇 방울 떨어뜨려 봐서 물방울이 구슬방울처럼 구르면 고약이 다 만들어진 것이다. 아직 화독이 남아 있으므로 화독을 없애기 위해 30일 동안 찬 곳에 두었다가 쓴다.

이 고약은 고름이 생기지 않았을 때에는 삭이는 작용을 하고 고름이 생겼을 때에는 터지게 하여 고름을 빨아 내는 작용을 하며 새살을 나오게 하고 상처를 아물게 한다.

아픈 곳 주변을 알코올을 묻힌 솜으로 소독하고 고약을 기름종이 같은 데 고루 발라서 붙인 다음 소독한 천을 덮고 반창고로 고정한다. 붕대는 하루에 한 번씩 갈아붙이도록 한다. 고름이 터져 나오면 과산화수소에 적신 솜으로 깨끗하게 닦고 소독한 솜으로 고름을 깨끗하게 닦아 낸 다음 고약을 붙여야 새살이 잘 돋아 나온다.

🌿 유선염

9~10월에 쇠비름을 캐서 깨끗하게 씻은 다음 절구에 넣고 짓찧어 멍울이 생긴 부위에 붙이되 아픈 부위를 다 덮고도 남을 정도로 넓게 5~10밀리미터 두께로 붙인다. 하루 한 번씩 갈아붙이도록 한다. 7일 동안 붙이고 하루를 쉰 다음 다시 7일 동안 붙이기를 몇 차례 반복한다. 대개 3~4주일 붙이면 멍울이 물렁물렁하게 되면서 차츰 줄어드는 것을 느낄 수 있다. 멍울이 콩알만큼 작아지거나 완전히 없어질 때까지 반복해서 붙인다. 10~20일 붙여도

까맣게 익은 쇠비름 씨.

효과가 신통치 않을 때에는 쇠비름 3에 참마 1의 비율로 날것을 짓찧어서 붙인다. 신선한 쇠비름을 구할 수 없는 계절에는 말린 쇠비름을 6시간 동안 물에 불려서 사용한다. 90퍼센트 이상이 완전히 낫거나 호전된다. 30~90일 동안 치료한다. 쇠비름은 유방에 딱딱하게 멍울이 생긴 것을 풀어 준다.

한눈에 보기

쇠비름

과 명	쇠비름과
생약명	마치현, 장명채長命菜
속 명	쇠비름
분포지	묵은 밭이나 길가
개화기	6~10월
꽃 색	노란색
결실기	7~10월
열 매	찌그러진 타원꼴의 씨앗이 까맣게 익는다
높 이	20~30센티미터 자라는 한해살이풀
채취시기	여름이나 가을
가공법	그늘에서 말린다
약 효	대장염, 무좀, 습진, 피부암, 부종, 신장염, 이질, 폐결핵, 냉증, 대하, 관절염, 저혈압, 당뇨병, 악창, 종기 등

8 피부가 꽃처럼 고와지는 천문동

　흔히 피부는 내장의 거울이라고 한다. 피부를 보면 내장 상태를 알 수 있다. 피부가 맑고 윤이 나면 내장이 건강한 것이요, 피부가 거칠고 탁하면 내장이 병들어 있는 것이다. 곧 살결이 고우면 온몸이 건강하다고 볼 수 있다. 옛날 명의들은 사람의 살결만 보고도 온몸의 건강 상태를 알았다.

　옛사람들은 얼굴이 잘 익은 대추 빛깔처럼 붉고 윤이 나는 사람을 일러 흔히 신선 같다고 하였다. 조선 세종 임금 때 펴낸 의학백과사전인 〈향약집성방〉에는 '신선방'이라 하여 잘 먹으면 신선처럼 되게 한다는 약이 많이 나온다. 그런 약으로 석창포, 구기자, 회화나무 열매, 운모, 황정, 천문동, 복령, 닥나무 열매 등을 꼽고 있다. 그 중에서도 진액을 늘리며 살결을 어린아이처럼 곱게 하는 데는 천문동天門冬이 으뜸이라고 하였다.

얼굴빛이 고와지고 몸에서 향기가 난다

글쓴이의 지인 중에 전북 정읍에서 한약방을 운영하는 박 선생은 한의학을 비롯하여 음양오행과 풍수지리, 도가사상 등에 두루 일가견이 있는 분이다. 박 선생은 스무 살 무렵에 산 속에 들어가 몇 달 동안 수련을 한 적이 있다. 그때 산 속에서 수련하던 노인 한 분을 만났는데 노인은 신선이 부럽지 않은 건강법이라는 말과 함께 평생 동안 천문동을 먹으라며 복용법을 자세히 일러 주었다고 한다.

산을 내려온 뒤에 박 선생은 40년 동안 그 일을 까맣게 잊고 한약방을 운영하는 일에만 몰두했다. 나이가 들어 한약방을 아들한테 맡기고 다시 산을 열심히 다니던 중에 문득 천문동을 먹으라던 노인의 말이 생각났다. 틈틈이 천문동을 캐서 말린 후 가루 내어 조금씩 먹어 보았다. 과연 맛도 좋고 먹을수록 힘이 솟고 희끗희끗하던 머리가 까맣게 되었을 뿐만 아니라 험한 산을 온 종일 뛰어다녀도 피곤한 줄을 몰랐다. 박 선생은 시험삼아 천문동을 온 가족에게 권해 보았다. 그랬더니 놀라운 일이 일어났다.

천문동 뿌리. 폐를 튼튼하게 하고 기침을 멎게 하며 살결을 곱게 하는 데 으뜸이라고 할 만한 약초이다.

60세가 넘은 박 선생의 아내는 천문동을 복용한 후 살결이 고와지고 주름살이 줄어들어 이웃들에게 20년은 더 젊어졌다는 말을 자주 듣게 되었다. 27살 된 딸은 여드름과 주근깨가 없어지면서 얼굴이 뽀얘졌으며 심한 생리통도 씻은 듯 사라졌다. 박 선생 가족은 둘째가라면 서러워할 천문동 예찬론자들이다.

🌿 천문동 가루 먹는 법

신선방에서 천문동을 이용한 건강법과 장수비결 세 가지를 옮겨본다.

- 천문동 뿌리 12킬로그램을 잘게 썰어 그늘에서 말린 다음 가루 내어 한 번에 12그램씩 하루 대여섯 번 술에 타서 먹는다. 2백 일 동안 먹으면 몸이 오그라들던 것이 펴지고 여윈 것이 튼튼해지며 3백 일 동안 먹으면 몸이 거뜬해진다. 법제한 송진과 꿀을 같이 섞어서 먹으면 더 좋고 많이 먹을수록 좋다. 단, 이때 잉어를 먹지 말아야 한다.

- 천문동 뿌리 1.2킬로그램과 숙지황 600그램을 가루 내어 졸인 꿀에 반죽하여 달걀 노른자만하게 알약을 만든다. 이것을 한 번에 세 개씩 하루 세 번 더운 술에 풀어서 먹는다. 이렇게 먹으면 산을 오를 때나 먼 길을 갈 때 곡식을 먹지 않아도 배고프지 않고 10일 동안 먹으면 몸이 거뜬해지고 눈이 밝아지며 20일 동안 먹으면 온갖 병이 낫고 얼굴빛이 꽃처럼 고와진다. 30일 동안 먹으면 흰머리가 검어지고 빠졌던 이가 다시 나오며 백 일 동안 먹으면 오래 살 수 있게 된다. 약을 먹는 동안 잉어를 먹지 말아야 한다.

- 천문동 뿌리 12킬로그램을 음력 7~9월 사이(음력 정월에 캐도 되는데 이때가 지나면 약효가 없다고 한다)에 캐서 깨끗하게 씻어 햇볕에 말린 다음 가루 내어 한 번에 12그램씩 하루 세 번 술에 타

서 먹는다. 생것을 캐서 술을 만들어 먹으면 더 좋다. 오래 먹으면 물에 들어가도 몸이 잘 젖지 않고 오래 살며 정신이 맑아지고 흰 머리칼이 검어지며 빠졌던 이가 다시 나오고 피부가 윤택해지며 귀와 눈이 밝아진다. 마찬가지로 약을 먹는 동안 잉어를 먹지 말아야 한다.

진액을 늘리고 뼈와 골수를 튼튼하게 한다

천문동은 백합과에 딸린 여러해살이 덩굴성식물이다. 따뜻한 바닷가 지방의 풀숲이나 모래땅에 드물게 자란다. 잎 모양은 아스파라거스를 닮았고 뿌리는 작은 고구마를 닮았다. 봄철에 손가락 모양의 연한 순이 나오는데 이것을 나물로 먹을 수 있다. 줄기는 2미터쯤 덩굴로 자라고 잎은 바늘잎 모양으로 마주나는데 끝이 뾰족하여 가시와 같다. 5~6월에 엷은 노란색 꽃이 잎맥에 두세 개씩 피고 팥알 만한 둥근 열매가 연한 녹색으로 익으며 열매 속에 까만 씨가 한 개씩 들어 있다.

땅 속에 방추형으로 구부러진 고구마 모양의 길이 6~15센티미터쯤 되는 괴근이 5~15개 달린다. 겉은 밝은 갈색이고 속은 반투명한 흰빛이다. 맛은 달면서도 뒷맛이 약간 쓰다. 이 덩이뿌리를 천문동이라고 부른다.

천문동은 우리나라의 남부지방과 섬 지방에 더러 자란다. 중국에서 수입한 것을 시중에서 쉽게 구할 수 있지만 이것은 이상하게도 약효가 별로 없다. 중국산은 우리 땅에서 자란 것보다 뿌리가 더 굵고 빛깔이 희며 찰기가 적다.

천문동은 끈적끈적한 점액질이 매우 많다. 이 점액질 성분이 진액을 늘리고 폐와 골수를 튼튼하게 한다. 천문동은 여간해서는 잘 마르지 않으므로 가루로 만들기가 어렵다. 완전히 말렸다고 할지라도 가루를 내면 떡처럼 뭉친다. 고운 가루로 만들려면 쪄서 말린 후 가루 내기를 서너 번 반복해야 뭉치지 않고 제대로 가루가 된다. 이렇게 만든 가루를 한 번에 5~10그램씩 하루 세 번 먹는다. 천문동 가루에 쥐눈이콩이나 복령 가루를 반씩 섞어서 먹어도 좋다. 천문동을 먹을 때 잉어를 먹으면 안 된다는 얘기가 여러 곳에서 나오는데 잉어를 먹으면 약효가 줄어들고, 더덕이나 지황 등을 쓰면 약효가 훨씬 높아진다고 한다.

옛문헌에 나타난 천문동의 약효

천문동 뿌리는 옛날부터 강장제이자 선약으로 이름이 높았다. 중국 진나라 때의 이름난 방사方士 갈홍이 지은 책 〈포박자〉에는 천문동을 삶거나 쪄서 먹으면 곡식을 먹지 않고도 살 수 있다고 했다. 또한 가루로 만들어 먹거나 술로 담가서 먹거나 짓쪓어서 즙을 내어 먹어도 그 효과가 좋다고 하였다. 두자미라는 사람은 천문동을 먹고 80명의 첩을 거느리고 130명의 자식을 낳았으며 140세까지 살았는데 하루에 300리를 걸어도 지치지 않았다는 전설 같은 이야기가 실려 있다.

천문동의 약효에 대해서 〈향약집성방〉에 나온 내용을 요약하면 다음과 같다.

"맛은 달고 쓰며 성질은 평하고(몹시 차다고도 한다) 독이 없다. 풍습으로 인한 중풍을 치료하고 골수를 보충해 준다. 또 뱃속의 벌레를 죽이고 폐를 튼튼하게 하고 한열을 없앤다. 갈증을 멈추게 하고 소변이 잘 나가게 한다. 성질이 차면서도 몸을 보하는 작용이 있어 몸이 허하면서도 열이 있을 때 쓴다. 오래 먹으면 기운이 나고 몸이 가벼워지며 배고픈 줄을 모르게 된다. 기침이나 천식으로 숨이 몹시 차는 것, 폐종양으로 고름을 토하는 것 등을 치료하고 신기身氣를 통하게 한다. 오래 먹으려면 삶아서 먹어야 한다. 오래 먹으면 살결이 윤택해지고 몸의 온갖 나쁜 기운과 더러운 것이 없어진다. 지황을 같이 쓰면 잘 늙지 않고 머리카락도 희어지지 않는다."

〈동의보감〉은 "폐에 기가 차서 숨이 차고 기침하는 것을 치료한다. 또 담을 삭이고 피를 토하는 것을 멎게 한다. 뿐만 아니라 마음을 안정시키며 오줌이 잘 나가게 한다."고 하였다.

폐와 위를 튼튼하게 하는 맥문동죽

천문동과 비슷한 효력이 있는 것이 맥문동이다. 약효나 약성은 서로 닮았지만 잎 모양은 전혀 딴판이다. 맥문동은 백합과에 딸린 늘푸른 여러해살이풀로 잎은 긴 칼처럼 생겼고 여름철에 보라색 꽃이 피어 겨울에 까맣고 둥근 열매가 달린다. 추위에 약하여 중부지방에서는 겨울철에 얼어죽기 쉽다. 주로 남부지방의 나무그늘 밑에서 무리를 지어 자라며 뿌리에 작은 덩이뿌리가 달린다. 덩이뿌리가 달리는 모양은 천문동과 비슷하지만 덩이뿌리가 천문동보다 훨씬 작다. 덩이뿌리가 보리를 닮았고 겨울철에도 잎이 시들지 않는다고 하여 맥문동麥門冬이라는 이름이 붙었으며 겨우살이풀이라고도 한다.

맥문동은 열을 내리고 염증을 없애고 기침과 가래를 삭이는 작용이 있다. 목이 마르고 폐열로 인해 마른기침을 할 때, 변비, 허약체질을 개선하는 데 쓴다. 기운을 늘리고 소변을 잘 나가게 하며 입이 마르고 갈증이 나는 데에도 좋은 효과가 있다.

전통 한의학에서는 맥문동을 천문동보다 더 많이 쓴다. 맥문동을 주약으로 한 처방이 많다. 그러나 옛 수행자들은 천문동을 훨씬 더 귀하게 여겼다.

폐의 진액이 말라서 기침을 하거나 피를 토할 때, 또는 몸이 몹시 쇠약하여 미열이 있고 위장 기능이 허약하여 음식을 먹기만 하면 토할 때, 목이 마르고 갈증이 날 때 맥문동으로 죽을 쑤어 먹으면 좋다. 맥문동 20~30그램, 물에 불린 쌀 80그램으로 죽을 쑤어서 하루 한두 번 먹는다. 먼저 맥문동에 물을 붓고 달여서 찌꺼기를 버리고 그 물에 쌀을 넣고 죽을 쑨다. 아침이나 저녁, 아니면 새참으로 먹는다. 감기로 인한 기침이나 추위로 인해서 생긴 기침에는 복용해서는 안 된다.

북한에서 펴낸 〈동의학사전〉은 "폐와 신장의 음陰을 보하고 열을 내리며 기침을 멈춘다. 약리실험에서 아스파라긴산 성분이 가래삭임작용, 기침멎이작용, 항암작용을 하는 것으로 밝혀졌다. 소갈병, 마른기침, 백일기침, 피를 게우는 데, 변비 등에 쓴다. 하루 6~12그램을 달임약, 약엿, 알약 형태로 먹는다. 설사하는 데는 쓰지 않는다."고 하였다.

천문동은 맛이 달면서도 잘 씹어 보면 쓴맛이 나는데 이는 스테로이드와 글로코시드라는 성분으로 폐를 튼튼하게 하고 기력을 늘리며 암세포를 억제하는 작용을 한다.

천문동은 항암작용도 매우 높다. 중국과 북한, 일본에서는 천문동을 암치료약으로 쓰고 있다. 약리실험에 따르면 급성임파구성 백혈병, 만성임파구성 백혈병 및 악성혈액암 등에 일정한 억제작용이 있는 것으로 밝혀졌다. 또 천문동만을 단방으로 써서 유선암 환자 치료에 뛰어난 효과를 보았다는 임상결과가 있다. 그러나 터져서 곪고 피가 나기 시작하는 유선암 및 넓게 전이된 말기 유선암에는 효과가 없다고 하였다. 중국 소주에서는 천문동을 유방암, 폐암, 식도암, 위암 등에 화학요법을 같이 써서 치료한 결과 84퍼센트의 효과가 있었다고 한다.

암이 생긴 부위에 천문동을 짓찧어 붙이면 종양이 차츰 작아지며 물렁물렁해진다. 천문동은 악성종양이 아닌 양성종양에도 효과가 있다. 유방소엽이 증식된 때에는 종양의 크기와 상관없이 효과가 아주 빨리 나타나며 완치되는 경우가 많다. 유선암에는 신선한 천문동 100그램을 시루에 푹 쪄서 하루 세 번에 나누어 먹는다. 가루 내어 먹거나 꿀로 알약을 만들어 먹을 수도 있다.

천문동으로 갖가지 질병 고치기

🍃 기침·가래

천문동을 가루 내어 한 번에 4~6그램씩 하루 세 번 먹는다. 아니면 심을 없앤 천문동과 도라지, 백지를 각각 같은 양으로 섞어 가루 내어 꿀로 알약을 만들어 한 번에 2~3그램씩 사탕을 먹는 것처럼 침으로 녹여서 하루 네다섯 번 먹는다. 천문동은 폐를 윤택하게 하고 폐의 열을 없애며 염증을 없애고 가래를 삭이는 작용이 있어서 기침에 효과가 좋다.

🍃 입 안 염증·인후염

천문동·현삼·맥문동 각각 6그램을 부드럽게 가루 내어 꿀이나 설탕물에 반죽하여 알약을 만든다. 이것을 하루 세 번에 나누어 먹는다.

맥문동 꽃(왼쪽)과 열매(오른쪽). 천문동과 비슷한 약효가 있다. 폐의 열을 내리고 진액을 늘려 준다.

이 방법은 편도선염이나 인후염에도 효과가 좋다. 3~4일 먹으면 70퍼센트 이상이 낫거나 효험을 본다.

🌿 유방암

천문동을 60~100그램 정도 껍질을 벗겨 물 한 되에 넣고 물이 반으로 되게 달여서 하루 세 번에 나누어 먹는다. 쪄서 가루 내거나 물로 달여서 하루 세 번 밥 먹기 전에 먹어도 된다. 이와 함께 신선한 천문동을 짓찧어 아픈 부위에 붙인다. 하루 한 번씩 갈아붙인다. 천문동에 들어 있는 아스파라긴산 성분 등이 암세포의 성장을 억제한다. 유방암 초기에 쓰면 효과가 매우 좋다.

천 문 동

한눈에 보기

과 명	백합과
생약명	천문동天門冬
속 명	천문동
분포지	따뜻한 남쪽 지방 바닷가 근처의 산
개화기	5~6월
꽃 색	연한 황색
결실기	9~10월
열 매	지름 6밀리미터 정도의 둥근 열매가 흰 빛으로 익는다
높 이	1~2미터 자라는 바늘잎 모양의 여러해살이풀
채취시기	가을이나 봄에 뿌리를 캔다
가공법	심을 빼 버리고 쪄서 말린다
약 효	자양강장, 기침, 폐렴, 백일기침, 변비, 갈증, 유방암, 당뇨병, 피를 토하는데, 갖가지 암 등

냉증을 치료하고 살결이 고와지는 야생 돌복숭아

왜 산에서 사느냐고 묻기에
웃을 뿐 대답하지 않으니
내 마음 한가롭네

복숭아꽃잎 떨어져 아득히
물 따라 흘러가니
여기가 바로 별천지 홀연히 속세를 떠났구나

- 〈산중문답〉, 이백

세간의 명리를 떠나 자연과 더불어 사는 탈속의 경지를 노래한 시문詩文에 약방의 감초처럼 등장하는 것이 바로 복숭아꽃이다. 복숭아

잘 익은 야생 돌복숭아. 야생 돌복숭아는 불로장생, 이상세계의 상징으로 어혈을 풀고 혈액순환이 잘 되게 하며 무병장수하게 하는 선과이다.

나무의 유래에 얽힌 이야기도 이백의 〈산중문답〉만큼이나 별스런 별천지를 그리고 있다.

옛날, 젊은 어부가 가진 것 없이 가난하게 혼자 살았다. 어느 날 바닷가에서 잠을 자다가 꿈을 꾸었다. 꿈 속의 어부는 깊은 산 속에서 길을 잃고 헤매다 조그만 집 한 채를 발견했다. 안으로 들어가니 집안은 완전히 딴 세상이었다. 천장은 하늘이고, 돌로 된 바닥에는 처음 보는 꽃들이 활짝 피어 있었다. 어부가 놀라서 어쩔 줄 몰라 하는데

아리따운 선녀가 나타나서 따라오라고 하였다.

선녀가 이끄는 대로 따라가니 머리카락과 수염을 하얗게 늘어뜨린 노인이 기다리고 있다가 어부한테 바깥에 나가면 하늘에서 보낸 씨앗이 있을 테니 그것을 갖고 다시 오라고 하였다. 어부는 성찬을 대접받고 다시 오겠다고 약속하고는 바깥으로 나왔다. 그 순간 잠이 깨었다.

그런데 바로 옆 모래밭에 처음 보는 큼직한 씨앗 하나가 파도에 밀려와 있는 것이 아닌가. 범상치 않은 꿈이라고 생각하고 어부는 깊은 산으로 들어가 그 씨앗을 심었다. 거기서 자란 나무가 복숭아나무다. 어부는 그 나무를 정성껏 가꾸었고, 여러 해가 지나 열매가 열리자 복숭아를 따먹으며 수백 년을 더 살다가 신선이 되어 하늘로 올라갔다고 한다.

복숭아는 동양문화권에서 불로불사와 신선세계, 이상향의 상징이었다. 우리나라와 중국에는 복숭아와 관련된 신선설화가 많이 전해 온다. 복숭아꽃이 만발한 골짜기, 곧 무릉도원은 신선들이 사는 곳이며, 동해의 선도성모仙桃聖母가 가꾸고 있다는 선도복숭아는 한번 먹으면 3천 년을 살 수 있다는 과일이다. 또 복숭아나무 가지는 온갖 잡귀를 내쫓는 선목仙木으로 전해져 온다.

몸 안에 있는 어혈, 뭉친 기운 내보낸다

복숭아에 대한 설화나 전설, 상징들은 나름대로 근거를 지니고 있다. 수천 년 전부터 우리 선조들은 복숭아를 선과仙果로 여겼으며, 산중에서 정신수련을 하는 사람들이나 의술을 연구하는 사람들이 귀중하게 약으로 썼다.

복숭아나무는 장미과에 딸린 잎지는 떨기나무다. 키는 4~5미터,

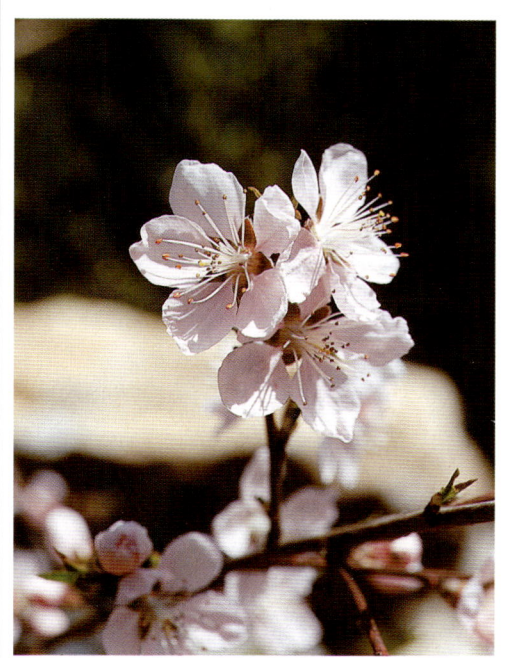
복숭아 꽃. 4월에 분홍빛 꽃이 피어서 가을에 열매가 익는다.

지름은 10센티미터쯤 자란다. 잎은 버들잎 모양이고 어긋나기로 난다. 봄철에 흰색, 또는 연한 분홍빛 꽃이 피어서 가을에 열매가 익는다. 옛 선비나 수도자들은 꽃을 즐기기 위해서나 약으로 활용하기 위해서 마을이나 집 주변에 돌복숭아나무를 많이 심었다. 강원도 삼척에 있는 무릉계곡 무릉반석 주변에는 〈제왕운기帝王韻紀〉를 지은 이승휴가 복숭아나무를 많이 심고 은거했는데 지금도 그때 심은 들복숭아나무가 남아 있다. 영월 동강 주변에 무릉골이라는 곳이 있는데 옛 선조들이 복숭아나무를 많이 심었고 지금도 돌복숭아나무가 온 골짜기를 뒤덮고 있다.

〈향약집성방〉과 〈동의보감〉은 복숭아 씨와 꽃, 그리고 복숭아나무에서 나오는 진의 약성을 다음과 같이 밝히고 있다.

복숭아 씨는 어혈과 혈액순환이 되지 않아 막힌 것을 치료하고 나쁜 기운을 없애며 몸 안에 있는 벌레를 죽인다. 또한 기가 위로 치밀어 오르는 것과 기침을 멎게 하며 명치 밑이 단단한 것을 삭이며 어혈을 푼다. 또 월경을 통하게 하며, 명치 밑이 아픈 것을 치료한다.

복숭아꽃은 악한 귀신을 내쫓고 살결을 곱게 한다. 소변과 대변을 잘 나오게 하고 부은 것을 내리며 결석을 삭이고 뱃속의 벌레를 없애며 얼굴빛을 곱게 한다.

복숭아나무 진의 맛은 쓰고 성질은 약간 따뜻하다. 여러 가지 사기 邪氣로 인한 병을 치료하고, 명치 밑이 아픈 것을 없애며, 뱃속에 있는 덩어리를 삭인다. 위와 장을 튼튼하게 하고, 오래 먹으면 배고프지 않고, 추위와 더위를 타지 않는다. 보약을 만들 때 넣으면 효력이 한결 좋아진다.

〈향약집성방〉의 복숭아나무 진 복용법

〈향약집성방〉의 '신선방'은 복숭아나무 진을 오래 먹으면 신선처럼 된다며 복용법을 다음과 같이 적고 있다.

복숭아나무 진 12킬로그램을 명주자루에 담아 떡갈나무 잿물 10말에 넣고 3~5번 끓어오르게 달인 다음 자루를 꺼내어 높은 곳에 매달아 식혀서 다시 달이기를 세 번 거듭하여 햇볕에 말려서 가루를 만든다. 이것을 졸인 꿀로 반죽하여 벽오동 씨만하게 알약을 만들어 두고 날마다 빈속에 20알씩 먹는다. 곡식을 먹는 것을 끊으려면 하루 세 번 먹으면 된다. 백 일 동안 먹으면 온갖 병이 다 낫고, 1년 동안 먹으면

살결을 화사하게 하는 복숭아꽃 화장수 만들기

복숭아나무는 특히 여성들의 질병에 효과가 좋다. 혈액을 맑게 하고 혈액순환이 잘 되게 하기 때문이다. 변비가 있거나 소변이 잘 나오지 않을 때에는 돌복숭아나무 껍질이나 잎을 물로 달여서 차 마시듯이 마신다. 식물성 섬유질과 비타민 A·C 등이 많고 갖가지 염증을 없앤다.

또 복숭아꽃은 여성들의 살결을 곱게 하는 데 가장 효력이 좋다. 봄철에 복숭아꽃을 따서 술에 담가 마시든지 그 술에 물을 100배쯤 타서 화장수로 사용해도 좋다. 살결이 복숭아꽃처럼 화사하게 피어난다. 복숭아꽃 600그램을 소주 20리터에 담아 밀봉하여 어둡고 서늘한 곳에 60일 동안 두었다가 물을 100배쯤 타서 그 물로 하루 서너 번 세수를 하면 된다. 기미나 주근깨, 여드름 같은 것이 없어지고 살결이 윤이 나고 하얗게 된다. 2~3개월 꾸준히 하면 틀림없이 효과를 본다.

밥을 먹지 않아도 기운이 왕성해지며, 3백일 동안 먹으면 밤에도 눈이 밝아져서 사물을 볼 수 있게 되고, 몸에서 윤기가 난다. 효과가 빨리 나타나게 하려면 하루에 30알까지 늘려 하루 네 번 먹는다. 5백일 동안 먹으면 몸 속의 세 가지 벌레(三尸蟲)가 없어지고 장수한다.

같은 책에 복숭아꽃을 비롯한 여러 꽃으로 무병장수 하는 법이 나와 있어 함께 옮긴다. 복숭아꽃은 음력 3월 초에, 남가새꽃은 7월 초에, 국화꽃은 9월 초에, 구기자 잎은 봄에, 구기자 꽃은 여름에, 구기자 열매는 가을에, 구기자 뿌리는 겨울에 채취하여 그늘에서 말린 다음 각각 같은 양으로 부드럽게 가루 내어 한 번에 8그램씩 하루 세 번 물에 타서 먹는다. 백 일 동안 먹으면 몸이 좋아지고 2백일 동안 먹으면 힘이 백 배나 솟구치며 오래 먹으면 몸이 가벼워지고 장수한다.

기침 · 천식 · 기관지염에 좋은 복숭아 속씨

딱딱한 복숭아 씨의 껍질을 깨뜨리면 속씨가 나오는데 이를 도인桃仁이라고 한다. 복숭아 속씨는 폐를 튼튼하게 하고 뱃속에 있는 딱딱한 덩어리를 삭이며 기침을 치료하는 데 좋은 약이다. 잘 낫지 않는 기침이나 천식에는 말린 복숭아 씨 1킬로그램을 볶아서 부드럽게 가루 내어 꿀 2킬로그램에 고루 개어 두었다가 한 번에 한 숟가락씩 하루 세 번 밥 먹기 전에 먹는다. 일주일쯤 지나면 가래가 줄어들기 시작하여 기침, 가슴 답답한 것이 호전되며, 천식은 한 달쯤 지나서 없어지기 시작한다. 2~3개월 동안 꾸준히 먹으면 다른 약을 쓰지 않아도 병이 낫거나 한결 좋아진다.

복숭아 속씨를 노랗게 볶아서 죽을 끓여 먹거나 꿀로 알약을 만들어 먹어도 기침, 천식, 기관지염 등에 좋은 효과를 볼 수 있다. 아니면 복숭아 속씨를 35도 이상 되는 증류주에 담가서 6개월 이상 우려내어 한두 잔씩 먹어도 해소나 천식에 잘 듣는다.

　타박상으로 퉁퉁 붓고 아플 때에는 복숭아 씨를 짓찧어 참기름으로 개어 아픈 부위에 두껍게 몇 번 바르면 낫는다. 겨울철에 손발이 트거나 갈라진 데에도 바르면 효과가 좋다.

🍃 냉증에는 복숭아꽃 수수지짐

복숭아꽃은 여성의 냉증 치료에 뛰어난 효과가 있다. 냉증에는 복숭아꽃 수수지짐을 만들어 먹으면 좋다. 복숭아꽃을 수수가루와 함께 부침개로 만들어 하루 세 번씩 일주일 동안 먹는다. 오랫동안 앓던 병이 이렇게 간단한 방법으로 나을 것 같지 않지만 한 번 해 보면 그 신기한 효과에 놀라게 된다.

🍃 신장염·안면신경마비에 복숭아나무 진

봄철에 복숭아나무에 상처를 내면 끈적끈적한 진이 흘러나온다. 이것을 긁어 모아서 말리면 탄력 있는 공처럼 되었다가 딱딱하게 굳는다. 이 복숭아나무 진이야말로 심장과 폐, 간, 신장, 위장을 고루 튼튼하게 하고 무병 장수하게 하는 선약 중의 선약이다.

　복숭아나무 진은 간경화증이나 신장염, 신부전증 등으로 복수가 차고 몸이 부어오를 때 쓰면 효과가 좋다. 신장병으로 몸이 퉁퉁 붓고 복수가 심하게 찰 때는 복숭아나무 진과 물을 1대 5의 비율로 끓여 묽은 죽 같이 만든 다음 하루에 20그램 정도씩 세 번 먹는다.

　늘 목이 마르고, 기침을 심하게 하며, 소변을 잘 보지 못하고, 팔다리가 붓고, 복수가 차서 다른 어떤 방법으로도 손을 쓸 수 없던 환자가 복숭아나무 진을 복용하고 사흘 뒤부터 구토가 없어지고 입맛이 좋아졌다. 20일 뒤에는 복수가 빠졌으며, 40일 뒤에는 완전하게 나아 다시 발병하지 않았다.

복숭아나무 진은 안면신경마비에도 효과가 좋다. 갑자기 얼굴 한쪽이 마비되어 눈을 감거나 뜰 수도 없고 음식을 잘 먹을 수도 없을 때 복숭아나무 진 30~40그램을 그릇에 담아 태우면서 마비된 쪽에 그 연기를 쏘인다. 하루 서너 번 반복한다. 대개 빠르면 2~3일, 늦으면 7~10일이면 마비된 것이 풀린다.

반드시 야생 돌복숭아라야 한다

여러 해 전에 30년 동안 깊은 산 속에서 홀로 살아 온 스님을 만나 얘기를 나눈 적이 있다. 그 스님은 예순이 넘은 나이에도 얼굴빛이 마치 아이 같았고, 30대쯤으로밖에 보이지 않았으며 힘이 얼마나 센지 쌀 한 가마니를 한 손으로 번쩍 들어올릴 정도였다. 여러 날 같이 지내면서 서로 흉금을 터놓을 만한 사이가 되었는데 스님은 산중생활에 대해 자세히 말해 주었다.

그는 본디 몸이 몹시 허약한 데다가 신장병을 심하게 앓아 수양을 하기 위해 혼자 산 속으로 들어갔다. 병을 고치지 못하면 산 속에서 죽겠다는 결심으로 지내는 동안 먹을 것이 떨어져 굶어 죽을 지경이 되었다. 어느 날 먹을 것을 찾아 산을 헤매다가 야생 돌복숭아가 가득한 골짜기를 만났다. 몹시 배가 고팠기 때문에 정신없이 복숭아를 따서 먹었다. 아마 수십 개는 따 먹었을 것이라고 한다. 그러고 나니 힘도 나고 몸이 이상하게 가벼워진 것 같았다. 그는 날마다 그 골짜기에 가서 야생 복숭아를 실컷 따 먹었다. 그렇게 한 달을 먹고 나니 신기하게도 신장병이 완전히 나아버렸다.

그는 돌복숭아야말로 하늘이 자신의 병을 고치기 위해 내려준 것이라고 생각하여 복숭아와 복숭아 씨를 열심히 먹었고, 복숭아가 떨어지고 나면 복숭아 잎을 달여서 먹었으며, 그것도 없는 겨울철에는 복숭아나무에 상처를 내어 거기서 나오는 복숭아나무 진을 받아서 열심히 먹었다. 그러는 동안 그의 몸은 놀랄 만큼 건강해졌으며 혈색이 화사하게 돌아오고 힘이 났다. 그는 혼자 산 속에 살면서 돌복숭아를 연구했다. 10여 년 동안 자신의 몸을 대상으로 연구하면서 얻은 결론은 복숭아나무 중에서도 그 진이 만병통치에 가까울 정도의 효력을 발휘한다는 것이다. 그는 20년 가까이 복숭아나무 진을 먹었는데, 다른 음식을 거의 입에 대지 않아도 보통 사람보다 서너 배의 힘을 낼 수 있다고 하였다.

지금까지 말한 것은 모두 돌복숭아 또는 개복숭아라고 부르는 야생 복숭아에 대한 것이다. 개량하여 가꾸는 복숭아는 약효가 형편없거나 아예 효과가 없다. 본래의 야생 성질을 종자개량이나 유전자조작으로 바꾼 복숭아는 이름만 복숭아일 뿐, 복숭아라고 할 수 없다. 비료와 농약을 잔뜩 뿌려서 키운 복숭아도 마찬가지다. 깊은 산 속에서 저절로 자란 야생 돌복숭아를 써야 효과가 제대로 난다.

돌복숭아나무로 갖가지 질병 고치기

🍃 주근깨 · 기미

그늘에서 말린 복숭아꽃에 동아 씨를 같은 양으로 섞어서 가루 내어 체로 친다. 이 가루를 꿀로 걸쭉하게 갠 후 자기 전에 얼굴에 바른다. 끈끈하므로 그 위에 분가루를 바르고 다음날 아침에 씻어낸다. 복숭아꽃으로 마사지를 하면 살결이 고와지고 기미, 주근깨 등이 없어진다. 복숭아꽃은 살결을 곱게 하는 데 그만이다.

만성기관지염

말린 돌복숭아 씨 1킬로그램을 볶아서 부드럽게 가루 내어 꿀 2킬로그램에 고루 개어 두었다가 한 번에 한 숟가락씩 하루 세 번 밥 먹기 전에 먹는다. 일주일쯤 지나면 가래가 줄어들기 시작하여 기침, 가슴 답답한 증상, 천식 등이 한 달쯤 지나서 없어지기 시작한다. 2~3개월 동안 꾸준히 먹으면 다른 약을 쓰지 않아도 전반적으로 병세가 없어지거나 가벼워진다. 야생 복숭아 씨는 폐를 튼튼하게 하고 기침, 기관지염을 치료하는 데 좋다.

복숭아나무 진. 부종, 복수가 찬 데 등에 효과가 뛰어나다.

폐농양

폐농양은 허파엽에 농양이 생겨서 피고름을 뱉는 병이다. 신선한 갈대 뿌리 30그램, 참외 씨 15그램, 복숭아 씨(껍질을 벗기고 뾰족한 끝은 떼어내지 않은 것) 9그램, 율무 24그램을 쓴다. 먼저 신선한 갈대 뿌리 30그램에 물 1.5리터를 붓고 물이 반이 되게 달여서 찌꺼기를 버리고 그 물에 참외 씨, 복숭아 씨, 율무를 넣고 다시 절반이 되게 달여서 하루 세 번에 나누어 밥 먹고 나서 먹는다.

류머티스성 관절염

복숭아 잎을 7~8월에 따서 말린 것 8그램, 귤껍질·인동꽃·백작약 각 4그램, 감초 2그램을 가루 내어 하루 세 번 밥 먹기 30분 전에 먹는다. 2~3개월 이상 꾸준히 복용하면 틀림없이 좋은 효과를 본다. 90퍼센트 이상 효력이 있다. 재발한 환자나 다른 약을 써도 효과를 볼 수 없었던 환자들한테 좋은 방법이다. 돌복숭아나무 잎만을 가루 내어 한 번에 4~6그램씩 하루 세 번 먹어도 좋은 효과가 있다.

🍃 오심 · 구토

복숭아나무 잎을 한 줌 달여서 한 번에 먹는다. 복숭아나무는 구토를 멎게 하고 위장을 편안하게 한다.

🍃 개고기를 먹고 체했을 때

달걀 두세 개를 그릇에 깨트려서 넣고 식초 한 숟가락을 타서 잘 섞어 먹거나 오래 된 수숫대 서너 마디를 잘게 썰어 넣고 물로 달여 하루 두세 번 먹는다. 또는 복숭아 씨 열 개를 짓찧어 물에 우려서 찌꺼기를 버리고 한 번에 먹는다.

🍃 만성간염

참나물을 깨끗하게 다듬어 물을 7~8배 붓고 두 시간 동안 끓여서 거른다. 거르고 난 찌꺼기에 물을 붓고 한 시간 동안 끓여서 다시 거른다. 처음 거른 것과 나중에 거른 것을 합쳐 24시간 두었다가 졸여 물엿처럼 만든다. 돌복숭아 씨를 절구에 짓찧어 돌복숭아 씨 양의 여섯 배 가량 물을 붓고 세 시간 동안 끓인다. 끓일 때 위에 뜨는 기름이나 찌꺼기들을 여러 번 걷어내야 한다. 참나물 농축액과 복숭아 씨 농축액을 합치고 참나물 가루와 꿀을 알맞게 섞어 알약을 만든다. 이 알약을 한 번에 4~5그램씩 하루 세 번 밥 먹기 전에 먹는다. 20일 동안 먹어 봐서 효과가 뚜렷하지 않으면 한 번에 6~10그램씩으로 양을 늘려서 먹는다. 참나물 대신에 나물로 흔히 먹는 참취를 써도 효과는 같다.

🍃 여러 가지 신장병·부종

봄이나 여름철에 복숭아나무에 상처를 내면 끈적끈적한 진이 흘러나온다. 이 복숭아나무 진 1에 물 5의 비율로 섞고 끓여 묽은 죽 같이 되게 하여 한 번에 20그램씩 하루 세 번 먹는다. 목이 마르고, 천식이 있으며, 소변을 잘 보지 못하고, 속이 메스꺼워서 음식을 잘 먹지 못하며 팔다리가 붓고 복수가 차 전혀 손을 쓸 수 없던 환자가 이 방법을 써서 깨끗하게 나았다. 복숭아나무 진을 먹고 3일이 지나면서부터 속이 메스꺼운 증상이 없어지고 입맛이 좋아지기 시작하였다. 20일 뒤에는 부은 것이 내리고 소변에 단백질이 빠져나오지 않았으며 40일 뒤에는 복수가 빠지고 전반적인 상태가 좋아져서 다시 재발하지 않았다. 덜 익은 돌복숭아 열매에 상처를 내어 받은 진이 효과가 더 좋다. 반드시 야생 돌복숭아를 써야 하고 개량종 복숭아는 별 효과가 없다.

🍃 임파선결핵

복숭아나무 진을 말려서 가루 낸 것 100그램, 다시마 가루 50그램, 담배잎을 따고 남은 대궁을 썰어서 물을 붓고 끓여 찌꺼기를 버리고 엿처럼 되게 달인 것 150그램, 꿀 300그램을 한데 섞어서 고약을 만든다. 이 고약을 임파선 결핵으로 곪아서 구멍이 생긴 부위에 0.5~1센티미터 두께로 넓게 바르고 천으로 감아 준다. 날마다 또는 하루 걸러 한 번씩 갈아 붙인다.

복숭아나무 진과 다시마는 다 같이 결핵균을 죽이고 자라지 못하게 하는 작용이 있다. 이렇게 하면 한 달 동안은 고름이 많이 나오다가 점차 양이 적어지면서 증상이 호전된다. 한 달쯤 지나면 새살이 돋아 나오면서 낫기 시작한다. 3개월 가량 치료하면 거의 다 낫는다.

대부분은 보통 2~3개월이면 낫지만 곪아서 생긴 구멍 주위에 살이 부어올라서 점점 커지는 증상이 있을 때에는 4개월 이상 치료해야 낫는다. 그리고 고름이 피부 안쪽에서 말라 붙어 있을 때에는 즉시 칼로 찢어 고름을 빼낸 다음 약을 바르는 것이 좋다.

  복숭아나무 진 연고는 만드는 방법이 간단하고 마음만 먹으면 재료를 쉽게 구할 수 있으며 독성이나 부작용이 전혀 없으므로 널리 권장해 볼 만한 치료법이다.

🍃 비염

복숭아나무의 어린 가지에 달린 잎을 뜯어서 손으로 주물러 솜뭉치처럼 만든 다음 코 안에 밀어 넣는다. 10~20분 지나면 콧물이 많이 나오는데 그때 뽑아 버린다. 하루 네 번씩 7~10일 가량 치료하면 90퍼센트 이상이 낫거나 호전된다. 재발하면 같은 방법으로 며칠 동안 치료한다.

한눈에 보기

야생 돌복숭아

과 명	장미과
생약명	도인桃仁, 도교桃膠, 도엽桃葉, 도지桃枝
속 명	개복숭아, 산복숭아, 들복숭아, 복사나무
분포지	산이나 들
개화기	4~5월
꽃 색	연한 빨간색
결실기	8~9월
열 매	지름 3~4센티미터의 둥근 열매
높 이	3~5미터 자라는 잎지는 중간키나무
채취시기	봄이나 여름에 줄기에 상처를 내어 진을 받고, 꽃은 봄철에 따며, 열매는 8~9월에 딴다
가공법	진을 말려서 보관한다
약 효	변비, 설사, 부종, 복수가 차는 데, 살결을 곱게 하는 데, 주근깨, 기미, 생리불순, 생리통, 기침, 관절염, 무좀, 습진, 안면신경마비, 마비 등

4장
신비하고 영험한 약초 이야기

1 나쁜 기운 몰아내고 행복을 부르는 회화나무

회화나무는 우리 선조들이 최고의 길상목吉祥木으로 손꼽아 온 나무다. 이 나무를 집안에 심으면 가문이 번창하고 큰 학자나 큰 인물이 난다고 하였다. 또 이 나무에는 잡귀신이 감히 범접을 못하고 좋은 기운이 모여든다고 하였다. 그런 까닭에 우리 선조들은 이 나무를 매우 귀하고 신성하게 여겨 함부로 아무 곳에나 심지 못하게 했다. 회화나무는 고결한 선비의 집이나 서원, 절간, 대궐같은 곳에만 심을 수 있었고 특별히 공이 많은 학자나 관리한테 임금이 상으로 내리기도 했다. 회화나무는 모든 나무 가운데서 으뜸으로 치는 신목神木이다.

회화나무가 길상목으로 꼽히게 된 것은 중국의 주나라 때부터이다. 주나라 때에 삼괴구극三槐九棘이라 하여 조정에 회화나무 세 그루를 심었으며 우리나라로 치면 3정승에 해당하는 3공三公이 회화나무를 마주 보며 앉게 하였고, 또 좌우에 각각 아홉 그루의 가시나무를 심어

회화나무 열매. 회화나무를 집 안에 심으면 큰 인물이 나고 가정이 화목해진다고 한다. 회화나무는 치질 치료약으로도 유명하다.

조정의 대신이 앉게 하는 제도가 있었다.

이 회화나무를 심는 풍속 때문에 삼공三公의 위位를 괴위槐位라 하였고 대신의 가문을 괴문槐門이라 불렀다. 또 회화나무를 심으면 출세한다고 하였고, 선비가 이름을 얻은 뒤에 물러날 때에도 회화나무를 심었다고 한다.

회화나무는 회화목懷花木, 회나무, 홰나무, 괴화槐花나무, 괴목槐木, 괴수槐樹 등으로도 부르는 잎지는 큰키나무이다. 키 45미터, 지름 3미터까지 자라는 이 나무는 우리나라에서는 은행나무 다음으로 몸집이 크게 자란다. 수형이 웅장하고 단정하여 품위가 있어 정자나무로도 인기가 있다.

회화나무를 중국에서는 학자수, 출세수, 행복수라고도 부르는데, 이 나무를 심으면 집안에 학자가 나고 큰 인물이 나오며 집안에 행복을 부른다고 하여 붙인 이름이다. 실제로 이 나무는 그 수형에서 호탕한 영웅의 기개와 고결한 학자의 풍모가 함께 느껴진다. 한참 이 나무를 보고 있으면 그 엄숙한 위엄에 압도되어 존경하는 마음이 생기고 자신도 모르게 자세를 바로잡게 하는 힘이 있다.

영험한 힘을 지닌 신령한 나무

회화나무가 이처럼 신성한 나무로 숭상 받는 것은 나무의 수형이 위엄과 품위가 있어서이기도 하지만, 이 나무가 하늘의 뭇 별들 중에서 불과 해독작용을 주관하는 별인 허성虛星의 정기를 받아서 자라기 때문이라고 한다. 그래서 늙은 회화나무는 불을 잘 일으킬 뿐더러 그 속에 신선神仙이 깃들여 있다고 믿어왔다.

옛날 중국에서는 재판관이 송사를 들을 때 반드시 회화나무 가지를 들고 재판에 임했다고 한다. 회화나무에 진실을 가려 주는 힘이 있다고 믿었기 때문이다.

회화나무가 나라의 길흉을 예고한다는 얘기도 중국의 한 고사에서 유래한 것이다. 후한後漢의 광무제光武帝 때 궁전 뜰 앞에 높이 스무 길이 넘는 큰 회화나무가 있었는데 어느 날 바람이 불지도 않았는데 뿌리째 뽑혀 거꾸로 서 있었다. 이를 보고 나라의 흉조라고 하였으나, 광무제는 오히려 기뻐하며 이는 하늘의 뜻을 나타내는 것이라고 하여 재물을 털어 가난한 백성들을 구제하였다. 그러자 회화나무는 하룻밤 사이에 본디 모습대로 바로 일어섰으며 이파리 하나도 마르거나 상한 것이 없었다고 한다.

경상북도 안동 시내에 회화나무 거목이 많은데 이는 명재상으로 이름났던 맹사성이 심은 것이라고 한다. 맹사성이 안동 부사로 부임하여 거리를 순찰하는데 여기저기에서 여인의 슬픈 울음소리가 끊이지 않았다. 그 연유를 주위 사람들에게 물어 보니 안동에는 오래 전부터 젊은 과부가 많이 생겼는데 그 울음소리는 남편을 잃은 과부들의 곡성이라고 하였다. 풍수지리에 밝았던 맹사성이 안동의 지세를 살펴보니 과연 안동은 과부가 많이 날 형국이었다. 이를 막기 위하여 거리 곳곳에 회화나무를 심게 하였더니 그 후로는 과부가 더 이상 늘어나지 않았다고 한다.

회화나무는 중국이 원산지다. 우리나라에 있는 것은 중국에서 들여온 것이다. 한반도에는 야생 회화나무가 없으므로 본디부터 없던 것으로 보인다. 그러나 우리나라에 들어온 지 적어도 천 년이 넘었으므로 토종나무라 해도 별 무리가 없을 듯하다. 우리나라에 자생하는 나무 중에서 회화나무와 가장 닮은 것은 다릅나무이다. 민간에서는 이 다릅나무를 회화나무에 못지 않은 영험을 지닌 나무로 여겼다.

회화나무는 잎 모양이 아까시나무나 다릅나무 잎과 비슷하다. 달걀꼴의 잎은 길이 2~6센티미터, 넓이 1.5~2.5센티미터로 7~17장이 어긋나기로 한 잎대궁에 달린다.

꽃은 8월에 새로 자란 가지 끝에 연한 노란색으로 핀다. 이 꽃은 괴화槐花라고 하여 고혈압의 예방과 치료약으로 쓴다. 꽃피기 전의 봉우리를 괴미槐米라고 부르는데 그 모양이 쌀을 닮았기 때문이다. 회화나무 꽃에는 꿀이 많아 벌들이 많이 모여들고 회화나무꿀은 꿀 중에서 제일 약효가 높다고 한다. 회화나무꿀은 특히 항암효과가 높은 것으로 알려져 있다.

🌿 회화나무로 염색한 괴황지와 스스로 우는 꽃

괴화는 꽃이 벌어지기 바로 전에 따서 볕에 달려 두었다가 약으로 쓰는데 혈압을 낮추는 것 말고도 지혈, 진정, 소염 등의 작용이 있어 토혈, 대하, 임파선염, 치질, 이질, 피부병의 치료약으로 쓴다.

괴화에는 루틴이라는 노란색 색소가 20~30퍼센트 들어 있어 이것으로 천이나 종이를 염색할 수 있다. 회화나무 꽃이나 열매로 염색한 종이를 괴황지槐黃紙라고 부른다. 옛날에는 부적을 쓸 때 반드시 이 괴황지에 썼으며 괴황지에 쓴 부적은 매우 영험했다고 한다.

괴황지를 만들기는 쉽지 않다. 음력 칠월 칠석날에 따서 말린 괴화를 물에 담가 노란 색소를 우려내어 동짓달에 좋은 닥종이에 물을 들인다. 괴화를 우려낸 물에 닥종이를 담갔다가 말리기를 아홉 번 반복하여 진한 노란색이 나게 한다. 이 때 유의할 것은 마지막 아홉 번째 물들일 때의 시간이 반드시 동짓날 자시子時(밤11시 30분~1시 30분)여야 한다. 만약 5분이라도 틀리면 효력이 없다고 한다.

회화나무 열매를 달여서 우려낸 물로 괴황지를 만들기도 한다. 대개 아홉 번을 반복해서 물을 들여야 하며 신선한 열매를 짓찧어서 나오는 즙을 창호지에 발라 물을 들이기도 한다. 경신일庚申日, 계해일癸亥日, 경신시庚申時, 계해시癸亥時에 만들어야 된다고 한다. 일반 닥종이는 태우면 재가 거의 생기지 않지만 괴황지는 숯처럼 까만 재가 남는다. 또 일반 닥종이는 경면주사를 참기름으로 개어 부적을 그리면 번져서 사용할 수가 없지만 괴황지는 번지지 않는다.

주사朱砂나 영사靈砂로 괴황지에 지극한 정성을 모아서 그린 부적은 불가사의한 신통력과 영험을 지니고 있다고 한다. 괴황지에 그린 부적을 벽에 붙이거나 벽지를 괴황지로 바르면 온갖 잡귀가 물러가고 병에 걸렸던 사람이 나으며 사업이 번창하고 가족이 화목해지며 도와주는 사람들이 많이 모여든다고 한다. 보통 시중에 나돌아다니는 부적은 거의 모두가 괴황지로 만든 것이 아니라 화학물감이나 치자물을

회화나무 꽃. 이 꽃을 우려낸 물로 창호지를 물들여 부적을 그리면 효과가 매우 영험하다고 한다.

들인 것이다.

회화나무에는 자명괴自鳴槐라 하여 스스로 우는 꽃이 나무마다 한 송이씩 있다는 얘기가 있다. 중국의 옛 책인 〈태을통독太乙通讀〉을 보면 까마귀가 이 자명괴를 따서 먹고 괴화의 정精으로 하늘과 땅과 인간세계의 길흉을 미리 아는 능력을 얻어 흉한 일이 닥칠 집을 보고 까욱까욱 짖는다고 하였다. 자명괴를 얻는 방법은 다음과 같이 적혀 있다.

회화나무 꽃이 피기 시작할 때부터 큰 망태기를 메고 다니면서 한 송이도 땅에 떨어뜨리거나 빠뜨리지 말고 모두 따서 모은다. 이것을 여러 그릇에 나누어 담는다. 밤에 자지 않고 그것을 지키면 반드시 그릇 가운데 하나에서 은은하게 쇠붙이가 부딪히는 듯한 소리가 난다. 그러면 그 소리나는 그릇의 괴화를 다시 여러 그릇에 나누어 담고 밤새 지키기를 반복한다. 그릇 하나에 괴화 한 송이를 담을 수 있을 때까지 하다 보면 마침내 소리를 내는 괴화를 찾아낼 수 있게 된다. 이 소리내는 괴화를 먹으면 영통靈通해져서 천상의 일과 인간세계의 일을 모두 아는 신통력을 얻는다고 하였다. 그러나 자명괴는 어느 틈엔가 땅에 떨어져 버리므로 그것을 얻기가 지극히 어렵다고 적혀 있다.

압구정동과 연신내의 가로수가 바로 회화나무

우리나라의 오래된 절간이나 궁궐, 서원, 사당, 벼슬하던 양반집 뜰에 수백 년 묵은 큰 회화나무가 많다. 마을 들목이나 마을 가운데에 정자목으로 심은 것도 더러 있다. 주로 영남 지방에 오래 묵은 거목이 많으며 요즈음에는 길가에 가로수로도 흔히 심는다. 서울의 압구정동과 연신내의 가로수가 거의 회화나무이다. 중국의 북경에도 회화나무 가로수가 많아 사람들이 떨어지는 괴화를 빗자루로 쓸어 모아 말려서 시장에 내다 판다. 중국에서는 아직도 부적을 만들 때 괴황지를 많이 쓴다.

우리나라에는 오백 년이 넘은 회화나무 거목이 꽤 많다. 이 나무들에는 대개 심을 때의 내력이 전해 오고 또 신목으로 받드는 것이 많다. 회화나무 거목에 치성을 드리면 병이 낫는다거나 집안이 화평해진다거나 전염병이 피해 간다거나 하는 전설도 적지 않다. 반대로 나무에 손을 대면 큰 횡액을 당한다는 얘기도 많다.

회화나무는 추위에 강하고 공해에도 강하므로 공원이나 길 옆에 가로수로 심기에 좋다. 수형도 단정하고 병충해도 거의 없다. 이 나무를 문 앞에 심어 두면 잡귀신이 가까이 오지 못하고 또 좋은 기운이 모여들어 만사가 형통한다고 한다.

회화나무는 가꾸기가 쉽다. 씨앗을 봄에 심으면 싹이 잘 난다. 옮겨 심어도 잘 살고 꺾꽂이나 접붙이기를 해도 잘 산다. 콩과에 딸린 식물이므로 뿌리혹박테리아가 질소를 만들어 내므로 척박한 땅에서도 잘 자란다. 땅은 토심이 깊고 비옥한 곳이 좋지만, 돌이나 모래가 많고 메마른 땅에서도 잘 자란다. 다만 습기가 많은 땅에서는 꽃이 잘 피지 않는다. 탄소동화작용이 활발하여 모든 나무 중에서 산소를 가장 많이 만들어 낸다고도 하고 식물에는 희귀한 게르마늄 원소가 가장 많이 들어 있다고도 한다.

회화나무는 우주의 상서로운 기운을 끊임없이 받아들여 인간에게 전해 주는 나무다. 회화나무가 있는 곳 근처에는 반드시 상서로운 기운이 서려 있고 재물이 모인다고 하였다. 장사하는 사람이 집 앞에 회화나무를 심으면 손님이 들끓게 되고 공부하는 사람의 집 앞에 심으면 문리文理가 트이게 된다고 하였다. 가문이 번창하는 집안에는 반드시 문 앞에 회화나무가 있기 마련이었다고 한다. 반대로 잘 되던 집안이 왠지 갑자기 몰락하는 일이 생겨 가 보면 회화나무를 소홀히 관리하여 말라 죽었거나 베어 버린 경우가 많았다. 이런 신령한 힘이 있었기에 회화나무는 일반 서민들의 집에는 심을 수 없었고 고관대작이나 나라에 공을 세운 신하, 고결한 학자의 집에만 심을 수가 있었다.

　회화나무는 우주의 기운을 인간세계에 전해 주는 전령사 역할을 하는 나무이다. 집안을 화목하고 건강하게 하려면 집안에 회화나무를 심고, 마을이 잘 되고 번성하게 하려면 마을 주위에 회화나무를 심을 것이며, 나라 전체를 부강하고 편안하게 하려면 금수강산 집집마다 마을마다 거리마다 회화나무를 심을 일이다.

신선이 되는 약으로 이름난 나무

회화나무는 예로부터 신선이 되게 하는 나무로 알려질 만큼 훌륭한 약성을 지닌 나무다. 꽃, 열매, 껍질, 줄기, 뿌리를 다 쓰는데 주로 고혈압, 뇌일혈, 중풍, 손발의 마비 등 순환기계 질병과 치질, 치루 등에 효과가 크다. 오래 먹으면 머리카락이 희어지지 않고 늙지 않으며 오래 산다고 한다. 먼저 옛 의학책에 적힌 회화나무의 약효를 알아보면 대략 다음과 같다.

　회화나무 열매를 괴실槐實, 괴각槐角 또는 괴관槐棺으로 부르는데 그 모양이 특이하다. 열매의 꼬투리가 염주를 줄에 꿰어 놓은 듯한 모양인데 회화나무 말고는 꼬투리 모양이 염주알을 꿰어 놓은 것처럼 보이는 나무가 달리 없다. 거대하고 장엄한 수형을 지닌 나무에 어떻게 괴상하게 생긴 열매가 가득 달리는 것일까.

　회화나무 열매도 강장, 지혈, 양혈凉血 등의 효과가 있어 토혈, 각혈, 치질, 혈변, 혈뇨, 장염 등의 치료약으로 널리 쓴다.

　열매는 완전히 익은 뒤에 따서 햇볕에 말려 꼭지를 떼어 내어 쓴다. 덜 익은 열매를 따서 즙을 짜서 쓰기도 하는데, 이 즙은 괴료槐療라고 하여 중풍이나 신경계통의 질병을 치료하는 데 쓴다. 드물게 이른 봄철 곡우 무렵에 회화나무 줄기에 상처를 내어 수액을 받아 약으로 쓰기도 한다.

　해묵은 회화나무 밑동에 드물게 버섯이 나는 수가 있다. 회화나무에 나는 버섯을 괴이槐珥, 괴아槐蛾, 괴균槐菌, 괴치 등으로 부르며 신선이 되게 한다는 선약을 만드는 데 쓴다. 또한 이 버섯은 항암효과가 매우 높다.

🌿 〈향약집성방〉에 소개된 늙지 않고 오래 사는 비법

- 회화나무 열매를 음력 10월에 따서 독에 넣고 약 기운이 새지 않게 꼭 덮은 다음 진흙으로 싸발라 봉해서 14일 동안 두었다가 꺼내서 껍질은 버리고 첫날부터 매일 먹는다. 첫날에는 한 개를 물로 먹고 다음 날부터는 날마다 한 개씩 늘여 15일 동안 먹는다. 이렇게 달마다 먹으면 밤눈이 밝아지고 힘이 나며 장수한다.

- 회화나무 열매를 껍질을 벗겨 소 쓸개에 채워 넣고 그늘에서 백일 동안 말린 다음 한 번에 한 개씩 아침 빈속과 해질 무렵에 각각 한 번씩 깨끗한 물로 먹는다. 한 달을 먹으면 몸이 거뜬해지고 백일 동안 먹으면 빠졌던 이가 다시 나오고 달리는 말도 따라잡을 수 있게 된다.

■ 10월 상순에 좋은 회화나무 열매 두 말을 따서 질그릇에 담고 뚜껑을 꼭 덮은 다음 종이나 천 또는 진흙으로 잘 봉하여 49일 동안 두었다가 꺼내면 껍질에서 물이 생겨 물컹물컹하게 된다. 이것을 껍질을 모두 벗겨 천으로 깨끗하게 닦고 굴로 잘 씻어서 닥종이로 만든 봉지에 넣어 두고 처음에는 한 개를 물이나 차로 먹는다. 다음부터는 매일 한 개씩 늘려서 10일 동안 먹는다. 그 다음부터는 다시 한 개부터 시작하여 매일 한 개씩 늘려서 10일 동안 먹는다. 이렇게 거듭해서 먹으면 장수하고 중풍도 치료되고 머리도 좋아지고 수염이 검어진다.

옛 책에는 "회화나무 열매는 갖가지 약 중에서 으뜸이다. 음력 10월 4일에 따서 물에 일거나 씻지 말고 크고 잘 여문 것만을 골라

머리가 좋아지고 눈이 밝아지는 회화나무 꽃차

회화나무 꽃을 늘 차로 마시면 고혈압을 예방, 치료하고 잘 늙지 않으며 뇌가 좋아지고 눈이 밝아진다.

만드는 방법은 여름철, 꽃이 피기 전에 봉우리 째 따서 꽃술을 버리고 그늘에서 말린다. 이것을 약한 불에서 살짝 볶아 물 500밀리리터에 말린 꽃 10그램 정도를 넣고 양이 반쯤 줄어들 때까지 은근한 불에 천천히 달인다. 이것을 하루 세 번에 나누어 마신다. 꿀이나 설탕을 타서 마셔도 좋고 감초나 결명자를 함께 넣어 달여도 좋다.

회화나무 꽃차(괴화차)는 중국사람들이 특히 좋아한다. 우리나라에서는 마시는 사람이 많지 않다. 맛이 특이하고 몸에도 좋으므로 널리 마셔 봄직하다. 조선 시대의 학자 이수광이 쓴 〈지봉유설〉에 6월 15일 유두날에 수단을 먹는 것은 옛날 회화나무 잎을 찬물에 띄워 먹던 것과 같은 것으로 액운을 쫓기 위한 것이라고 적혀 있다. 이것을 보면 옛날 우리 선조들은 회화나무 꽃차를 즐겨 마셨던 것 같다.

회화나무 열매나 껍질, 가지도 차로 끓여 마시면 뇌를 튼튼하게 하여 기억력을 좋게 하고 머리카락을 검게 하며 눈이 밝아지는 등의 효과가 있다.

특히 중풍으로 몸을 못 움직일 때에 회화나무 껍질 네 근에 물 한 말쯤을 붓고 푹 달여서 그 물을 마시면 잘 낫는다. 하루 세 번 한 번에 한 사발씩 마시는데 전갈, 두꺼비, 지네 가루와 함께 먹으면 효과가 빠르다. 대개 한 달에서 두 달쯤 꾸준히 먹으면 큰 효험을 본다.

하루에 다섯 개씩 깨끗한 물로 먹는다. 먹는 동안 꺼리거나 금할 것은 없다. 1년을 먹으면 수염이 검어지고 2년이면 몸이 거뜬해지며 3년 뒤에는 머리가 총명해지고 눈이 밝아진다. 오래 먹으면 효과가 이루 다 말할 수 없이 좋다.”라고 하였다.

- 회화나무는 줄기나 가지로 지팡이를 만들어 짚고 다녀도 중풍에 걸린 사람이 낫는다고 할 정도로 중풍을 비롯한 온갖 질병을 낫게 하고 오래 살게 한다는 좋은 약이다.

여름철 꽃이 만발한 회화나무. 회화나무는 우리 선조들이 가장 신성하게 여기던 나무 중에 하나다.

껍질은 상처가 짓물러 곪은 데나 고름이 나오는 데 가루를 만들어 뿌리면 잘 낫는다. 줄기에 상처를 내어 받은 진은 여러 가지 중풍이나 힘줄이 오그라드는 데, 기침, 경풍 등에 신효하다고 할 만큼 효험이 있다. 회화나무 진은 중풍으로 인한 팔다리의 마비, 피부에 감각이 없는 데, 구안와사, 파상풍, 허리가 뻣뻣하고 힘이 없는 데 효과가 매우 좋다. 진을 말려서 가루 내어 먹기도 하고 다른 약을 달일 때 같이 넣을 수도 있으며 마르지 않은 것을 차나 음료에 타서 먹을 수도 있다.

- 열매는 오장에 있는 나쁜 기운을 몰아내고 열을 내린다. 신장의 기운이 허약하여 침을 흘리는 것을 멎게 하며 뼈가 부러진 것, 부인의 유방에 멍울이 생긴 것, 자궁이 몹시 아픈 것 등을 낫게 한다. 회화나무 열매를 식초에 오래 담가 두었다가 복용하면 중풍을

치료하고 예방하는 데 으뜸가는 약이 된다.
- 자궁의 통증을 치료하거나 남자가 양기를 세게 하려면 음력 칠월 칠석날에 회화나무 꽃을 따서 짓찧어 생즙을 내어 구리그릇에 넣고 은은한 불로 오래 달여 고약을 만든다. 여기에 느릅나무 껍질 가루를 조금 넣고 팥알 만하게 알약을 만들어 하루 두 번, 한 번에 대여섯 개씩 미지근한 물로 먹는다. 오래 먹으면 눈이 밝아지고 흰 머리가 검어지며 병 없이 오래 살게 된다고 한다. 실제로 이 방법으로 정력이 매우 강해진 사람이 있다. 여성의 자궁통증에는 이 알약을 한 번에 한 알씩 며칠 동안 성기 속에 넣는다.

회화나무의 약성에 관한 옛 문헌기록

🍃 회화나무 속껍질

〈본초강목〉에는 회화나무 속껍질을 끓여서 다섯 가지 치질과 악창 및 불에 데인 곳, 몹시 헤어져 헌 데를 씻는다고 나와 있다.

〈향약집성방〉에는 회화나무 속껍질을 후비증喉痺證(어혈로 인한 염증)으로 추우면서 열이 나는 것을 치료하고 약을 데우거나 태울 때 쓰는 초를 만드는 데 쓴다고 나왔다.

또 회화나무 속껍질은 맛이 쓰고 독이 없다. 입 안에 생긴 병이나 이가 아플 때에는 이것을 좁쌀 뜨물에 달여 입에 물고 있는다. 남자의 음낭이 부은 데는 회화나무 속껍질을 물에 달여 씻으면 낫는다고 전한다. 음력 8월초에 회화나무 큰 가지를 잘라서 새싹이 나게 한 다음 그것을 뜯어 달여서 술을 만들어 마시면 나병, 위증(몸이 오그라드는 증상), 비증(마비증)을 치료하는 데 효과가 있다.

회화나무 버섯은 맛이 쓰고 매우며 성질은 평하고 독이 없다. 다섯 가지 치질, 가슴앓이, 부인의 음부가 헐어 아픈 것들을 치료한다. 뽕나무 버섯처럼 단단한 것이 좋다.

🍃 회화나무 열매

〈향약집성방〉에는 회화나무 열매에 대해 이렇게 나와 있다.

맛은 쓰고 시며 짜고, 성질은 차고 독이 없다. 오장의 사기와 열을 없애고 침 흘리는 것을 멎게 하며, 다쳐서 부러진 것, 다섯 가지 치질, 불에 덴 것, 여성의 젖멍울 등을 치료한다. 자궁이 몹시 아플 때에는 음력 7월초에 딴 것을 짓찧어 즙을 낸 다음 구리그릇에서 알약을 빚을 수 있을 때까지 졸여 팥알만하게 알약을 만든다. 이것을 음부에 넣되 세 번만 바꾸어 넣으면 낫는다. 또한 이 방법은 태아를 유산시키는 데에도 쓴다. 오래 먹으면 눈이 밝아지고 기운이 나며 머리카락이 희어지지 않고 오래 산다.

🍃 회화나무 가지

〈향약집성방〉에는 종기가 난 데와 음낭 밑이 축축하고 가려울 때 회화나무 가지를 물로 달여서 씻는다고 전한다.

🍃 회화나무 진

〈향약집성방〉에 보면 회화나무 진은 여러 가지 중풍을 치료한다고 한다. 급경풍으로 이를 악물거나 팔다리가 마비된 것, 구안와사, 파상풍을 치료한다. 달여 먹거나 가루약 또는 알약으로 만들어 먹는다. 달여 먹을 때에는 다른 약에 섞어 쓴다.

🌿 회화나무 꽃

〈동의보감〉에 회화나무 꽃은 다섯 가지 치질, 가슴앓이를 치료하고 뱃속에 있는 벌레를 죽이고 열을 내린다고 적었다. 적백이질, 장풍陽風, 하혈도 치료하는데 약간 볶아서 쓴다. 회화나무 잎은 어린이 경기, 열이 날 때, 옴, 버짐 등을 치료할 때 물에 달여서 쓴다.

북한의 〈동의학사전〉에는 이렇게 나왔다. 회화나무 꽃은 맛은 쓰고 성질은 평하다. 간경, 대장경에 작용한다. 열을 내리고 혈분의 열을 없애며, 피나는 것을 멈춘다. 약리실험에서 꽃의 루틴 성분이 실핏줄의 투과성을 낮추고 염증을 없애며, 달임약은 혈압을 낮추고 핏속 콜레스테롤을 낮추는 것이 밝혀졌다. 루틴 함량은 꽃봉오리가 더 높다. 장출혈, 치루, 자궁출혈, 피를 토할 때, 코피, 혈리 등의 모세혈관 장애로 인한 여러 가지 출혈과 간열로 눈이 붉어진 데, 부스럼에 쓴다. 피가 나는 데는 거멓게 볶아서 쓰고 고혈압에는 약간 볶아서 하루 6~9그램을 달임약, 가루약, 알약 형태로 먹는다. 외용약으로 쓸 때는 달인 물로 씻거나 가루 내어 뿌린다.

한눈에 보기

회 화 나 무

과 명	콩과
생약명	괴목槐木, 괴화槐花
속 명	홰나무, 회화나무, 괴화나무
분포지	집 안이나 절간, 집 주변 등에 심는다
개화기	8월
꽃 색	황백색
결실기	9~10월
열 매	콩꼬투리 모양의 꼬투리에 까맣고 둥근 씨가 들어 있다
높 이	20~30미터 자라는 잎지는 큰키나무
채취시기	꽃은 8월, 열매는 10월, 뿌리껍질이나 껍질은 가을에 채취한다
가공법	그늘에서 말린다
약 효	치질, 동맥경화, 고혈압, 장출혈, 자궁출혈, 치루, 피똥을 누는 데, 잇몸염증, 부스럼, 화상 등

2 백발을 검어지게 하는 자양강장제,
하수오

하수오는 옛날부터 산삼과 견줄 만한 영약으로 알려져 왔다. 하수오를 먹고 신선이 되어 하늘로 올라갔다거나 수백 년을 살았다는 얘기가 여럿 전해 온다.

옛날 중국의 어느 남쪽 지방에 전하는 이야기이다.

하전아阿田兒라는 사람이 있었는데 그는 몸이 몹시 허약하여 58살이 되도록 장가도 못 들고 혼자서 살았다. 어느 날 그는 집 뒤에 있는 작은 산에 올라갔다가 이상하게 생긴 넝쿨식물을 보고 흥미를 느꼈다. 두 그루의 넝쿨이 서로 엉켜 마치 사랑을 나누고 있는 것처럼 보였던 것이다. 그는 이 넝쿨식물의 뿌리를 캐어 집으로 돌아와서 친구들한테 보였으나 아무도 그것이 무엇인지를 알지 못했다. 그는 그 뿌리를 옆에 두고 누웠다가 깜박 잠이 들었다. 그런데 꿈 속에 홀연히 머리카락과 수염이 눈처럼 하얀 노인이 나타나더니 그를 불렀다.

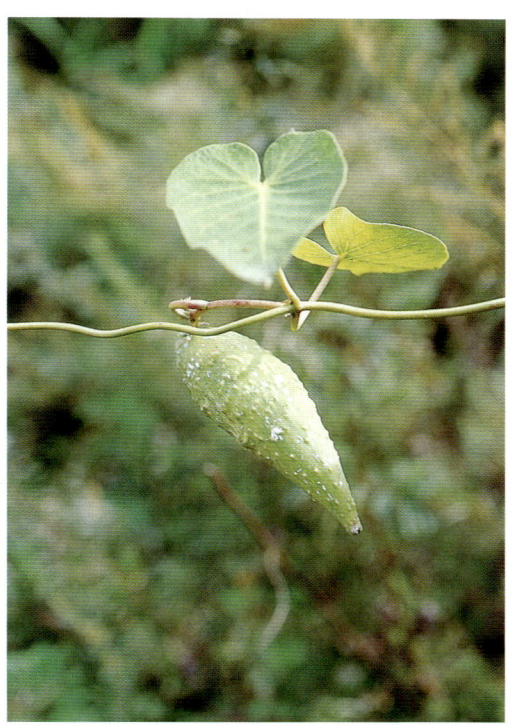

하수오 잎과 열매. 머리카락을 까맣게 하고 신장기능을 좋게 하는 약으로 이름이 높다.

"전아! 전아!"

그는 대답을 하려 했지만 말이 잘 나오지 않았다. 우물쭈물하고 있는 사이에 노인이 말했다.

"네가 오늘 산에서 캔 뿌리는 신선이 주는 선약이니 정성스럽게 먹도록 하여라."

하전아가 꿈에서 깨어 보니 한밤중이었다. 이상한 꿈이라고 생각하고 다시 잠이 들었다. 그런데 날이 밝을 때까지 똑같은 꿈을 세 번이나 꾸었다. 예사 꿈이 아니라고 생각한 그는 그 뿌리를 돌절구에 찧어서 가루 내어 하루 세 번, 밥 먹기 전에 먹었다. 한 달쯤을 먹고 나니 몸에 기운이 나고 머리도 맑아졌다. 그는 다시 산에 올라가 그 넝쿨의 뿌리를 많이 캐서 가루로 만들어 두고 일 년을 더 먹었다. 그랬더니 허약하던 몸이 쇳덩어리처럼 단단해지고 기운도 세어졌다. 나이는 비록 60살이 다 됐지만 머리카락이 까맣게 바뀌고 얼굴이 젊은이같이 바뀌어 보는 사람마다 이상하게 생각했다.

그는 60살에 아내를 맞이하여 아들을 낳고 아들의 이름을 연수라고 지었다. 연수가 건강하게 자라나 어른이 되었을 때 하전아는 아들에게 자신이 먹은 신기한 약초 뿌리에 대해 말해 주었다. 그들 세 식구는 산에 올라가 그 넝쿨식물의 뿌리를 캐서 말려 가루 내어 두고 날마다 열심히 먹었다. 그랬더니 아들 연수는 백살이 되었어도 머리카락이 까마귀처럼 검은빛이었고 아버지는 160살까지 살았다.

연수가 130살이 되었어도 머리카락이 까맣다고 하여 사람들은 그를 하수오何首烏라 불렀다. 그의 성이 하씨이고 머리카락이 까마귀같이 까맣다는 뜻이다. 그 뒤부터 사람들은 이들이 먹던 약초의 뿌리를 하수오라 부르게 되었다.

신장, 간장, 심장을 튼튼하게 한다

하수오는 옛날부터 자양강장약으로 이름높은 약초이다. 야합夜合, 지정地精, 교등交藤, 진지백眞知白, 산옹山翁, 산정山精 등의 여러 이름이 있다. 우리말로는 흔히 큰조롱 또는 은조롱이라고 하며 황해도나 경상도 지방에서는 새박덩굴이라 부르기도 한다. 우리나라의 경상남북도, 전라남도, 강원도, 충청북도, 평안도, 황해도 등지의 산이나 들의 양지바른 풀밭이나 바닷가의 비탈진 곳 등에 드물게 자란다.

여러해살이 덩굴풀로 줄기는 1~3미터쯤 자라고 뿌리는 원기둥 혹은 저울추 모양으로 구슬처럼 이어져 달린다. 뿌리는 길이 5~15센티미터, 굵기는 1~3.5센티미터쯤이고 큰 것은 옆으로 갈라지기도 한다. 뿌리는 겉은 누런빛이 도는 갈색이고 속은 흰빛인데 단단하고 약간 특이한 냄새가 난다. 맛은 약간 쓰면서도 떫다. 잘 씹어 보면 밤맛, 고구마맛, 배추뿌리맛이 섞여 있다.

줄기는 왼쪽 방향으로 주위의 나뭇가지나 풀 같은 것을 감으면서 자라는 성질이 있고 줄기나 잎을 자르면 흰 즙이 나온다. 잎은 마주나며 심장꼴이고 꽃은 연한 황록색으로 7~8월에 핀다.

열매는 길이 8센티미터, 지름 1센티미터쯤 되는 피침 모양으로 9월에 연한 갈색으로 익는다. 열매가 익으면 열매껍질이 터지면서 길고

하수오 뿌리. 밤맛, 고구마맛, 배추뿌리맛이 섞인 듯한 맛이 난다.

흰 털이 붙은 씨앗이 프로펠러처럼 바람에 날려 사방에 흩어진다. 대개 5~10년쯤 자라다가 죽지만 간혹 수십 년이나 수백 년을 자란 것이 발견되는데 이런 것은 약초꾼들이 산삼보다도 더 귀하게 여긴다. 수십 년이나 수백 년 묵은 하수오 뿌리 중에는 간혹 속이 썩어서 물이 들어 있는 것이 있는데 이 물이 만병통치의 효능을 지니고 있다고 한다. 하수오뿐만 아니라 더덕이나 지치, 도라지 등 어떤 약초든지 수십 년씩 자란 것은 값을 따질 수 없는 보물이 되는 법이다.

하수오는 적하수오와 백하수오의 두 종류가 있는데 우리나라에 야생하는 것은 대개 백하수오이고 적하수오는 극히 드물게 발견된다. 적하수오는 대개 중국에서 많이 심어 가꾸고 우리나라에서는 제주도와 남부지방 일부에서만 난다.

약초꾼들 사이에 전해지는 말로는 하수오는 암수가 다른 식물로 서로 떨어져 있다가 밤이 되면 서로 엉켜 안고 지낸다고 한다. 그래서 하수오 한 뿌리를 발견하면 반드시 그 주위에 다른 한 뿌리가 있으며 또 밤중에 서로 교합하여 음기陰氣를 얻은 것이 약효가 더 높다고 한다. 그러나 실제로 하수오가 암수 딴그루식물인 것은 아니다. 다만 약초꾼들은 새박덩굴을 숫하수오로 여긴다. 새박덩굴은 잎이 하수오와 매우 닮았으나 덩이뿌리가 없다.

약초꾼들은 늦은 가을이나 이른 봄철에 말라죽은 줄기를 보고 하수오 뿌리를 캐낸다. 예전에는 약초 채취를 직업으로 삼는 약초꾼들이 흔했으나 지금은 거의 사라졌으므로 야생 하수오를 구하기가 쉽지 않다. 재배하거나 중국 같은 데서 수입한 하수오는 야생에 견주어 약효가 형편없이 낮다. 중국산 하수오는 우리나라 야생 하수오와 품종이 전혀 다르다. 또 우리나라에서 재배하는 것은 대개 중국 품종을 가져다가 심은 것이다. 중국 품종은 뿌리가 굵고 수확량은 많지만 뿌리에 녹말만 많을 뿐 약효는 형편없다. 반드시 우리나라에서 자란 야생 하수오를 구해 약으로 써야 제대로 약효를 기대할 수 있다. 우리나라에서 자란 것도 지방에 따라 약효가 조금씩 차이가 나는데, 경기도 감악산 일대와 경북 소백산 부근에서 난 것이 약효가 가장 높다고 한다.

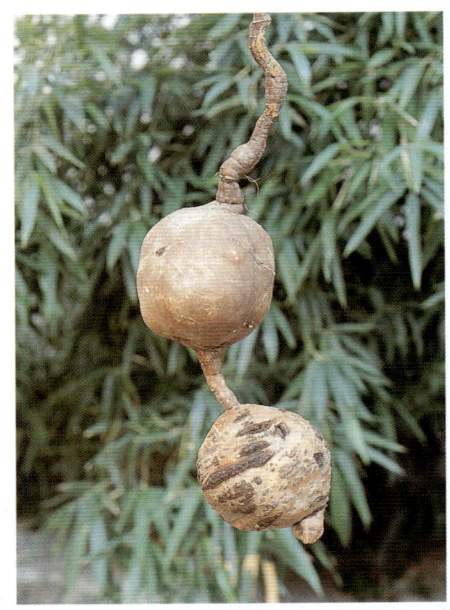

적하수오 뿌리. 우리나라에 야생하는 것은 대개 백하수오이고 적하수오는 극히 드물다.

🍃 옛 문헌과 현대 문헌에 나온 기록

〈동의보감〉에는 하수오에 대해 이렇게 전한다.

"황해도와 강원도에서 난다. 성질이 따뜻하고 독이 없으며 맛은 쓰고 떫다. 염증을 삭이고 가래와 담을 없앤다. 갖가지 종기, 치질, 만성 피로로 몸이 마르는 것, 부인의 산후병, 대하 등을 치료하고 기氣와 혈血을 도우며 근골을 튼튼하게 하고 골수를 충실하게 하고 머리카락을 까맣게 하고 오래 먹으면 늙지 않는다."

〈본초비요〉에는 이렇게 전한다.

"성질은 평하고 맛은 달고 쓰다. 간과 신장을 보하고 피를 맑게 한다. 정력을 세게 하고 아이를 낳게 한다. 온갖 풍을 없애고 근육과 뼈를 튼튼하게 하고 머리카락을 검게 한다."

북한의 〈동의학사전〉에는 이렇게 적고 있다.

"맛은 달고 쓰며 성질은 약간 따뜻하다. 간경, 신경에 작용한다. 간과 신을 보하며 뼈와 힘줄을 튼튼하게 한다. 또한 대변을 통하게 하고 헌 데를 낫게 한다. 약리실험에서 강장작용, 조혈기능 강화작용, 피로회복 촉진작용, 진정작용이 밝혀졌다. 허약한 데, 병후쇠약, 혈허증, 간과 신장이 허해서 허리와 무릎에 힘이 없는 데, 가슴두근거림, 불면증, 신경쇠약, 머리카락이 일찍 희어지는 데, 변비, 학질, 헌 데, 치질 등에 쓴다. 하루 9~18그램을 달임약, 가루약, 알약 형태로 먹는다. 외용약으로 쓸 때는 생것을 짓찧어 붙인다."

인삼, 구기자와 함께 3대 명약

예로부터 하수오는 신장기능을 튼튼하게 하여 정력을 높이고 머리카락을 검게 하며 병 없이 오래 살게 하는 약초로 이름이 높다. 간장의 기능을 좋게 하여 피곤함을 없애고, 살결을 곱게 하며, 뼈와 근육을 튼튼하게 하고, 심장을 튼튼하게 하여 신경쇠약이나 불면증 같은 데에도 효과가 있다. 조혈작용이 뛰어나 빈혈치료에도 좋고 여성의 생리불순, 자궁염, 만성변비 등에도 두루두루 널리 쓰인다.

또 하수오는 노인들의 기력을 돋구는 데 매우 좋은 약이다. 신장기능을 좋게 하여 머리카락이 희어지지 않게 하고 머리카락이 빠지지 않게 하며 오래 먹으면 노화를 예방한다. 중국 사람들은 하수오를 인삼, 구기자와 함께 3대 명약으로 여긴다.

하수오의 약성을 간략하게 정리하면 다음과 같다.

🍃 뇌를 튼튼하게 하고 혈을 보충한다

하수오는 약성이 온화하여 쓰임새가 넓다. 피를 토하거나 피를 많이 흘려 뇌빈혈이거나 여성이 아이를 많이 낳아 피가 부족할 때, 갖가지 만성병으로 체력이 약해졌을 때에 좋다. 마음을 안정시키고 머리를 맑게 하므로 신경쇠약 치료에도 효험이 크다.

머리가 어지럽고 아플 때, 기억력 감퇴, 주의력이 산만해질 때, 잠을 잘 못 자고 꿈을 많이 꿀 때 등에 복분자, 산조인, 백자인 등과 함께 알약을 지어 먹으면 효과가 좋다. 오래 먹으면 늙지 않고 머리카락이 희어지지 않는다.

🍃 허리를 튼튼하게 하고 신장기능을 강화한다

허리와 무릎을 튼튼하게 하고 체력을 강하게 한다. 오랜 병으로 몸이 약해졌을 때나 허리와 무릎에 힘이 없을 때, 허리와 무릎이 시리고 아플 때, 겨우살이, 두충, 속단 등과 같이 쓰면 좋다. 성기능 감퇴, 조루, 유정 등에는 육종용, 보골지, 토사자 등과 같이 쓴다.

🍃 생리불순을 치료하고 태아를 안정시킨다

월경량이 많거나 날짜가 5일 이상 늦어지거나 색깔에 이상이 있을 때 숙지황, 생지황, 당귀, 황기 등과 같이 쓰면 좋다. 유산을 막는 효과도 있어서 겨우살이, 토사자 등과 같이 쓰면 태아가 안정되고 임신으로 인한 복통이나 출혈에도 효과가 있다.

🍃 대변을 잘 나가게 하고 몸 안의 독을 푼다

하수오는 갖가지 병원성 미생물을 죽이고 약한 설사작용이 있어서 체력이 약한 변비환자에게 좋다. 하수오 뿌리에는 옥시메탈안트라키온

유도체 1.8퍼센트, 녹말 45퍼센트, 정유 3퍼센트, 레시틴 3.7퍼센트, 라폰틴 등이 들어 있는데 이들 성분들이 뇌를 튼튼하게 하고 마음을 안정시키고 혈압을 낮추며 몸의 면역기능을 높이는 작용을 한다. 또 소장에서 포도당과 아미노산의 흡수를 높이고 장관을 자극하여 변을 잘 통하게 하여 변비를 없앤다. 혈액 속의 콜레스테롤을 낮추는 데도 현저한 효능이 있다. 어느 한 실험에 따르면 80퍼센트 이상이 효과를 보았다고 한다.

🍃 혈압을 내리고 동맥경화를 예방한다

하수오는 부작용 없이 혈압을 낮추고 콜레스테롤이 간에 축적되는 것을 막는 작용이 있다. 날마다 15그램씩 달여서 복용한다. 3개월 이상 꾸준히 복용하는 것이 좋다.

증상에 따른 하수오 복용법

하수오는 체질에 상관없이 남녀노소 누구한테나 좋은 약초이다. 하수오 한 가지만으로도 정성을 들이면 훌륭한 약을 만들 수 있다. 단, 우리나라에서 난 야생 하수오를 써야 효과가 제대로 난다. 야생 하수오는 재배한 것과는 완전히 다르다. 재배한 것은 뿌리 모양이 대개 한 덩어리로 길게 뻗지만 야생은 구슬처럼 덩어리가

하수오 열매와 잎. 반드시 야생 하수오라야 약효가 뛰어나고 재배한 것이나 중국에서 수입한 것은 약효가 별로 없다.

이어져 달린다. 야생 하수오는 구하기가 어렵고 값도 꽤 비싸다. 야생 하수오 중에서도 적하수오가 특히 좋은데 이것은 구하기가 거의 불가능하다.

🌿 노화방지 · 정력감퇴 · 빈혈 · 만성변비

야생 하수오 말린 것 다섯 근(3킬로그램)을 구해 잘게 썰어서 쥐눈이콩 삶은 물에 하룻밤 담갔다가 꺼내어 떡 찌듯이 푹 찐다. 이것을 그늘에 말려 좋은 청주에 하룻밤 동안 담갔다가 다시 쪄서 말린다. 이같은 과정을 아홉 번 반복하면 하수오가 마치 불투명한 유리처럼 된다. 이것을 가루 내어 하루 세 번 빈속에 한 숟가락씩 더운 물로 먹는다. 노화방지, 정력감퇴, 빈혈, 만성변비, 성기능쇠약, 흰 머리를 검게 하는 데, 머리카락이 빠지지 않게 하는 데, 체력을 튼튼하게 하는 데 효험이 크다.

🌿 하수오로 만든 음식과 하수오술

하수오는 영양이 풍부하고 맛이 좋으므로 아이들도 잘 먹는다. 품질 좋은 꿀 속에 넣어 말랑말랑하게 된 것을 그냥 먹어도 맛이 있고 고구마처럼 쪄서 먹어도 괜찮다. 특히 성장기의 어린이나 노인들한테 좋은 음식이다.

중국 청나라 말기에 요녕성 천산에 살았던 이름난 도사이자 무술의 대가인 갈월담葛月潭은 평생 하수오를 음식으로 즐겨 먹었는데 114세로 죽을 때까지 몸이 날아갈 듯이 가벼웠고 머리카락이 희어지지 않았으며 기억력이 뛰어났다고 한다. 갈월담은 천산에 있는 유서 깊은 도교사원인 무량관無量觀의 지도자로 무술과 지략이 뛰어나고 덕망이 높아 그의 제자 중에는 이름난 의적들이 많았다.

하수오는 인삼이 몸에 맞지 않는 소양체질의 사람한테 좋다. 인삼을 쓸 때 하수오를 같이 쓰면 약성이 서로 조화되어 효력이 더 크게 나타난다.

민간에서는 하수오 잎은 끓는 물로 데쳐서 나물로 먹고 생잎은 짓찧어 종기에 붙인다. 고름을 빨아내는 작용이 있어서 뾰루지나 종기, 종창에 잘 듣는다.

하수오 뿌리를 35도쯤 되는 좋은 술에 담가

🌿 허약체질 · 노인 · 병후 조리

조선 세종임금 때 펴낸 세계 최대의 의학백과사전인 〈의방유취〉에 보면 허약체질이나 노인, 또는 앓고 난 사람에게 뼈와 근육을 튼튼하게 하고 장수하는 처방으로 다음과 같은 것이 있다.

하수오 세 근(1.8킬로그램)을 쌀뜨물에 하룻밤 동안 담가 두었다가 잘게 썰어 쇠무릎지기 잘게 썬 것 600그램, 쥐눈이콩 1.5킬로그램과 함께 시루에 쪄서 말리기를 세 번 거듭한다. 그 다음에 하수오, 쇠무릎지기를 가루 내어 찐 대추살로 반죽해서 0.3그램쯤의 무게로 알약을 만들어서 한 번에 30알씩 먹는다.

🌿 관절염

류머티스성 관절염이나 퇴행성 관절염으로 허리와 무릎이 아파 걸음을 잘 걷지 못할 때에는 하수오, 쇠무릎지기 각 600그램을 좋은 술로 한두 잔씩 먹는다.

2~3개월 동안 밀봉해 두면 하수오술이 되는데 여기에 꿀이나 설탕을 타서 아침, 저녁으로 한두 잔씩 마시면 정력이 좋아지고 얼굴빛이 고와지며 흰 머리카락이 검게 되며 젊어지고 오래 산다고 한다.

오발주烏髮酒는 하수오와 생지황 각 120그램, 숙지황 · 천문동 · 구기자 · 당귀 각 60그램, 맥문동 240그램, 우슬 · 인삼 각 30그램을 모두 가루 내어 누룩 열 덩어리를 넣고 기장쌀 2킬로그램으로 밥을 지어 반죽하여 술을 빚은 것이다. 이것은 살결을 곱게 하고 흰 머리카락을 검게 하며 허리와 무릎이 시리고 머리가 어지러우며 귀에서 소리가 나는 것을 치료하는 약술로 이름 높다. 아침밥 먹기 전에 소주잔으

약초꾼들은 술을 마실 때 하수오 뿌리를 짓찧어 소주에 넣어 함께 마시곤 하는데 그렇게 하면 술맛이 훨씬 부드러워지고 술을 웬만큼 많이 마셔도 취하지 않을 뿐 아니라 숙취도 없어진다고 한다. 또 험한 산을 오르내리면서 하수오 뿌리를 조금씩 씹어 먹으면 몸이 더 가벼워지고 피로를 한결 덜 느끼게 된다고 한다.

하수오와 생지황으로 담근 술도 건강하게 오래 살게 하는 약술로 유명하다. 하수오를 먹는 동안 파, 무, 마늘을 먹지 말아야 한다. 하수오는 건강식품이나 의약품으로 개발할 가치가 매우 큰 약초라고 할 수 있겠다.

1.8리터에 7일 동안 담갔다가 햇볕에 말려 절구에 찧어 가루 낸 것을 대추살로 반죽하여 0.3그램 무게로 알약을 만들어 한 번에 30~50알씩 빈속에 먹으면 좋다.

🍃 흰 머리를 검게 하는 데

하수오는 희어진 머리카락을 검게 하는 데에 특효가 있다. 야생 하수오 한 근을 잘게 썰어 좋은 토종꿀 속에 백일쯤 담가 두었다가 한번에 양껏 먹는다. 이렇게 먹고 나면 대개 명현현상으로 취해 쓰러져 자게 되는데 이틀이나 사흘 동안 자는 사람도 있다. 깨어나면 몸이 가벼워지고 힘이 솟으며 오래 지나지 않아 머리카락이 까맣게 자라 나온다. 이 방법으로 흰 머리카락이 까마귀처럼 검게 된 경우가 꽤 여럿 있다.

🍃 신경쇠약 · 불면증 · 건망증 · 가슴두근거림

하수오는 불면증, 건망증, 가슴이 두근거리는 데 등에도 효과가 높다. 잠을 잘 이루지 못하고 꿈이 많으며 머리가 어질어질하고 기억력이 희미할 때에는 하수오와 오미자, 꿀을 함께 쓴다.

야생 하수오 250그램, 오미자 250그램을 깨끗하게 씻어 한 시간쯤 찬물에 담갔다가 꺼내 스테인리스솥에 담고 물을 8리터(넉 되)쯤 붓고 약한 불로 물이 반으로 줄어들 때까지 달여 찌꺼기는 건져내 버린다. 여기에 꿀 500그램, 흑설탕 250그램을 넣고 약한 불로 20분쯤 끓여서 식힌 다음에 병에 담아 두고 하루에 두 번, 점심 먹은 후와 자기 전에 한두 숟가락씩 뜨거운 물에 풀어 마신다. 6개월 이상 꾸준히 복용하는 것이 좋다.

신경쇠약은 증상이 복잡하고 치료에 시간이 오래 걸리는 병이다. 하수오와 오미자는 다같이 뇌를 튼튼하게 하고 간과 신장을 도우며 혈액을 잘 통하게 하기 때문에 신경쇠약과 기억력쇠퇴에 효과가 크다. 하수오 대신 산해박 뿌리를 쓰면 효과가 빼어나게 높지만 구하기가 지극히 어렵다.

한눈에 보기

과 명	박주가리과
생약명	하수오何首烏, 백수오白首烏
속 명	하수오, 큰조롱
분포지	양지바른 산기슭, 또는 바닷가 비탈
개화기	7~8월
꽃 색	연한 황록색
결실기	8~10월
열 매	길이 8센티미터, 지름 1센티미터의 피침형이고 그 속에 날개가 달린 씨앗이 들어 있다
높 이	길이 1~3미터 자라는 여러해살이 덩굴풀
채취시기	가을에 뿌리를 채취한다
가공법	쌀뜨물에 담갔다가 꺼내어 말린다
약 효	강장, 빈혈, 머리카락을 검게 하는 데, 신경쇠약, 변비, 불면증, 허약체질 개선, 동맥경화, 이명증, 무릎이 아프고 힘이 없을 때, 치질, 연주창, 피로회복 등

3 죽은 사람도 살려 내는 풀의 왕, 산삼

세 가지에 다섯 잎이

햇볕을 등지고 그늘로 향했구나

나를 얻으려 이곳에 오려면

피나무 아래로 찾아와 주려무나

- 〈고려산삼찬〉, 작자미상

우리나라는 지구 위의 신령스런 약이 모여 있는 곳이다. 그 가운데서도 예로부터 불로장생하는 선약이자 만병통치약의 으뜸으로 알려져 온 것이 산삼이다. 우리나라는 산삼의 나라이며 산삼은 우리나라를 대표하는 약초다. 중국이나 러시아, 일본, 북미대륙에도 산삼이나

3백 년쯤 묵은 야생 산삼. 지리산 자락에서 캔 것이다. 산삼은 모든 풀의 왕이며 신초이다.

산삼 비슷한 식물이 자라며, 또 우리나라 인삼을 가져다가 재배하고 있지만 그 약효는 우리나라의 도라지 정도밖에 되지 않는다.

재배 인삼의 원종은 산삼이며 옛날에는 인삼이라면 거의 산삼을 의미했다. 옛날 의학책에 인삼이라고 쓰여진 것은 거의 산삼이다. 산삼은 자연적인 것이지만 인삼은 인위적인 손길이 가해진 것이다. 산삼이 인삼보다 성분이나 효능이 훨씬 나을 것임에는 두말할 나위가 없다. 산삼은 모든 풀의 왕이며 신초神草다.

산삼은 깊은 산, 수풀 아래 그늘에서 자라는 음지식물로 제주도를 뺀 우리나라 전역에서 난다. 만주의 백두산 일대, 길림성, 흑룡강성 근처의 밀림, 그리고 러시아의 연해주에서도 나는데 이 지역들은 상고 때부터 우리민족의 본거지였고 고구려와 발해시대까지 우리 땅이었으며 지금까지도 우리민족이 많이 살고 있다. 이런 것을 감안한다면 산삼을 한반도 강역彊域에서만 자라는 고유의 민족식물이라고도 할 수 있겠다. 우리나라에서 나는 산삼 중에서도 강원도와 지리산 부근, 곧 옛 신라와 백제 땅에서 나는 산삼이 약효가 가장 높은 것으로 알려져 있다.

산삼은 재배해 가꾼 인삼과는 쉽게 구별할 수 있다. 잎 색깔이 인삼보다 옅어 연한 녹색이고 두께가 종이처럼 얇아 반투명에 가깝다. 엽록소의 수가 인삼보다 훨씬 적어 강한 햇빛을 받으면 곧 시들어 버린다. 잎 뒷면에는 잎맥을 따라 흰털이 나 있어 은빛으로 보이므로 노련한 심마니는 눈을 가늘게 뜨고 몸을 낮춰 살펴보다가 저만큼 멀리 있는 산삼을 단번에 찾아 낸다.

산삼은 잎자루가 부풀어 있고 가을철에 빨갛게 익는 열매 모양도 인삼 열매보다 약간 넓고 잘며 누런빛이 돈다. 뿌리 모양에서도 상당한 차이가 나는데 산삼 뿌리는 가늘고 길며 가로줄이 많다. 잔뿌리도 길고 옥주玉珠라 부르는 작은 혹이 달리며 싹이 나서 말라 죽은 흔적인 뇌두가 길다.

생육 조건이 까다롭고 성장이 느리다

산삼은 생육 조건이 몹시 까다롭다. 소나무, 떡갈나무, 단풍나무, 물푸레나무, 오리나무, 피나무, 옻나무 등의 낙엽이 잘 썩어서 발효된 깊은 갈색 흙에서 나는데 여름철 한낮의 온도가 섭씨 20도쯤 되는 서늘한 곳에서 자란다. pH 농도 6.1~6.3쯤 되는 흙에서 잘 자라고 산성이 된 흙에서는 자라지 않는다. 조선시대에 서유구라는 사람이 지은 〈임원십육지林園十六志〉에는 산삼의 성질과 생육 환경이 꽤 자세히 적혀 있는데 이를 간략하게 간추리면 다음과 같다.

"삼이 나서 자라기는 쉽지 않다. 삼은 물을 좋아하나 습기를 싫어하고 그늘을 좋아한다. 삼은 싹이 나더라도 땅 위가 마르고 흙에 물기가 많으며 부식토가 얕거나 햇볕이 세게 쬐거나 바위 그늘에 가려 햇볕이 전혀 없으면 자라지 않는다. 흙이 기름지며 빛나고 숲이 우거져 키 큰 나뭇잎 사이로 햇볕이 산란광으로 가늘게 흩어져 들어오는 곳이어야 하는데 이런 곳에서 싹이 나더라도 잘 자라는 일은 드물다."

이를 요약하면 산삼은 너무 가물지도 습하지도 않은 곳, 음지도 양지도 아닌 곳에서만 자란다.

산삼은 주위의 숲과 밀접한 관련이 있다. 산삼은 피나무, 오동나무, 옻나무, 가래나무 등과 친해 그 밑에서 잘 자란다. 피나무와 단풍나무가 섞인 숲에서 잘 자라고 순수한 소나무 숲에서는 자라지 못한다. 소나무에서 나오는 어떤 화학물질이 산삼의 성장을 억제하기 때문이다.

〈임원십육지〉에서는 피나무가 산삼과 제일 친한 것으로 적혀 있다. 피나무가 자라는 곳이 산삼의 생육 조건에 알맞고 피나무 잎 썩은 거름이 산삼이 자라는 데 가장 좋은 것 같다.

산삼은 성질이 고고해서 이웃하는 풀을 많이 가린다. 대개 산삼 옆에는 다른 풀이 자라지 않

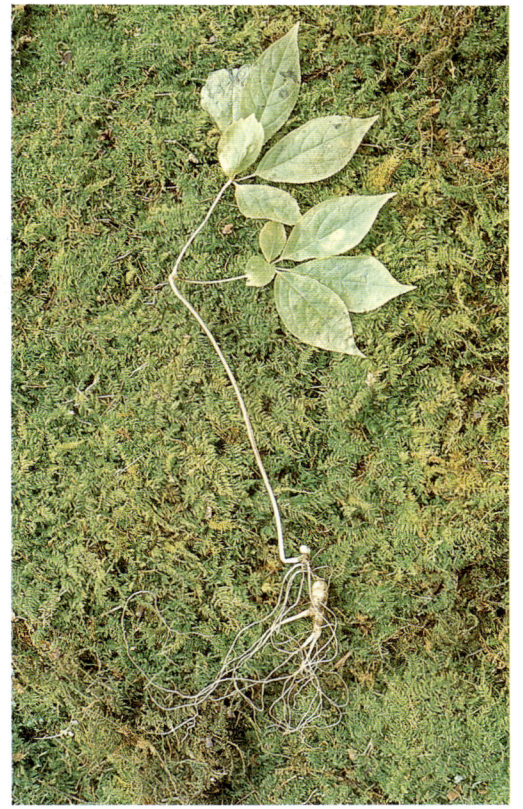

30~40년쯤 된 야생 산삼의 잎과 뿌리.

고 자라더라도 산삼보다 키가 작다. 이는 산삼의 타감작용으로 인한 것이다. 타감작용이란 식물이 주변에 다른 식물이 자라지 못하도록 어떤 화학물질을 분비하는 것을 말한다.

오동나무, 소나무, 회화나무, 쑥 등은 주위에 어떤 화학물질을 뿜어 내서 주위에 나는 식물을 죽이거나 자라지 못하게 한다. 물기 많은 바위에 붙어 자라는 이끼는 강력한 항균물질을 내뿜어 말라 죽기 전에는 결코 썩지 않고 주위에 있는 다른 물질도 썩지 않게 한다.

산삼과 사이좋게 자라는 식물은 고사리, 고비, 오미자, 괭이밥, 속새 등이다. 특히 고사리 밭에서 산삼이 발견되는 수가 많다. 고사리와 산삼은 다같이 그 기원이 아주 오랜 식물이라는 점이 특징이다.

산삼은 대기만성을 신조로 하는 식물이어서 성장이 몹시 느리다. 20년을 자라도 뿌리 무게가 3그램도 안 되기 예사며 심지어 150년을 자라도 2~3그램밖에 안 나가는 것도 있다. 어릴 적에는 한 해에 0.01~0.05그램씩 크다가 나이가 들수록 빨리 자라고 웬만큼 자라고 나면 성장이 다시 늦어진다.

대개 무게가 한 냥(37.5그램)쯤이면 80~100년은 된 것으로 본다. 산삼 뿌리에는 가로줄이 빽빽하게 나 있는데 이것은 산삼이 땅 속으로 파고든 흔적이다. 산삼 뿌리는 땅 속으로 파고드는 성질이 있어 해마다 8~9월에 1센티미터쯤 땅 속으로 기어든다. 이는 겨울을 안전하게 보내기 위해서라고 여겨지는데 산삼은 추위에는 매우 강한 편이어서 땅이 꽁꽁 얼어도 죽지 않는다.

산삼은 주위의 여건이 자라기에 알맞지 않으면 싹을 내지 않는다. 뿌리만 흙 속에서 잠을 자는데 이를 산삼의 휴면休眠이라고 한다. 짧게는 2~3년, 길게는 수십 년 동안 잠을 자는데 토양, 햇빛의 양, 숲의 종류 등이 바뀌거나 가뭄이나 산불이 생겼을 때, 또는 뿌리 한 부분이 상처를 입거나 동물에게 뜯어 먹혔을 때 잠을 잔다.

잠을 잘 때에는 잔뿌리를 떼어 버리고 뿌리가 오므라들어 딱딱해지며 빛깔이 흑갈색으로 변하고 무게도 가벼워진다. 몇 년이나 몇십 년 뒤 다시 싹을 낼 때에는 잠자기 전에 있던 수만큼 잎이 달린다. 지금까지 관측된 것으로는 24년 간 잠을 잔 기록이 있다. 산삼 말고 더덕이나 잔대 같은 식물도 잠을 잔다.

산삼은 씨앗이 산새들에게 먹혀서 번식하거나 씨앗이 땅에 떨어져 번식하는데 번식력이 몹시 약하다. 산삼은 생육 조건이 좋은 곳에서는 6~7년 만에 꽃이 피고 생육 조건이 나쁜 곳에서는 20년 넘게 자라야 꽃이 핀다.

처음 핀 꽃에서는 열매가 두세 개 달리고 두 번째 핀 꽃에서는 6~10개쯤 달린다. 산삼 열매는 덜 익은 채로 새한테 먹히면 새의 뜨거운 위장을 지나는 동안 어떤 화학적 변화가 생겨 씨앗이 빨리 싹틀 수 있게 된다. 산삼 씨앗이 땅에 떨어져서는 2~5년쯤 지나야 싹이 난다. 그러나 산삼 열매는 새가 먹기 전에 들쥐가 먹어 버리는 일이 많다.

산삼의 나이와 수명

산삼이 얼마나 오래 사는지에 대해서는 많은 사람들의 관심의 대상이다. 고작해야 30년 밖에 못 산다는 학자도 있으나 심마니들은 대개 수백 년을 산다고 주장한다. 산삼의 씨앗을 받아 산 속에서 거의 자연 상태와 다름없이 재배한 것을 장뇌삼 또는 산양삼이라 부른다. 장뇌삼 중에는 150년쯤 키운 것이 더러 있는 것으로 보아 산삼은 적어도 수백 년 동안 살 수 있는 것이 분명하다.

산삼의 나이를 알아내는 방법은 여러 가지가 있다. 첫째, 산삼 몸체

위로 길게 뻗은 뇌두가 많을수록 오래 묵은 것이다. 뇌두는 줄기가 붙어 있던 부분이 가을에 말라 죽으면서 생긴 흔적으로 해마다 하나씩 생긴다. 뇌두가 30개면 그 산삼의 나이는 적어도 30살이 넘은 것이 틀림없다. 산삼은 자는 동안에는 뇌두가 생기지 않고 또 오래된 뇌두는 말라서 흔적이 없어지거나 희미해지므로 뇌두 수로 정확한 나이를 알 수는 없다. 대개 뇌두 수는 실제 산삼의 나이보다 적다.

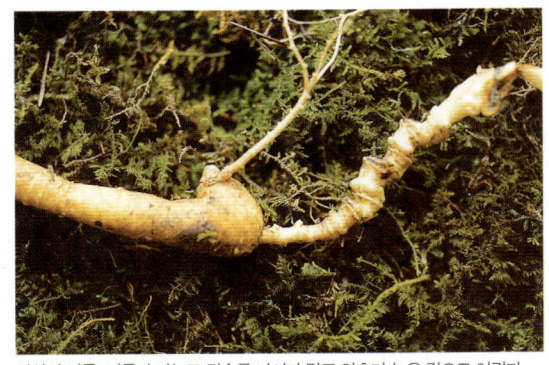

산삼의 뇌두. 뇌두가 가늘고 길수록 나이가 많고 약효가 높은 것으로 여긴다.

둘째, 산삼 몸통에 있는 가로줄을 보고 나이를 짐작한다. 가로줄은 산삼이 땅 속으로 파고들 때 생기는 것으로 역시 해마다 하나씩 생긴다. 심마니나 산삼 전문가들은 가로줄을 보고 산삼의 품질을 판단한다. 가로줄이 많고 선명한 것일수록 좋은 것으로 친다. 산삼이 잠자는 동안에는 가로줄이 생기지 않는다.

셋째, 잎과 줄기의 모양을 보고 나이를 짐작할 수 있다. 산삼은 3년이 지나야 잎이 두 장 달리고 4년째에는 세 장, 5년째에는 네 장, 6년이 넘어야 다섯 장이 달린다. 그러나 조건이 나쁜 곳에서는 7~8년이 되어도 잎이 한 장밖에 달리지 않는다. 가지를 많이 치고 잎이 많이 달린 것일수록 오래 묵은 것이다.

넷째, 산삼의 실뿌리에 붙은 작은 구슬처럼 생긴 옥주를 보고 나이를 판단한다. 이 옥주가 많을수록 품질이 좋고 나이가 많은 것이다. 옥주는 해마다 봄철에 영양분을 빨아들이기 위해서 가늘고 흰 뿌리가 생겼다가 가을에 떨어져 나간 흔적이다. 지름이 3~4밀리미터쯤

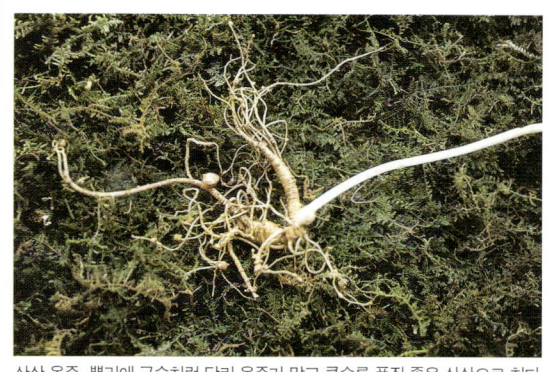
산삼 옥주. 뿌리에 구슬처럼 달린 옥주가 많고 클수록 품질 좋은 산삼으로 친다.

되는 뿌리혹박테리아집 비슷한 것도 있다. 심마니들은 이 옥주를 매우 소중한 것으로 여기고 있으나 산삼이 잠을 잘 때는 옥주를 비롯하여, 웬만한 잔뿌리는 다 떼어 버리므로 옥주의 숫자로도 나이를 알 수는 없다.

러시아 연해주에서는 140개의 뇌두가 달린 산삼이 발견된 일이 있는데 뇌두 길이가 16센티미터였다고 한다. 이것은 최소 140년은 묵은 것이다. 산삼이 140년 이상 살 수 있는 것은 틀림없으나 그 이상 얼마나 사는 지는 아무도 모른다는 것이 바른 대답이다.

진짜 삼과 가짜 삼을 가려 내는 비밀은 향기

산삼이 있는 곳 주위에는 보랏빛 서기가 뻗치고 하늘에 상서로운 기운이 나타난다고 했는데 과연 그럴까? 심마니들은 한결같이 그렇게 믿는다. 산삼은 신령한 기운이 깃든 영초임에 틀림없다. 식물에게도 의식이 있고 감각이 있으며 생각할 수 있는 능력이 있다. 식물도 주변에 다가오는 위험을 감지하고 식별할 뿐만 아니라 식물들끼리 의사소통을 한다는 것이 요즘 과학으로도 증명되고 있다.

어쩌면 식물은 문명의 해독으로 본능이 퇴화되고 타락한 인간보다 훨씬 민감한 감각을 지녔는지도 모른다. 심마니들은 꿈을 중요하게 여기고 반드시 꿈으로 영감을 얻은 다음에야 산삼을 얻는다고 믿고 있다. 수명을 다했거나 다른 어떤 목적으로 산삼이 자신을 채굴할 좋은 심마니를 기다리며 끊임없이 신호를 보내 마음이 정화된 심마니에게 산삼의 염력이 와 닿을 수 있는 것이 아닌지?

심마니의 8할 이상이 꿈에서 신령의 계시를 받아 산삼을 얻었다는 통계가 이를 뒷받침한다. 산삼은 심마니에게 계속 영적인 신호를 보내 자기가 있는 곳을 가르쳐 준다. 산삼이 자기가 죽을 것을 알면서 자신의 위치를 가르쳐 주는 것은 무엇 때문일까?

산삼을 옛날에는 방초芳草라 불렀는데 이는 향기 나는 풀이라는 뜻이다. 산삼에는 독특한 향기가 있다. 진짜 산삼과 가짜 산삼을 가려 내는 방법은 간단하다. 바늘 끝만한 실뿌리를 하나 떼서 씹어 보면 단번에 알 수 있다.

그 비밀은 향기에 있다. 산삼 향기는 아주 부드러우면서 진하고,

산삼이나 장뇌삼을 바르게 먹는 법

아무리 좋은 약이 있어도 바르게 먹지 않으면 좋은 효과를 볼 수 없다. 산삼도 마찬가지이다. 올바른 방법으로 먹어야 제대로 효과를 볼 수 있다. 산삼을 무 뿌리 먹듯 아무렇게나 씹어 먹어서는 안 된다. 옛말에 산삼은 새벽에 날이 밝기 전에 먹으라는 말이 있다. 뱃속이 깨끗하게 비어 있을 때 먹어야 산삼의 모든 유효 성분이 남김없이 몸 안에 잘 흡수될 수 있기 때문이다.

산삼을 먹으려면 먼저 하루는 죽을 먹고 이틀이나 사흘 정도를 굶어서 뱃속을 깨끗하게 비운다. 구충약을 먹어서 뱃속의 벌레를 없애는 것도 중요하다. 그리고 마음을 편안하고 정결하게 한다. 그렇게 준비를 한 다음에 새벽 세네 시무렵에 일어나서 바로 앉아 산삼을 천천히 꼭꼭 씹어서 먹는다. 여러 뿌리가 있으면 그 중에 제일 큰 것부터 먹는데, 잔뿌리에서 시작하여 차츰 몸통 부분을 먹는다.

잔뿌리 하나라도 수백 수천 번 씹어 아주 천천히 조금씩 삼킨다. 뇌두 부분은 먹지 않는다. 한 뿌리를 먹는 데 몇 시간이 걸리도록 천천히 아주 천천히 수천 수만 번을 꼭꼭 씹어서 먹어야 한다.

대개 산삼을 먹고 나면 몸이 나른해져서 쓰러져 잠을 자게 된다. 기분 좋게 자고 일어난 후 배가 고프다고 해서 바로 밥을 먹으면 안 된다. 하루 이틀 정도를 더 굶은 다음에 그 다음날 하루는 죽을 먹고 그 다음날부터 마침내 밥을 먹는 것이다.

달면서도 쓰며, 음식을 먹지 않으면 입 안에서 향기가 5~6시간 남고 목이 마르지 않는다.

산삼의 향기 성분은 파나센이라는 정유 물질로 여러 가지 복합 성분인데 그 성분이 아직 정확하게 밝혀지지 않았다. 산삼의 향기 성분은 낙엽이 썩은 부식토와 관련이 깊다. 나뭇잎이 썩어 발효하면서 좋은 냄새를 내뿜는데 이것은 여러 물질이 화학반응을 일으키면서 생기는 것이다.

산삼의 독특한 향기 성분은 피나무, 참나무, 오리나무 등 활엽수들이 썩어 발효할 때 생기는 향기를 흡수한 것으로 짐작된다. 마찬가지로 더덕이나 잔대, 무 같은 것도 낙엽 썩은 것을 거름으로 해서 키우면 맛과 향이 훨씬 좋아진다.

산삼을 먹기 전이나 먹고 난 뒤에는 다른 보약이나 양약, 비린 음식, 모든 고기류를 먹지 말고 성행위를 하지 말아야 한다. 몸이 몹시 허약하고 위장기능이 허약하여 산삼을 제대로 소화할 능력이 없을 때에는 좁쌀과 함께 죽을 쑤어서 먹는다.

그러나 많은 사람들이 산삼을 먹기 위해 여러 날을 금식할 수 있는 형편이 못 되므로 조금 더 간편한 방법으로 먹을 수도 있다.

아침과 점심을 굶은 다음에 저녁에 죽을 조금 먹고 일찍 잠자리에 들어서 새벽 세네 시 무렵, 곧 미명未明에 일어나서 몸가짐과 마음을 단정하게 하고 앉아서 산삼을 천천히 꼭꼭 씹어서 먹는다.

장뇌삼은 약효가 산삼의 10분의 1 이하이므로 한두 뿌리를 먹어서는 별로 효과를 보지 못한다. 하루에 한 뿌리나 두 뿌리씩 아침, 저녁으로 아침이나 저녁을 굶은 다음에 역시 천천히 꼭꼭 씹어서 먹되 20~50뿌리 가량을 먹어야 제대로 효과를 본다. 잎이나 줄기가 있다면 차 끓이듯이 달여 놓고 물 대신 수시로 마신다.

몸에 열이 많은 사람이나 상기증이 있는 사람은 조금씩 조심해서 먹거나 아니면 먹지 않는 것이 좋다.

산삼이나 장뇌삼을 잘못 먹으면 열이 넘쳐 심장에 크게 무리가 가서 돌이킬 수 없는 지경에 이를 수도 있다. 산삼뿐만 아니라 지치, 오래 묵은 더덕, 도라지, 석청 같은 것들도 마찬가지다.

산삼의 신비한 약효

산삼의 약효에 대해서는 아직 많은 부분이 전설에 가려져 있다. 워낙 귀하고 실험하기 어려운 까닭에 과학적으로 밝혀진 것이 별로 없다. 러시아 학자들의 연구에 따르면 산삼은 인삼보다 약효가 월등하게 높다고 한다. 피로회복 효과를 보면 인삼이 124퍼센트, 산삼은 136퍼센트라고 한다. 또 인삼을 먹인 쥐의 수영 능력은 156퍼센트, 산삼을 먹인 쥐는 210퍼센트, 장뇌삼을 먹인 쥐는 167퍼센트로 나타났다고 한다. 이는 삼을 먹이지 않은 쥐를 100퍼센트로 한 것에 대한 수치다.

산삼은 기사회생의 영약으로 알려져 왔다. 숨이 막 넘어가는 환자가 산삼을 먹고 다시 살아나서 수십 년을 더 살았다는 얘기를 종종 들을 수 있다. 반대로 산삼을 먹었으나 별 효과를 못 봤다는 사람도 더러 있다.

산삼을 먹고 나병을 고쳤다는 사람도 있고 당뇨병, 성병, 아편 중독, 고혈압, 간경화 등을 고쳤다는 얘기도 있다. 대개 산삼을 먹으면 평생 추위를 타지 않아 겨울철에 홑옷만 입어도 추위를 모르고 눈이 밝아져서 안경을 쓰던 사람이 안경을 벗는다고 한다.

산삼을 먹으면 취하여 몸에 열이 나서 화끈거리거나 맥이 빠져 나른해지고 의식이 희미해져 판단력이 없어지거나 황홀한 기분이 드는 등의 여러 증세가 나타나는데 이를 명현반응이라고 부른다. 〈본초강목〉에는 산삼을 먹고 황홀해진 기분을 장자莊子의 표현을 빌어 '무하유지향無何有之鄕'이란 말로 표현했다.

산삼은 이제 지극히 희귀해진 약초가 되었다. 멸종됐다고 하는 사람도 있으나 거의 멸종 직전에 다다른 것으로 보인다. 산삼을 캐냈다 하더라도 주변에 잠을 자고 있는 산삼이 있을 수 있고 또 산삼 씨앗이 땅에 떨어져서 2~5년쯤 뒤에 싹이 나는데 이런 것들이 산삼의 멸종을 막는 요인이 된다. 현재 우리나라에서 진짜 천종天種 산삼은 한 해에 기껏해야 몇 십 뿌리쯤 채굴되고 있을 뿐이다.

산삼 씨앗을 산 속 그늘에 심어 자연 상태와 별로 다름없이 키운 것을 장뇌삼, 혹은 산양삼이라고 한다. 장뇌삼은 형태와 효능이 산삼에 거의 가깝다. 지금 강원도, 경상북도, 경기도, 전라북도 등 산간

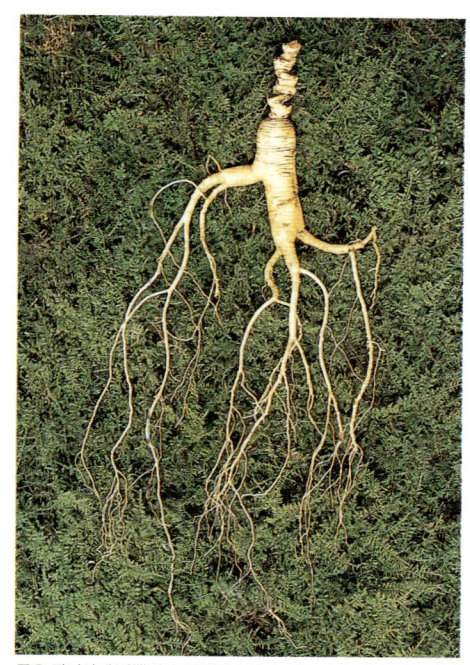

굵은 장뇌삼에 잔뿌리를 접착제로 붙여 만든 가짜 산삼. 이런 가짜 산삼이 시중에 흔히 유통된다.

오지에 장뇌삼을 재배하는 사람이 수백 명 있다.

장뇌삼의 재배 역사는 퍽 오래됐고 4대에서 5대에 걸쳐 백 년 이상 묵은 장뇌삼을 키우는 사람도 있다. 백 년 이상 묵은 장뇌를 자연삼인 천종에 견주어 지종地種이라 부르며 매우 귀하게 여긴다. 장뇌삼은 인삼과는 전혀 다르나 여러 모로 산삼을 빼 닮았으며 값은 천종의 10분의 1이하다.

장뇌삼은 산삼과 마찬가지로 생육 환경과 지역에 따라 뿌리의 생김새가 약간씩 다르다. 강원도 화천이나 양구 등 북쪽 지방에서 자란 것은 뿌리가 가늘고 길며 흰빛이 나는 것이 특징이다. 삼척이나 평창 등 약간 남쪽 지방에서 자란 것은 뿌리가 굵고 노란빛이 난다.

장뇌는 대개 15년 넘게 자란 것이어야 약으로 쓸 수 있으며 25년에

서 30년쯤 묵은 것이어야 제대로 약효가 난다. 요즘은 중국이나 백두산에서 난 것이 더러 들어오는데 향기나 약효가 훨씬 떨어지고 값도 싸다.

우리나라는 세계에서 유일하게 산삼 재배가 가능한 곳이므로 장뇌삼밭을 많이 만들어 활용한다면 국민의 건강을 증진시키는 것은 물론 나라살림에도 큰 보탬이 될 수 있을 것이다.

한눈에 보기 — 산삼

과 명	오갈피나무과
생약명	야생삼, 인삼
속 명	산삼, 천종天種
분포지	깊은 산 그늘진 숲
개화기	4~5월
꽃 색	연한 녹색
결실기	9월
열 매	둥글고 빨간 열매가 모여서 달린다
높 이	30~80센티미터로 자라는 여러해살이풀
채취시기	가을에 뿌리를 캐서 쓴다
가공법	가공하지 않는다
약 효	강장, 당뇨병, 갖가지 암, 저혈압, 허약체질 개선, 중풍, 면역강화 등

불로장생약의 첫째로 손꼽히는 솔

솔은 맑고 고운 우리 겨레의 마음이요, 빼어난 우리 산천의 혼이다. 비틀린 줄기에 가지를 늘어뜨린 늙은 솔 하나로 우리 산야는 얼마나 감동적인 풍경이 되는가. 솔 한 그루로 우리 강산은 선경仙境이 되고, 우리 마음은 신선이 되며, 우국지사가 되고 은유시인이 된다. 솔을 생각하는 마음만으로도 청아한 솔바람이 쏴아쏴아 마음을 씻어내 주는 것 같지 않은가.

솔은 우리 겨레의 나무요, 우리의 심성에 가장 잘 어울리는 나무다. 그 고절한 기상과 아름다움, 웅장한 기품, 사람의 감정에 젖어드는 친화력을 따를 나무가 없다. 늘푸른 성정, 유현幽玄한 품격, 천 년을 사는 장수, 청아한 운치, 만 가지의 쓰임새, 죽을 사람도 살려 내는 신비한 약효, 그 어느 것 하나만 치더라도 솔을 당해 낼 나무가 없으니 솔이 있어 우리나라는 선인의 나라요 군자의 나라다.

소나무, 아! 푸르구나

초목 중에 군자로다

눈서리에 상하지 않고

비 오고 이슬 내려도

웃음을 보이지 않네

좋을 때나 슬플 때나

변함이 없어라

겨울이나 여름이나 늘

푸르고 푸르도다

달 돋아 오르면

잎 사이로

달빛을 금모래처럼 체질하고

바람 일면 맑은 노래 부르네

- 〈청송사靑松辭〉, 사명대사

절개와 탈속을 상징하는 겨레의 나무

솔은 우리나라의 산에 가장 많이 나는 나무로 현재 우리나라 삼림 면적의 40퍼센트쯤을 차지하고 있다. 백 년쯤 전만 하더라도 우리나라 임야의 70퍼센트 이상이 아름드리 소나무 숲이었으나 이것을 탐낸 일본인들이 숱하게 베어 갔다. 해방 후에는 농민들이 땔감으로 함부로 베어서 아궁이에 집어넣었다. 거기다가 일본인 학자 혼다 세이로꾸가 쓴 '소나무 망국론'이란 엉터리 학설을 무조건 신봉하여 나라에서도 소나무를 심고 가꾸지 않았다. 그 바람에 그 좋던 소나무 숲은 거의

산꼭대기 바위 틈에 자라는 소나무. 소나무는 우리나라를 상징하는 나무이며 전체가 만병의 영약이다.

사라져 버리고 구불구불 뒤틀린 소나무만 남아 있게 된 것이다. 참으로 애통할 일이다.

솔은 우리나라가 원산지이며 우리나라에서 가장 많이 난다. 소나무 속屬에 드는 식물은 지구의 북반구에만 퍼져 있는데 그 이유는 잘 모르지만 우리나라에 나는 것과 똑같은 소나무는 우리나라 전역과 일본, 중국 일부에서만 난다. 우리나라에는 남쪽 끝부터 북쪽 끝까지 전국에 퍼져 있지만 일본에는 큐우슈우의 남쪽 끝에서부터 본섬의 북쪽 끝인 아오모리까지만 자라고 홋카이도오에는 없다. 중국에는 두만강 건너 북간도의 일부에 조금 나고 만주에는 전혀 없으며 중국 본토에는 다만 산동반도의 한 귀퉁이에 조금 자생할 뿐이다. 따라서 솔은 우리나라를 대표하는 나무 가운데 제일 첫 번째로 꼽을 만하다.

솔을 한자로 '소나무 송松'으로 적는 것은 잘못된 것이다. 중국 사람들이 '소나무 송松' 자를 써서 나타내는 나무는 소나무 속이기는 해도 우리가 보는 소나무가 아닌 다른 나무이다. 중국 대륙에 자라는 소나무들은 우리나라의 소나무와는 다르다. 글쓴이는 중국의 여러 지방을 다녀 보았지만 우리나라에 나는 소나무와 비슷한 것은 어디에도 없었다.

소나무 속에 드는 식물 중에서 우리가 참솔, 솔, 육송陸松, 적송赤松, 여송女松 등으로 부르는 소나무는 늘푸른 바늘잎을 가진 큰키나무로, 키가 35미터까지 높게 자라고 지름은 2미터 가까이까지 자란다. 줄기는 본래 곧게 자라지만 소나무 좀벌레가 줄기에 구멍을 뚫고 들어가 잎에서 만든 양분을 빼앗아 먹기 때문에 구불구불하게 자라는 것이 생긴다. 우리나라 남부지방 소나무들 거의 모두가 이 소나무 좀벌레의 피해를 입어 줄기가 굽어 있다. 소나무 좀벌레의 피해를 막고 관리를 제대로 하면 대관령이나 명주군의 소금강, 인제군 기린면 진동리 등에서 볼 수 있는 것처럼 곧고 아름다운 소나무로 키울 수 있다. 강원도는 해발고도가 높아 기온이 한랭하기 때문에 해충이 적어서 소나무들이 잘 자란다.

소나무 껍질은 줄기 윗부분이 붉은빛이 도는 갈색이고 밑동은 어두운 갈색이다. 오래 된 나무 밑동에는 꽤 두꺼운 껍질이 붙어 있어서 아이들이 껍질을 떼어 내어 여러 가지 놀이감을 만든다.

바늘처럼 가늘고 긴 잎은 두 개씩 마주 붙어 나는데 눈으로 봐서는 잘 보이지 않는 톱니가 있다. 잎 길이는 8~9센티미터쯤, 지름은 1.5밀리미터쯤 된다.

울퉁불퉁하게 거북등처럼 갈라진 소나무 껍질.

솔꽃은 5월에 암꽃과 수꽃이 한 가지에 함께 핀다. 수꽃은 새로 난 가지의 밑부분에 돌려 붙으며 길이 1센티미터쯤 되고 노란색이다. 둥글고 보랏빛인 암꽃은 가지 끝 부분에 피고 길이는 6밀리미터쯤 된다. 이 암꽃이 차츰 자라나서 솔방울이 된다. 솔꽃이 피면 수꽃의 가루가 하얗게 바람에 날려 떨어져 멀리서 보면 마치 흰 구름이 흩어지는 것 같다. 예전에는 이 송화가루를 모아서 다식茶食을 만들어 먹었는데 맛보다는 그 향기를 사랑할 만하다.

보통 소나무는 한 곳에 나는 잎의 숫자에 따라 종류를 나누는데 한 곳에서 한 장이 나는 것을 일엽송이라 하고 두 장이 나는 것을 이엽송, 세 장이 나는 것을 삼엽송, 다섯 장이 나는 것을 오엽송이라고 한다. 일엽송은 우리나라에 없다. 우리나라에 많은 소나무와 해송, 그리고 만주에 나는 만주흑송은 모두 이엽송이다. 잎이 세 장 달린 것으로는 한때 우리 땅에 많이 심은 리기다소나무, 대왕송, 테다소나무, 폰데로사소나무, 제프리소나무 따위로 주로 미국에서 건너온 것들이다. 줄기가 눈처럼 희고 껍질이 비늘처럼 벗겨지는 백송白松은 6백 년쯤

솔꽃(왼쪽)과 소나무 새순(오른쪽). 솔꽃은 지혈작용이 있고 소나무 새순은 발효시키면 약효가 뛰어난 음료가 된다.

전에 중국에서 가져다 심은 것인데 이것도 세 장의 잎이 달린다.

잎이 다섯 개인 것은 우리나라의 잣나무, 섬잣나무, 누운잣나무 등 잣나무류들이다. 그런데 우리나라의 재래종 소나무도 잎이 두 장인 것뿐만 아니라 드물게 세 장씩 달린 것도 있어서 어느 것이 순수한 한국 토종 소나무인지 판단을 내리기 어렵다.

우리나라 소나무에는 몇 가지 성질이 다른 품종이 있다. 반송盤松, 처진소나무, 금강송金剛松, 금송金松, 은송銀松, 미인송美人松, 춘양목春陽木 등이 그 성질과 지방에 따라 이름난 소나무들이다.

생명력이 가장 강한 식물

소나무 숲이 있으면 대개 나무 아래에 다른 식물이 적다. 소나무에서 나오는 어떤 물질이 특정 종류의 식물, 이를테면 비름, 명아주, 쇠비름, 강아지풀, 참취 같은 풀이 자라지 못하도록 방해한다. 이와 같이 어떤 화학 물질이 이웃 식물에게 영향을 주는 것을 '타감작용' 또는 '알랠로파티allelopathy'라고 한다.

소나무 아래 다른 풀이 적으니 자연히 벌레들이 적고 개구리가 없기 때문에 뱀도

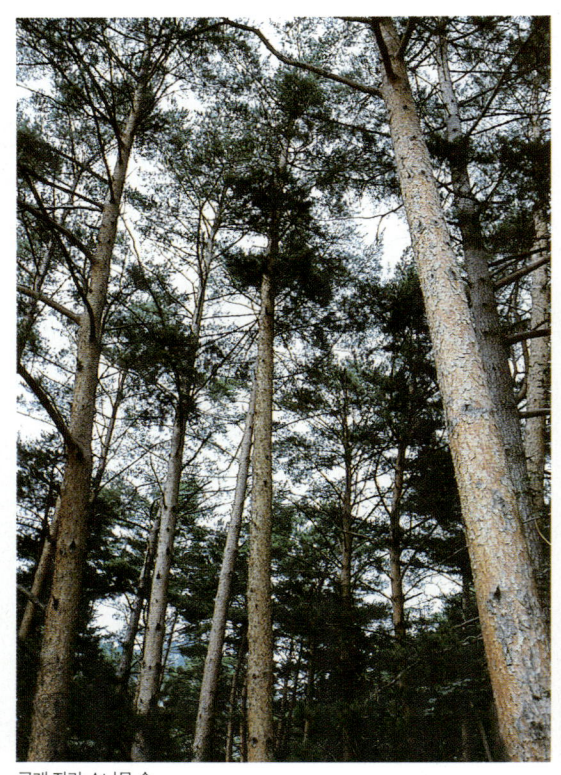

곧게 자란 소나무 숲.

거의 없다. 또한 백 년쯤 전만 해도 온 산에 들끓으면서 사람과 가축에게 큰 피해를 입혀 온 호랑이도 숨을 장소가 마땅치 않은 소나무 숲에는 오지 않았다. 사람들이 솔을 즐겨 가꾼 것에는 이런 이유도 있었을 것이다.

소나무에는 몇 가지 특성이 있다. 먼저 솔은 가지가 돌려나기로 나는데 한 해에 한 마디씩 자라므로 30년쯤 자랄 때까지는 이 마디를 세어 보면 그 나무

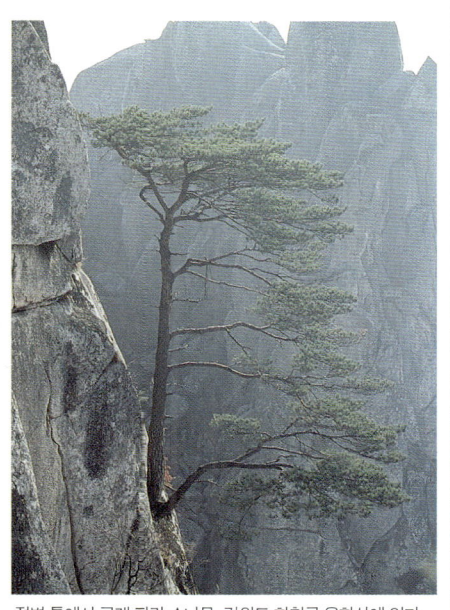

절벽 틈에서 곧게 자란 소나무. 강원도 화천군 용화산에 있다.

의 나이를 알 수 있다. 그러나 그보다 나이가 많아지면 줄기의 마디가 잘 드러나지 않고 그때까지 원추형이던 나무 모양이 점점 우산 모양으로 바뀐다. 그것은 소나무가 다른 나무보다 유달리 빛을 좋아하는 성질이 있기 때문이다. 빽빽한 소나무 숲 밑에서 더디게 자라는 키가 작은 나무들은 소나무 그늘에 가려 햇볕을 제대로 받지 못하고 말라죽는다. 외따로 떨어져 있는 나무도 윗가지가 만드는 그늘 때문에 밑의 가지가 말라죽어서 차츰 수형이 우산 모양으로 바뀌게 된다.

다른 한편으로 소나무는 척박한 땅에서도 잘 자란다. 그만큼 환경에 대한 적응능력이 강한 나무다. 흙 한 줌 있을 것 같지 않은 바위 틈에서도 푸르고 울창하게 자라는 솔을 보면 그 강인한 생명력에 감탄하지 않을 수 없다. 솔이 보통 메마르고 건조하며 바람이 많은 곳에 나기 때문에 소나무가 좋은 땅을 싫어하고 나쁜 땅을 좋아하는 것으

로 생각하기 쉬우나 그런 것이 아니다. 좋은 땅이라야 좋은 소나무가 자라는 법이다.

나무들 사이에도 동물들처럼 치열한 다툼이 있다. 예를 들어 단풍나무 숲에 소나무가 끼어들게 되면 서로 살아남기 위해서 치열한 싸움이 벌어진다. 이럴 때에 땅 힘이 좋은 곳에서는 소나무가 단풍나무나 떡갈나무, 물푸레나무 같은 나무들한테 져서 쫓겨나지만, 땅 힘이 약하고 건조한 곳에서는 소나무가 이기게 된다. 그러므로 바위 틈에 자라는 소나무는 좋은 땅에서 쫓겨나서 다른 나무들이 자랄 수 없는 곳에 뿌리를 내린 것이다.

소나무는 식물 중에서 생활력이 가장 강한 축에 든다. 그런 소나무가 병들어 죽는다는 것은 우리나라의 생태계가 그만큼 심각하게 파괴되었다는 것을 뜻한다. 소나무가 살 수 없는 땅은 바로 사막이 된다. 다른 아무 식물도 자랄 수가 없는 것이다. 우리 소나무의 죽음은 우리 산하의 회생할 수 없는 파괴를 의미한다. 소나무의 죽음은 중대한 생태계의 경고이다.

구황 식량이며 선인의 양식

솔은 옛사람들에게 구황 식량이기도 했다. 조선시대 때는 말할 것도 없고 일본이 이 나라를 다스릴 때에도 이 땅의 농민들 대부분이 해마다 혹독한 보릿고개를 겪어야 했다. 그때마다 그들은 소나무 속껍질인 송기를 벗겨 내어 삶고 물에 씻어서 떫은맛을 없앤 다음 수수 가루, 옥수수 가루, 조 가루 등을 섞어서 떡을 만들어 먹었다. 그냥 먹으면 변비가 생기므로 느릅나무 껍질을 우려낸 즙과 함께 먹거나 설사약인 피마자기름을 많이 발라서 먹기도 했다.

백두산에 자라는 미인송. 40미터를 자로 잰 듯이 곧게 자랐다.

소나무야말로 우리 민족이 춘궁기를 이길 수 있게 해준 가장 고마운 존재였다. 일제시대 때에는 신의주에서 부산까지 기차를 타고 여행을 할 때면 기찻길 양 옆의 산에 껍질이 허옇게 벗겨진 소나무들을 흔히 볼 수 있었다고 한다. 이른바 초근목피로 연명한다고 할 때의 목피란 바로 소나무 껍질을 일컫는 것이었다.

1660년에 발간한 〈신간구황촬요新刊救荒撮要〉라는 책을 보면 소나무 껍질과 솔잎의 영양 효과와 먹는 법에 대해서 아주 자세하게 적혀 있다. 솔이 내장을 편안하게 하고 배가 고프지 않게 할 뿐더러 수명을 길게 하며 위장을 튼튼하게 하므로 다른 곡식들보다 낫다고 나와 있다.

선가에서는 솔잎이나 송화가루만 먹고 살았다고 하는 선인이나 고승들의 이야기가 많이 전해 온다. 솔과 함께 살면서 솔을 먹으며 사니 어찌 신선의 풍모가 없겠는가. 옛 기록에는 솔잎을 먹고 신선이 되었다거나 백발의 노인이 다시 머리가 검어져 홍안의 젊음을 되찾았다는 이야기가 적지 않다. 적송자赤松子나 송수선인松壽仙人 같은 사람들이 솔을 먹고 선인이 되었다는 전설적인 인물들이다.

솔은 사람의 마음을 깨끗하게 씻어 순화시켜 주는 힘이 있다. 한여름 낮에 목침을 베고 누워 솔잎 사이로 바람이 지나가는 길고 긴 노래 소리를 들어 보라. 음악의 차원을 넘어서 무념무상의 경지로 이끄는 듯한 느낌이 들 것이다. 솔은 마음의 때를 씻어 주는 명약이다.

우리 마음과 우리 산야에 솔처럼 어울리는 나무는 따로 없다. 맑은 날 눈을 하얗게 덮어 쓴 솔을 생각해 보라. 비가 막 지나간 뒤 솔의 푸르름을 생각해 보라. 고요한 달밤에 외따로 달빛을 받고 있는 소나무를 상상해 보라. 소나무에는 어떤 말로도 설명할 수 없는 고결하고 소박하고 자연스러우며 신비로운 아름다움이 있다.

우리 소나무에는 서기瑞氣가 서려 있다. 우리 겨레의 정신을 지켜 온 것은 솔의 상서롭고 이로운 기운, 감로정甘露精 이슬 머금은 맑은 기운이었다. 이 땅에 솔이 다시 살아나는 날 민족의 기운도 다시 살아날 것이다.

버릴 것 하나 없는 솔의 쓰임새

소나무만큼 쓸모가 많은 나무는 달리 없다. 먼저 소나무는 땔감의 왕이다. 우리 조상들은 수천 년 동안 소나무의 은혜 아래 살아왔다. 가을에 떨어져 붉은 비단처럼 땅을 덮는 마른 솔잎을 솔갈비라고 하는데, 솔갈비는 불 힘이 좋을 뿐 아니라 불 힘을 마음대로 조절할 수 있고, 밥을 지으면 솔잎 향기가 스며들어 밥맛이 아주 좋아서 밥을 짓는 데 최고의 땔감으로 썼다.

소나무 장작 또한 불 힘이 좋고 도끼질 한 번에 짝 갈라지며 송진이 들어 있어 불이 잘 타기 때문에 군불을 때는 데에 가장 우수한 재료이다. 고려자기의 맑은 빛깔도 소나무 장작으로 구워 만들었고 묵화를 그릴 때 쓰는 먹도 소나무 장작을 때서 나오는 그을음을 뭉쳐 만들었다.

한약을 달일 때에도 소나무 숯을 많이 썼는데 그 이유는 소나무 숯이 독이 없고, 몸에 이로우며 불 힘이 은근히 지속되어 약을 달이기가 좋거니와 약효도 잘 우러나오기 때문이었다.

집을 지을 때에도 반드시 소나무 목재를 쓴 까닭이 있다. 소나무 목재로 지은 집에는 늘 청향淸香이 그윽하고 수백 년이 지나도 기둥이나 서까래가 휘는 법이 없으며 풍상風霜에 닳아도 부드러운 무늬와 대팻자국이 살아 있어 고색창연한 아름다움을 그대로 전해 주기 때문이다.

일본 사람들도 우리나라 소나무를 높이 쳐서 우리나라 솔잎을 따서 담배에 꽂아 피우고 말려서 가루를 내어 약을 만들어 상품으로 만들어 팔기까지 하였다.

송화가루로 음식을 만들어 먹고, 소나무 순으로 술을 빚고, 소나무 속껍질로 떡을 해 먹고, 솔잎으로 송편을 쪄서 먹었다. 청솔방울로는 장판을 바르고, 마른 솔방울로 불씨를 묻고, 송진을 약재로 썼다. 송진이 오래 묵어서 호박이 되고 밀화가 되면 귀중한 보석이 되었다.

섶을 베어 울타리를 치고, 관솔을 캐어 연료로 썼고, 뿌리를 캐서 가구를 만들고, 줄기를 베어 널을 짜고, 무덤가에는 둘러 심었고, 아이를 낳으면 청솔가지를 새끼줄에 꿰어 달았으니 솔엔 버릴 것이 하나도 없고 솔이 우리 겨레 곁에서 떠난 적도 없다. 진실로 우리 문화는 소나무의 문화요, 솔은 우리 민족의 나무다.

솔의 약성과 신비한 약효

🌿 가장 흔하면서도 귀한 약재

솔은 전체가 만병의 영약이다. 솔잎, 소나무 속껍질, 솔방울, 솔씨, 송진은 말할 것도 없고 솔뿌리, 솔꽃, 솔마디, 뿌리에 생기는 복령, 솔 아래 나는 송이버섯, 솔가지에 실처럼 늘어져 기생하는 송라松蘿, 심지어는 소나무를 태워 만든 숯까지 모두 중요한 약재로 쓴다. 소나무를 잘 활용하면 어떤 병이든지 고칠 수 있다는 말이 있을 정도이다.

솔은 흔하면서도 가장 귀한 약재이다. 중국사람들이 의약의 신으로 떠받드는 염제 신농씨가 지은 〈신농본초경神農本草徑〉에는 인간의 수명을 늘리는 120가지 상약上藥 중에서 솔을 제일 첫머리에 놓고 있다. 예로부터 전해 오는 솔의 약성에 대한 기록을 종합하여 요약하면 대략 다음과 같다.

솔잎은 성미는 따뜻하고 독이 없으며 맛은 시다. 풍습을 없애고 몸 안의 벌레를 죽이며 가려움을 멎게 하고 머리털을 나게 한다. 내장을 고르게 하고 배고프지 않게 하며 오래 살게 한다.

소나무 속껍질은 성미는 따스하고 맛은 달다. 피를 멈추게 하고 설사를 그치게 하며 살이 썩지 않게 한다. 오래된 설사, 이질에 잘 듣는다.

솔마디는 소나무 가지나 줄기에 송진이 침착된 것으로 어린 가지를 잘라 쪼개서 물에 담갔다가 쓰는데 성질은 따뜻하고 폐와 위를 튼튼하게 한다. 풍습을 없애고 경련을 멈추며 경락을 고르게 한다. 뼈마디가 아플 때, 각기병, 타박상, 관절염 등에 달이거나 술을 담가 먹는다.

솔방울은 성미가 달고 따스하며 독이 없다. 변비와 풍으로 인한 마비를 낫게 한다. 골절풍과 어지럼증을 고치며 죽은 살을 없앤다.

복령은 구멍버섯과에 딸린 복령균의 균핵을 말린 것이다. 소나무를 벤 곳에 있는데 죽은 소나무 둘레를 쇠꼬챙이로 찔러서 찾아 낸다. 겉껍질을 벗겨 내고 잘게 썰어서 햇볕에 말려서 쓴다. 속의 빛깔이 흰 것을 백복령 붉은 것을 적복령이라 하고 솔뿌리를 싸고 있는 것을 복신이라 한다. 맛은 달고 심심하며 성질은 평하다. 오줌을 잘 나오게 하고 정신을 안정시킨다. 비장이 허하여 붓는 데, 복수, 구토, 설사, 건망증, 소화기 질병에 쓴다.

송화가루는 봄에 수꽃 이삭을 따서 꽃가루를 털어 체로 쳐서 쓴다. 풍과 염증을 없애고 피를 멈추게 한다. 허약체질, 감기, 두통, 종기 등에 쓴다. 가루를 그냥 먹거나 술에 담가 먹으며 상처에는 그대로 바른다.

🍃 재래종 솔뿌리는 산후풍·신경통·관절염에 특효

황토에서 자라 10년쯤 된 어린 소나무의 동쪽으로 뻗은 뿌리는 부인의 산후풍과 신경통, 관절염 등을 고칠 수 있는 명약이다. 민간의학자로 이름을 떨친 인산 김일훈 선생은 그가 지은 책인 〈신약神藥〉과 〈신약본초神藥本草〉에서 황토에서 생장하는 소나무의 동쪽으로 뻗은 뿌리에는 신비한 약효가 있다고 했다.

〈신약〉에 보면 "우리나라 토종 솔뿌리는 근골을 튼튼하게 하고 어혈을 다스리며 거악생신去惡生新하고 청혈윤신淸血潤身하니 이러한 약리 작용은 이 나라 땅의 감로정에서 기인한다. 솔뿌리는 중풍, 산후풍, 결핵관절염, 신경통, 요통, 골수염, 골수암의 치료에 좋은 효능을 보이는 묘약이다. 소나무는 감로정의 힘과 황토지령黃土之靈의 힘과 태양광선에서 통하는 우주정宇宙精의 힘을 흡수하

솔뿌리. 솔뿌리를 식혜로 만들어 먹으면 산후통, 신경통, 관절염에 효과가 좋다.

여 장수하는 영목으로 나무 중의 왕이다."라고 적고 있다.

〈신약본초〉에도 "황토에서 생장하는 소나무의 동쪽으로 뻗은 뿌리는 솔잎에 맺히는 밤이슬의 감로정으로 인해 영약이 된다. 아침에 해가 뜰 때에 감로정이 함유된 이슬을 동쪽 뿌리가 흡수하므로 만병의 약이 된다."고 적고 있다.

솔뿌리는 황토에서 10~15년쯤 자란 나무에서 채취한 것이 좋다. 오래 묵은 나무에서 채취한 것은 송진이 많고 독이 있다. 깊은 산 속 길 옆에서 자라 뿌리가 땅 밖으로 드러나서 사람이 많이 밟고 다닌 것도 약으로 쓰면 좋다. 그늘에서 말려 잘게 썰어서 쓴다. 그냥 달여 먹으면 소화가 잘 되지 않아 설사가 날 수 있으므로 솔뿌리 달인 물로 식혜를 만들어 먹거나 다른 약재와 함께 약 달일 때 넣어서 쓰기도 한다.

🌿 고혈압과 간경화 다스리는 '솔잎땀' 요법

옛날부터 내려오는 전통적인 치료법 중에 솔잎을 이용하여 땀을 흠뻑 내는 방법이 있다. 이를 '솔잎땀'이라 하여 고혈압, 간암, 간경화, 골수암, 어린이뇌염, 간질, 산후풍, 늑막염, 신경통, 저혈압 등을 치료하는 데 신통한 효과가 있다.

황토온돌방 바닥에 깊은 산에서 따온 솔잎 두 가마니를 3~5센티미터 두께로 고루 깔고 방바닥이 뜨겁도록 불을 땐 다음 솔잎 위에 홑이불을 펴고 얇은 속옷만 입은 채 그 위에 누워 이불을 덮는다. 머리에도 수건을 쓴 다음 흠뻑 땀을 낸다.

솔잎땀을 내면 몸 속 깊은 곳에 있는 염증이나 병균이 송진의 힘에 밀려 땀과 같이 증발하여 땀구멍을 통하여 밖으로 빠져나온다. 또 송진의 약효가 땀구멍을 통해 몸 안으로 들어가서 힘줄과 뼈를 튼튼하게 하고 기생충을 죽이며 썩은 살을 없애고 새살이 살아 나오게 한다.

솔잎땀 요법은 몸 속에 쌓인 온갖 독소를 빼내는 데 좋은 방법이다.

솔잎땀을 낼 때 토종 웅담 0.4그램을 술에 타서 마시고 땀을 내면 효과가 더욱 크다. 요즘에는 웅담을 구하기가 어려우므로 토종꿀 한 숟가락을 먹고 나서 솔잎땀을 내면 같은 효과가 있다. 땀을 식힐 때 갑자기 식히거나 찬바람을 쏘이지 않도록 주의해야 한다. 갑자기 땀을 식히면 한기가 몸 안으로 들어가 도리어 해롭다. 또 솔잎땀을 내는 도중이나 내고 나서 목이 마르다고 하여 찬물을 벌컥벌컥 마시면 안 된다.

솔잎은 깊은 산 속 오염되지 않은 곳에서 딴 것이라야 하며 솔잎땀을 한 번 내고 말 것이 아니라 수시로 자주 내야 한다. 솔잎은 경상북도 춘양 지방에서 자라는 것이 맛과 향기, 약효가 가장 좋다. 건강한 사람도 솔잎땀을 한 번 내고 나면 몸 안에 쌓여 있던 온갖 독소가 깨끗하게 빠져 나와 몸이 날아갈 듯 가뿐해진다. 솔잎을 늘 깔아놓고 생활하거나 이불에 솜 대신 솔잎을 넣는 것도 좋은 방법이다. 마른 솔잎에서 섬유질을 뽑아 만든 이불은 세상에서 제일 귀한 물건 가운데 하나였다. 솔잎땀 요법은 지금도 산간 지방에서 더러 쓰고 있다.

🌿 솔의 정기를 모은 불로괴와 송화대력주

소나무를 이용한 치료법 중에서 가장 신비로운 효과가 있는 것은 불로괴不老塊와 송화대력주松化大力酒이다. 불로괴는 수백 년 묵은 노송에서 나오는 송진을 이용해서 만든다. 만드는 방법은 다음과 같다.

백 년 넘게 자란 재래종 소나무의 뿌리 밑을 파고 들어가서 원뿌리의 중간 부분을 자른다. 그 다음에 세 말 이상 들어가는 오지항아리에 참기름을 큰 소나무면 석 되, 보통 소나무면 두 되쯤 넣는다. 그런 뒤에 항아리 바닥에 소나무의 잘린 원뿌리가 닿도록 하고 물이나 공기가 스며들어가지 않도록 항아리 입구를 잘 밀봉한 다음 흙을 본래대로 덮어 둔다.

그런 다음에 6개월에서 5년쯤 지난 뒤에 항아리에 담긴 것을 꺼내어 약으로 쓴다. 음력 3월에 묻어 9~10월에 파내며 오래 된 것일수록 약효가 좋다. 이것은 소나무가 참기름을 다 빨아들였다가 다시 뱉어 내기를 반복한 것으로 소나무 한 그루의 정기가 농축된 것이다. 검은 빛깔이 나는 것이 가장 약효가 좋고 그 다음에는 황백색 나는 것이 좋다. 이것을 좋은 술과 섞어서 1년 동안 복용한다. 불로괴를 만들고 나면 그 소나무는 말라 죽거나 기력이 몹시 쇠약해진다.

불로괴는 양기부족과 고혈압에 특효가 있고 중풍이나 갖가지 피부병에도 효과가 뛰어나다. 그리고 간경화증, 관절염, 신경통, 신장의 기운이 허해서 생기는 요통, 뱃속의 여러 질환, 귀먹은 데, 종창, 치통 등에도 선약이라 할 만하다. 오래 먹으면 갖가지 암과 당뇨병 등을 예방하고 건강하게 오래 살 수 있게 된다. 불로괴를 옛사람들은 천하으뜸의 영약으로 여겼다.

참기름 대신에 좋은 술을 항아리에 넣는 방법이 있는데 이렇게 만든 술을 송화대력주 또는 백송주白松酒라고 한다. 3년이나 5년 뒤에 꺼내면 술이 녹색 빛깔이 나며 맛이나 향이 천하일품이며 몸을 튼튼하게 할 뿐만 아니라 정신을 맑게 하고 오래 살게 한다. 이 술은 한 사람이 일생 동안 한 번만 먹어야 한다.

아무 것도 아닌 것으로 보이는 재래종 솔은 이 땅이 빚어낸 보물 가운데 하나다. 소나무의 송진은 땅 속에서 수천 년이 지나면 호박이라는 보물이 되고 몇 억 년이 지나면 야광주夜光珠가 된다고 한다. 송진은 만 년을 지나도 썩지 않는 물질이다.

🌿 송진의 독을 없애는 방법

송진을 그냥 먹는 사람이 있는데 송진에는 독이 있으므로 오래 먹으면 생명에 지장이 있을 수도 있다. 솔잎이나 솔마디 같은 것을 약으로 쓸 때에도 가능하다면 송진을 빼고 먹는 것이 좋다. 우리 조상들은 솔잎을 흐르는 물에 오래 담가서 송진을 빼고 먹었다. 송진은 몸 안에서 분해 흡수되지 않고 혈관을 따라 몸 속을 흘러다니다가 미세한 뇌혈관에 침착되어 치매증상이나 건망증 등을 일으킬 수 있다. 따라서 솔잎을 10년이나 20년씩 오래 먹는 것은 건강에 좋지 않은 영향을 미친다.

솔잎에 흑설탕 끓인 물을 붓고 20일쯤 따뜻한 곳에 두면 솔잎이 발효되어 송진이 위로 뜬다. 송진을 걷어 내고 1년쯤 발효시키면 맛과 향이 일품인 음료가 된다. 이것도 송진의 독을 없애는 좋은 방법이다. 이 솔잎 효소는 고혈압, 양기부족, 변비, 감기예방 등에 좋은 효험이 있다.

소나무로 갖가지 질병 다스리기

🌿 기관지천식

감꼭지 열 개와 솔잎 한 줌에 물을 적당하게 넣고 달여서 그 물을 한 번에 다 마시되 하루에 세 번씩 빈속에 마신다.

🌿 설사

봄철에 소나무 속껍질을 벗겨 햇볕에 말렸다가 절구에 짓찧어 가루를 내서 한 번에 3~4그램씩 하루 세 번 더운물르 먹는다. 또는 백복령을 말려서 가루 낸 것과 송화가루를 2대 1의 비율로 섞어서 꿀이나 설탕

물에 반죽하여 한 번에 10그램씩 하루에 세 번 밥 먹고 나서 먹는다. 송화가루를 구할 수 없을 때에는 백복령만으로 해도 효과가 있다. 다른 방법으로 찹쌀가루와 송화가루를 같은 양씩 꿀에 섞어서 콩알 크기로 알약을 만들어 한 번에 5~7알씩 하루 세 번 밥 먹은 후에 먹어도 좋은 효험이 있다.

🍃 폐결핵

솔잎을 따서 3개월 동안 술에 담가 두었다가 그 우러난 물을 한 번에 두 숟가락씩 하루 세 번, 밥 먹기 30분 전에 먹는다. 또는 6월에 소나무에서 자연스럽게 흐르는 송진을 깨끗하게 받아서 한 번에 3그램 정도씩 하루 세 번 밥 먹기 전에 먹는다.

🍃 간염

사철쑥 2, 솔잎 1, 대추 1의 비율로 섞은 다음 물을 넉넉히 붓고 푹 달여서 자주 먹는다.

🍃 구토·설사

솔잎이나 청솔방울, 또는 솔뿌리를 짓찧어서 물을 약간 넣고 성긴 천으로 짜거나 진하게 달여서 빈속에 먹는다. 서너 살의 어린아이는 한 번에 작은 잔으로 한 잔씩, 어른은 작은 공기로 한 공기씩 먹는다.

🍃 만성위염

솔잎을 그늘에서 말려 가루 낸 것 12킬로그램과 씨를 뺀 대추 300그램, 찹쌀밥을 말려서 가루 낸 것 300그램을 한데 잘 섞고 여기에 꿀이나 엿을 넣어서 한 개의 무게가 10그램 정도 되는 과자를 빚는다. 이것을 한 번에 서너 개씩 하루에 두세 번 먹으면 좋은 효과가 있다.

🍃 이질

솔잎 2킬로그램, 씨를 뺀 대추 300그램, 쌀가루 300그램을 잘 섞어서 시루에 쪄서 햇볕에 말린 다음 보드랍게 가루로 만든다. 이것을 물엿에 반죽하여 한 개의 무게가 10그램쯤 되게 과자를 만들어 한 번에 서너 개씩 밥 먹은 후에 먹는다. 설사가 심할 때에는 솔잎의 양을 늘린다.

🍃 기생충

솔잎을 그늘에서 말려 가루로 낸 다음 꿀에 반죽하여 팥알 만하게 알약을 만들어 아침 해뜨기 전에 7~8알씩 먹는다.

🍃 유정遺精

백복령과 적복령을 각각 같은 양씩 가루 내어 물에 여러 번 담가 잡물과 거품을 없앤 후에 건져 말린다. 여기에 생강즙을 넣어 밤알 크기로 알약을 빚어서 한 번에 한두 알씩 하루 세 번 밥 먹기 30분 전에 먹는다.

🍃 두통

소나무 순을 5~6월에 뜯어서 500그램쯤을 단지에 넣고 물 한 사발과 설탕 다섯 순가락을 넣고 끓여서 식힌 다음 단지에 부어 넣는다. 이 단지를 잘 밀봉하여 땅에 열흘 동안 묻어 두었다가 위에 고인 물을 마시는데 한 번에 한 잔씩 하루 세 번 밥 먹기 전에 먹는다.

🍃 요통

술 반 리터에 솔잎 150~200그램을 넣고 밀봉하여 두었다가 2주일 후에 찌꺼기를 버리고 한 번에 한 잔씩 하루 세 번, 밥 먹기 전에 먹는다. 또는 솔잎을 깨끗이 짓찧어 즙을 내서 그 즙 1리터에 소주 3리터를 넣고 마개를 막아 일주일 간 두었다가 한 번에 한 잔 정도씩 하루에 세 번 먹는다. 이 방법 말고 솔잎에 쌀을 섞어서 술을 만들어 먹어도 좋다.

🍃 관절염

솔잎을 따서 천에 싼 다음 뜨겁게 하여 아픈 뼈마디에 하루에 두 번 정도 갈아붙인다. 몇 번 계속하면 아픈 느낌이 없어질 뿐만 아니라 부었던 것도 내린다.

🍃 더위를 먹었을 때

신선한 솔잎과 복숭아나무 잎을 같은 양으로 섞은 다음, 물을 약간 넣고 짓찧어 즙을 내어 한 번에 50~70밀리리터씩 하루 세 번 빈속에 마신다.

🍃 종기와 부스럼

마르지 않은 송진과 느릅나무 뿌리 껍질을 같은 양으로 넣고 끈끈하게 풀이 나오도록 짓찧어 부스럼에 붙이면 나쁜 것은 빨아 내고 새살이 빨리 돋는다.

🍃 어혈

소나무 속껍질을 말려서 가루 낸 다음 황단을 가루 내어 적당히 섞고 여기에 송진과 참기름을 넣고 개어서 상처에 붙인다. 하루 한 번씩 갈아붙이면 효과가 있다.

🌿 음낭부종

솔방울 한 되에 물을 적당히 넣고 달여서 그 물로 음낭을 하루에 두 번씩 씻는다.

🌿 화상

소나무 껍질을 벗겨 겉껍질을 긁어 내어 버리고 햇볕이나 불로 덖어 말려서 가루를 낸다. 이것을 참기름에 개어서 화상 부위에 바르면 매우 잘 낫는다. 하루 한 번씩 갈아붙이도록 한다.

🌿 동상

소나무 속껍질을 벗겨서 얇게 만들어 동상을 입은 곳에 붙인다. 그러면 열도 없어지고 쉽게 낫는다.

🌿 치통

충치로 이가 아플 때에는 깨끗한 송진을 끓여서 엷은 천에 받아 낸다. 이것을 한쪽 끝이 뾰족하도록 연필 모양으로 뭉쳐 벌레 먹은 구멍에 끼워 두면 잘 낫는다.

소나무를 이용한 건강 식품

🌿 솔씨죽

가을철에 송이가 약간 벌어진 솔방울을 따서 털어 씨앗을 받아 죽을 끓여 먹는다. 쌀이나 조 같은 곡식과 섞어서 죽을 쑤어도 좋다. 솔씨로 끓인 죽은 맛도 좋고 영양이 풍부하여 충분히 식량 대용이 될 수 있다. 이 송자인죽松子仁粥은 심장과 폐를 튼튼하게 하고 대장의 기능을 튼튼하게 하는 것으로 옛날부터 이름이 높다. 쌀 80그램, 솔씨 40그램을 섞어서 죽을 쑤면 된다.

🌿 송피고와 솔꽃 다식

옛날 춘궁기에 먹을 것이 없을 때에는 소나무 속껍질을 벗겨서 밥 대신 먹었다. 피 나는 것을 멎게 하고 염증과 종기를 삭이며 암세포를 억제하는 효능이 있다. 소나무 속껍질에 물을 붓고 달이면 처음에는 물빛깔이 까맣게 되다가 차츰 호박색으로 바뀌면서 소나무 향이 진하게 나는데 이것을 송피고松皮膏라고 한다. 송피고를 찻숟가락으로 한 스푼씩 하루 서너 번 먹으면 폐결핵, 기침, 각혈, 여성들의 빈혈, 생리통, 생리가 없을 때 등에 좋은 효과가 있다.

솔꽃은 봄철 솔꽃이 한창 바람이 날릴 때에 따서 모아 다식을 만들어 먹는다. 솔꽃은 심장과 폐를 튼튼하게 하며 설사와 피 나는 것을 멎게 하는 효과가 있으나 너무 많이 먹으면 상초上焦에 열이 생겨서 상기증에 걸리기 쉬우므로 너무 많이 먹거나 오래 먹지 않도록 한다.

🌿 솔잎술 · 솔잎차 · 솔잎식초

솔잎은 술을 담거나 차를 달이거나 식초를 만들거나 발효액을 만드는 등으로 널리 활용할 수 있다. 소나무의 새순이나 어린 잎을 따서 잘게 썰어 항아리에 담는다. 곡식으로 빚은 증류주를 솔잎 분량의 세 배쯤 부은 뒤에 항아리를 잘 밀봉하여 땅 속에 파묻는다. 1년쯤 뒤에 꺼내면 향기가 뛰어나고 독한 술이 된다. 이것을 한두 잔씩 하루 세 번 밥 먹을 때 반주로 마신다. 고혈압과 중풍, 신경통 등에 효과가 뛰어나다.

솔잎을 잘게 썰어서 같은 양의 흑설탕과 버무려 항아리에 담아 따뜻한 곳에 한 달쯤 되면 솔잎이 발효되어 맛있는 음료가 된다. 여기에 물을 서너 배 타서 수시로 차 대신 마시면 기침, 변비, 고혈압, 위장병, 양기부족 같은 것들이 없어지고 면역력이 높아져서 잔병에 잘 걸리지 않는다. 흑설탕을 진하게 끓여서 식힌 다음에 넣어서 발효시켜도 된다. 흑설탕의 양을 적게 하여 발효시키면 솔잎식초가 된다. 솔잎식초는 냉증, 생리통, 생리불순, 당뇨병, 단전호흡을 잘못 해서 생긴 상기증 등에 좋은 효험이 있다.

솔잎은 오장을 튼튼하게 하고 머리털을 잘 자라게 하고 혈액순환을 잘 되게 하며 중풍과 고혈압을 낫게 한다. 배고픔을 잊게 하고 비만증을 치료하며 머리를 맑게 하는 효과도 있다. 그러나 솔잎을 그대로 생

산후풍과 신경통, 관절염에 효과 높은 솔뿌리 식혜

산후풍은 아이를 낳고 나서 갑자기 찬바람을 쏘이거나 조리를 잘 못해서 생기는 병으로 온몸의 뼈마디가 시리고 저리고 쑤시고 아픈 등의 증상이 나타난다. 신경통과 관절염은 약은 많지만 여간해서는 잘 낫지 않는 난치병이다. 산후풍과 신경통, 관절염에는 솔뿌리를 진하게 달인 물로 식혜를 만들어 먹으면 효과가 매우 좋다.

황토 흙에서 10~15년쯤 자란 솔뿌리를 캐서 잘게 썬다. 솔뿌리는 땅 속을 깊이 파고 들지 않으므로 캐기가 어렵지 않다. 굵은 뿌리는 캐지 말고 손가락 굵기 되는 것을 캐도록 한다. 동쪽으로 뻗은 솔뿌리가 좋은데 대개 솔뿌리는 동남쪽으로 많이 뻗으므로 일부러 동쪽으로 뻗은 것만 골라서 캘 필요는 없다.

잘게 썬 솔뿌리 3킬로그램에 물 한 말을 붓고 서너 시간 달여서 우려 내어 그 물을 엿기름으로 당화시켜 식혜를 만든다. 솔뿌리를 달일 때 삽주 뿌리나 오갈피 같은 것을 넣어도 좋다. 이렇게 만든 식혜를 한 잔씩 수시로 물이나 차 대신 마신다.

위장이 튼튼한 사람은 솔뿌리 30~50그램을 물로 달여서 마셔도 된다. 그러나 솔뿌리는 소화가 잘 되지 않고 설사하기 쉬우므로 식혜를 만들어 먹어야 몸에 잘 흡수된다.

솔뿌리 대신 잣나무 뿌리를 쓰면 효과가 더 좋다. 그러나 리기다소나무나 해송의 뿌리는 쓰지 않는다. 소나무 마디나 땅 위에 울퉁불퉁 드러난 솔뿌리도 효과가 좋다.

바닷가 바위에 붙어 자라는 노송. 소나무 한 그루로 우리 강산은 선경이 되고 우리 마음은 신선이 된다.

즙을 내어 먹거나 가루 내어 먹거나 알약을 지어 먹는 것은 좋지 않다. 솔잎에 들어 있는 송진에 독이 있기 때문이다. 솔잎을 하루에 20~30개씩 꼭꼭 씹어서 먹는 정도는 괜찮지만 많은 양을 먹으면 뇌의 모세혈관이 막혀서 치매, 건망증 등이 온다.

복령 칼국수와 복령 수제비

복령은 소나무를 베고 나서 4~5년 뒤에 뿌리 주변에 기생하는 균핵으로 신령한 효험이 있다고 하여 복령茯苓이라고 부른다. 적송에서 생기는 것은 흰 빛깔로 백복령이라고 하는데 약성이 좀 낮고, 해송의 뿌리에서 나는 것은 담홍빛으로 적복령이라고 하여 약성이 더 높은 것으로 여긴다. 우리나라에서는 백복령이 흔하고 적복령은 드물게 난다.

복령은 소변을 잘 나가게 하고 기운을 나게 하며 심장을 튼튼하게 하고 폐를 윤택하게 하며 무병장수할 수 있게 하는 매우 좋은 약이다. 복령을 가루 내어 밀가루나 율무 가루를 섞어 반죽하여 수제비나 칼국수를 만들어 먹으면 비만을 치료하는 음식으로 아주 훌륭하다. 복령 수제비나 복령 칼국수를 먹으면 배고픔을 모르고 소변이 잘 나가며 정신이 맑아지고 살결이 고와지며 몸이 날아갈 듯이 가벼워지고 힘이 난다. 복령 수제비나 복령 칼국수는 다이어트 식품으로도 훌륭하다. 우리나라에서 나는 복령은 중국이나 일본에서 나는 것보다 약효가 훨씬 높고 찰기가 많으며 맛이 좋다. 밀가루나 율무 가루 600그램에 복령 가루 160그램의 비율로 반죽을 하면 된다. 복령 수제비나 복령 칼국수는 산 속에서 수도를 하는 사람들이 즐겨 먹던 신선식이다.

한눈에 보기 — 솔

과 명	소나무과
생약명	송엽松葉, 송지松脂, 송절松節, 송화松花
속 명	소나무, 육송陸松, 조선소나무, 솔
분포지	산과 들
개화기	5월
꽃 색	연한 노란색
결실기	꽃이 피고 나서 이듬해 9월에 익는다
열 매	솔방울 속에 작은 날개가 달린 타원꼴의 씨앗이 들어 있다
높 이	30~40미터 자라는 늘푸른 큰키나무
채취시기	새순과 잎은 5~6월, 뿌리는 가을, 열매는 9월에 채취한다
가공법	씨앗은 햇볕에서 말리고 잎과 뿌리는 잘게 썰어서 말리거나 흑설탕을 넣어 발효시키거나 식혜로 만든다
약 효	고혈압, 당뇨병, 흰머리카락을 검게 하는 데, 감기, 두통, 중풍, 동맥경화, 관절염, 산후풍, 신경통 등

5 수행자들이 애용하던 만병초

옛날, 백두산 깊은 골짜기 외딴집에 젊은 며느리와 시어머니가 사이좋게 살았다. 그런데 어느날 저녁 며느리가 부엌에서 밥을 지으려는데 별안간 '휙' 하는 소리가 나더니 집채만한 호랑이 한 마리가 부엌으로 뛰어들었다. 호랑이는 왕방울만한 눈을 부릅뜨고 입을 쩍 벌리며 며느리를 노려보았다. 며느리는 기겁을 하여 호랑이 앞에 넙죽 절하며 말했다.

"호랑이님, 배가 고프면 나를 잡아먹으시고 우리 시어머니만은 해치지 말아 주십시오."

그러자 시어머니가 방에서 나와 호랑이 앞에 꿇어 엎드리며 말했다.

"아닙니다. 호랑이님, 쓸모없는 이 늙은이를 잡아먹으시고 우리 며느리는 꼭 살려 주십시오."

만병초. 만병에 효과가 있다고 하여 만병초라는 이름이 붙었다.

그러나 호랑이는 입을 쩍 벌린 채 꿈쩍 않고 앉아 있기만 할 뿐이었다. 이상하게 여긴 두 여인네가 호랑이 입안을 들여다 보니 목구멍에 헝겊뭉치 같은 것이 꽉 박혀 있는 것이 아닌가.

"아, 이것을 빼달라는 것이구나."

며느리는 얼른 손을 넣어 그 헝겊뭉치를 빼내어 던졌다. 목구멍이 시원해진 호랑이는 고개를 숙이며 고맙다는 뜻을 전하고는 목구멍에서 빼낸 헝겊뭉치를 물어다가 며느리 앞에 놓았다. 며느리는 낡은 헝겊뭉치를 왜 자기 앞에 가져다 놓는지 알지 못해 다시 저만치 던졌다. 그러자 호랑이는 얼른 그것을 물어다 며느리 앞에 가져다 놓았다. 며느리가 무슨 일인가 싶어 헝겊뭉치를 풀어 보니 그 속에 길쭉하고 까맣고 자잘한 씨앗이 가득 들어 있었다.

며느리는 호랑이에게 고맙다는 인사를 하고 그 씨앗을 가져다가 뜰에 심었다. 알뜰히 가꾸기를 몇 년, 드디어 환하고 향기로운 꽃이 뜰 가득 피어났다.

　며느리와 시어머니는 그 나무의 잎을 따서 조금씩 끓여 마셨는데 마실수록 몸에서 힘이 솟고 갖가지 병증이 없어지며 늙지 않고 오래오래 살았다고 한다. 그리고 그 꽃 이름을 두견새가 울 때 핀다 하여 중국에서는 두견화라 불렀다. 이 이야기는 중국의 조선족 사이에서 전해오는 이야기이다.

영적 감수성을 높이는 약초

만병초는 수련을 하는 도인들이 영적 각성을 위해 먹었던 약초로 민간에서 비밀스럽게 전해 내려온다. 이것은 히말라야 산맥에서 나는 석청(네팔이나 부탄, 티벳 지방의 해발 3500~4500미터 높이의 험한 바위 틈에 집을 짓고 사는 세계에서 가장 크고 사나운 벌인 아피스 라보리오사Apis Laboriosa의 벌집에서 따낸 꿀)에 비견된다. 석청은 요가 수행자나 라마교의 승려들이 복용하던 수행 식품으로 알려져 있다. 수행 전에 석청을 먹으면 영하 수십 도의 추위를 견딜 수 있는 체력이 생길 뿐 아니라 영적인 감수성이 높아져 높은 수준의 깨달음의 경지에 오를 수 있다고 전한다.

　우리나라에도 약초를 통한 수행법이 있다. 만병초를 이용한 방법은 갖가지 수행법 중에서 가장 빨리 그리고 항구적으로 영적인 각성을 얻을 수 있는 방법으로 전해진다. 하지만 사람들이 함부로 사용하여 그 본질이 상당히 왜곡되었을 뿐만 아니라 수행법의 체계가 대부분 사라지고 극소수의 사람들한테만 비밀리에 전수되고 있다.

　만병초 외에도 산삼, 석창포, 왕삼, 천문동, 구룡목, 봉목, 천우향나무, 선화삼, 자초, 남사삼, 황매목, 황철목, 신기초, 주사, 영사 등이 옛날 우리 선조들이 영적인 수행 도구로 사용했던 약재들이다. 이 약초들을 잘 활용하면 몸의 성질과 구성요소가 바뀌어 환골탈태하여 무병장수를 누릴 수 있고, 의식이 각성되어 높은 차원의 지식을 얻을 수도 있으며, 환상을 보거나 유체이탈을 하는 등 신통력을 얻을 수도 있다고 하였다. 그러나 잘못 사용하면 목숨을 잃거나 정신이 이상하게 되거나 몸이 마비되는 등의 부작용이 따르므로 스승이나 자격을 갖춘 안내자 없이 함부로 사용해서는 안 된다.

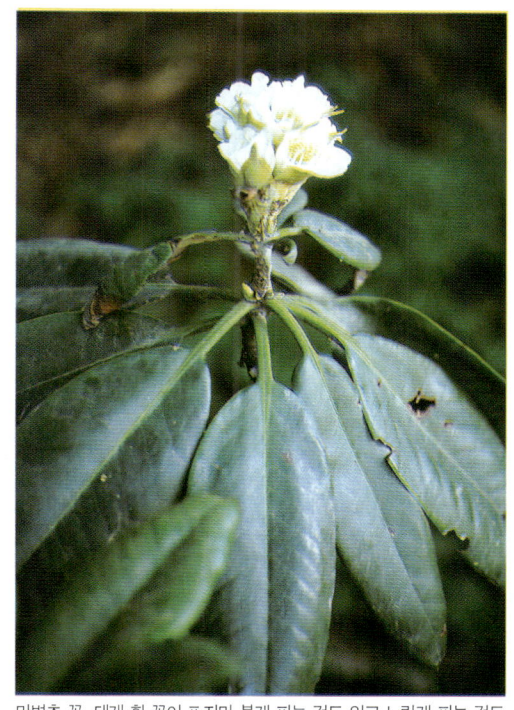

만병초 꽃. 대개 흰 꽃이 피 지만 붉게 피는 것도 있고 노랗게 피는 것도 있다.

만병에 잘 듣는 만병초의 효능

만병초는 이름 그대로 만병에 효과가 있는 약초이다. 한방에서는 별로 쓰지 않지만 민간에서는 거의 만병통치약처럼 쓰고 있다. 만병초는 고혈압, 저혈압, 당뇨병, 신경통, 관절염, 두통, 생리불순, 불임증, 양기부족, 신장병, 심부전증, 비만증, 무좀, 간경화, 간염, 축농증, 중

만병초는 몹시 추운 산꼭대기에서 자라며 겨울에도 잎이 떨어지지 않는다.

이염 등의 갖가지 질병에 효과가 있다.

중국의 의학사전인 〈중약대사전〉에 "성질은 평하고 맛은 달고 시큼하며 생리불순, 토혈, 자궁출혈, 직장궤양출혈, 이질, 관절염을 치료한다."고 하였다.

〈중국장백산약용식물채색도지〉에는 "중추신경을 억제하여 통증을 멎게 하고 혈압을 뚜렷하게 낮추며 수렴, 발한, 항균, 강심작용이 있어 이질과 사지마비, 신경통, 류머티스성 관절염 등을 치료하는 효능이 있다."고 하였다.

만병초는 높고 추운 산꼭대기에서 자라는 늘푸른 떨기나무다. 잎은 고무나무 잎을 닮았고 꽃은 철쭉꽃을 닮았으며 꽃빛깔은 희다. 천상초, 뚝갈나무, 만년초, 풍엽, 석남엽 등의 여러 이름이 있다. 천상초는 하늘의 신선들이 가꾸는 꽃이라 하여 붙인 이름이고 만년초는 만년 동안을 산다고 하여 붙은 이름이다.

　만병초를 중국에서는 칠리향七里香 또는 향수香樹라는 이름으로 부르는데 꽃에서 좋은 향기가 나기 때문에 붙은 이름이다. 만주 지방에 사는 사람들은 제사를 지낼 때 향나무 대신 만병초 잎을 태운다고 한다. 만병초 잎은 향기가 좋아 백두산 밑에 사는 사람들이나 일본의 아이누족은 만병초 잎을 말아서 담배처럼 피우기도 한다.

　만병초는 춥고 바람이 많은 산꼭대기에서 자란다. 우리나라에는 태백산, 울릉도, 한라산, 지리산, 오대산, 소백산, 설악산, 개방산의 해발 천 미터가 넘는 곳에서 난다. 북한에는 백두산에 노란색 꽃이 피는 노란만병초의 큰 군락이 있고, 울릉도에는 붉은 꽃이 피는 홍만병초가 있다.

　만병초는 생명력이 매우 강인한 나무다. 영하 30~40도의 추위에도 푸른 잎을 떨어뜨리지 않는다. 이 나무는 날씨가 건조할 때나 추운 겨울철에는 잎이 뒤로 도르르 말려 수분 증발을 막는다.

🍃 여성들의 불감증·간경화·당뇨병

만병초는 잎과 뿌리를 약으로 쓴다. 잎을 쓸 때는 가을이나 겨울철에 채취한 잎을 차로 달여 마시고 뿌리를 쓸 때는 술을 담가서 먹는다. 만병초 잎으로 술을 담글 수도 있다.

　만병초 잎을 차로 마시려면, 만병초 잎 5~10개를 물 두 되(3.6리터)에 넣어 물이 한 되가 될 때까지 끓여서 한 번에 소주잔으로 한 잔씩 식사 후에 마신다.

　만병초 잎을 달인 차를 오래 마시면 정신이 맑아지고 피가 깨끗해지며 정력이 좋아진다. 특히 여성들이 먹으면 불감증을 치료할 수 있고 정력이 좋아진다고 한다. 습관성이 없으므로 오래 복용할 수 있고 간경화, 간염, 당뇨병, 고혈압, 저혈압, 관절염 등에도 좋은 효과가 있다. 그러나 만병초 잎에는 안드로메도톡신이라는 독이 있어 한꺼번에 많이 먹으면 중독되므로 주의한다.

🍃 피부의 흰 반점

만병초 잎은 백설풍 또는 백전풍이라고 부르는 백납에도 좋은 효과가 있다. 백납은 피부에 흰 반점이 생겨 차츰 번져 가는 병으로 여간해서는 치료가 어렵고, 치료가 된다고 하더라도 완치되기까지 2~3년이 걸리는 고약한 병이다. 백납 환자는 서울에만도 5만 명이 넘는다는 통계가 나와 있으나 이를 완치할 수 있는 약은 아직까지 없는 상태이다.

백납에는 환부에 1푼(0.3밀리미터) 깊이로 침을 빽빽하게 찌른 다음 만병초 달인 물을 면봉 같은 것으로 적셔서 하루에 서너 번씩 발라 준다. 빨리 낫는 사람은 일주일, 상태가 심한 사람은 2~3개월이면 치유가 가능하다.

🍃 무좀·습진·건선

만병초 잎은 균을 죽이는 힘이 매우 강하여 무좀, 습진, 건선 같은 피부병을 치료하는 데도 쓴다. 만병초 달인 물로 자주 씻거나 발라 주면 된다. 만병초 달인 물을 진딧물이나 농작물의 해충을 없애는 자연농약으로 쓸 수도 있다. 화장실에 만병초 잎 몇 장을 넣어 두면 벌레가 꼬이지 않는다. 만병초 달인 물로 소, 개, 고양이 등을 씻어 주면 이, 벼룩, 진드기 등을 없앨 수 있다. 만병초는 진통작용이 강하여 말기 암 환자의 통증을 없애는 데도 쓴다. 통증이 심할 때 만병초 달인 물을 마시면 통증이 급격히 완화된다.

만병초는 만병에 효과가 있는 만능 약초이다. 다만 높은 산꼭대기에서만 자라기 때문에 구하기 어려운 것이 흠이다.

한눈에 보기

만 병 초

과 명	진달래과
생약명	만병초萬病草
속 명	뚝갈나무, 천상초天上草
분포지	설악산, 성인봉, 소백산, 태백산 등의 높은 산
개화기	7월
꽃 색	흰색, 연한 붉은색, 노란색
결실기	9월
열 매	길이 2~3센티미터의 삭과朔果
높 이	3~5미터 자라는 늘푸른 넓은잎 떨기나무
채취시기	가을이나 겨울에 잎을 채취한다
가공법	그늘에서 말린다
약 효	고혈압, 당뇨병, 류머티스성 관절염, 갖가지 암, 신경통, 간경화증, 간염, 지방간, 비만증, 백랍, 무좀, 탈모증 등

질환별 · 증상별 약초 색인

감기 · 기침 · 폐질환

가래 211, 212

감기 51~59, 279, 283

급성기관지염 219

기관지천식 28, 219, 283

기침 52~59, 84, 136, 212, 219, 288, 289

만성기관지염 219, 223

백일기침(백일해) 84, 88, 106

열이 날 때 241

임파선결핵 225

콧물 52~56

편도선염 56, 57

폐결핵 284, 288

폐농양 223

간장질환

간경화 110, 111, 297

급성간염 284, 298

만성간염 136, 224, 284, 298

모든 간질환에 125

복수가 찬 데 110, 111

유행성 간염 174

지방간 136

황달 136, 163

위장질환

급성위염 27

딸꾹질 106

만성위염 27, 284

배가 아플 때 136

위궤양 27

변비 · 설사 · 치질 · 탈항

변비 74~76, 190, 198, 211, 247, 248, 250, 280, 283

설사 145, 198, 279, 283, 284, 289

치질 144, 165, 240, 247

탈항 144

두통 · 건망증 · 기억력 감퇴

두통 84, 86, 90~96, 136, 189, 191, 248, 279, 285

건망증 252, 279

기억력 감퇴 248, 252

주의산만 248

심장질환 · 중풍 · 혈압

가슴이 두근거릴 때 247, 252

협심증 165

고혈압 143, 165, 190, 192, 237, 241, 249, 280, 282, 283, 288, 289, 298

저혈압 143, 198, 266, 298

중풍 143, 190, 237, 238, 266, 279, 288

중풍으로 인한 마비 163

동맥경화 143, 165, 190, 192, 249

고지혈증 165, 166

혈액순환장애 163

당뇨

당뇨병 198, 266, 289, 297, 298

당뇨 예방 282

비뇨기와 생식기 질환

만성신장염 28

매독 119

방광염 106, 201

성병 84, 119

소변이 잘 안 나올 때 89, 279

유정 248

조루 248

혈뇨 201

근육 · 관절 · 신경통 · 요통

골다공증 56, 57

골절 160, 161, 238, 240

근육통 136

관절염 84, 90, 252, 279, 282, 286, 289, 298

류머티스성 관절염 144, 164, 172, 223, 252

신경통 164, 174, 175, 176, 191, 279, 282, 288, 289

요통 84, 90, 106, 144, 164, 172, 279, 285

타박상 135, 160, 161

퇴행성 관절염 252

팔다리 마비 238, 240

허리가 뻣뻣하고 힘이 없을 때 238

허리를 삐었을 때 177

허리와 무릎이 시릴 때 248, 251

허리와 무릎에 힘이 없을 때 248

피부질환

가려움증 87, 88, 163
건선(마른버짐) 241, 298
기미, 주근깨 85, 162, 222
나병 239
동상 287
모든 피부질환에 85, 87, 90, 109
무좀 87, 88, 163, 298
버짐 87, 90
부스럼 241
백납(백설풍, 백전풍, 피부의 흰 반점) 191, 298
상처가 짓물러 곪은 데 238
습진 163, 298
옴 241
음낭 밑이 축축하고 가려울 때 240
종기(뾰루지) 84, 240, 250
티눈 88
피부가 갈라질 때 87, 88
피부에 감각이 없을 때 238
피부에 물집이 생겼을 때 87, 88
피부미용 207, 217~219, 251
화농성 피부염 202

화상 163, 240, 287
흰 머리를 검게 하는 데 237, 239, 247, 251, 252

여성질환

(냉)대하 189, 198, 199
냉증 141, 151, 152, 154, 220, 289
불감증 297
산후통(산후풍) 133, 134, 137, 279, 289
생리가 없거나 끊겼을 때 141, 288
생리불순 165, 289
생리통 141, 165, 288, 289
유방에 멍울이 생길 때 238, 240
임산부 부종 27, 28
임신으로 인한 복통, 출혈 248
자궁염 199
자궁통증 238, 239, 240
질궤양 199
질염 199
피임 187
하혈 241

눈 · 코 · 입 · 귀병

결막염 85
눈이 밝아지게 하는 데 237~239

눈이 충혈된 데 85, 241

모든 눈병에 85

비염 106, 109~112, 226

축농증 106, 110

코알레르기 108~112

코피 84, 89

입 안 염증 212

인후염 165, 173, 212

치통 282

이명(귀울림증) 251

중이염 28

암

모든 암에 186

백혈병 123, 186, 211

식도암 123, 186, 211

유방암 186, 211, 213

위암 122, 186, 211

자궁경부암 122, 186

직장암 122, 186

폐암 186, 211

혈액암 186, 211

기타

꿈이 많고 잠을 못 이룰 때 248, 252

노화 방지 250

단전호흡을 잘못해서 생긴 상기증 289

더위를 먹었을 때 286

멍들고 삔 데 84, 135, 160, 161

무기력증, 기운이 없을 때 89

불면증 247, 252

뱀에 물렸을 때 144

부종 110, 111, 163, 189, 225

병후쇠약 247, 248, 251

비만 191, 291

빈혈(어지럼증) 84, 190, 250, 248, 288

수은 중독 118, 120, 121, 124

숙취해소 251

신경쇠약 247, 252

아편 중독 144

안면신경마비 220, 238, 240

어린이가 경기를 할 때 190, 241

어혈 135, 191, 236

열이 날 때 241

에이즈 188

정력감퇴(양기부족) 239, 248, 250, 251, 266, 282, 283, 289

피로회복 251

피를 토하는 데 211

허약체질 89, 247, 251, 266, 279

주요 참고 문헌

〈의방유취 醫方類聚〉, 세종임금 편찬
〈유원총보 類原叢譜〉, 저자 미상, 필사본
〈만병만약 萬病萬藥〉, 저자 미상, 필사본
〈동의보감 東醫寶鑑〉, 허준
〈향약집성방 鄕藥集成方〉, 세종임금 편찬
〈본초강목 本草綱目〉, 이시진
〈도설한방의약대사전〉, 진존인 陣存仁, 일본 강담사 講談社, 1982
〈중국본초도감 中國本草圖鑑〉, 소배근 蕭培根 주편, 중국인민위생출판사, 1994
〈장백산약용식물 長白山藥用植物〉, 이만림 李万林 주편, 중국인민위생출판사, 1997
〈중국민간생초약원색도감 中國民間生草藥原色圖鑑〉, 황섭재 黃燮才 주편, 광서과학기술출판사
〈중약대사전 中藥大辭典〉, 상해과학기술출판사 편, 1977
〈약초의 성분과 이용〉, 문관심, 북한과학백과사전출판사, 1984
〈동의처방대전〉, 북한동의과학원, 북한과학백과사전출판사, 1986
〈동의학사전 東醫學辭典〉, 북한과학백과사전출판사, 1988
〈동의비방전서〉, 박재구 주필, 연변인민출판사, 1994
〈도장경 道藏俓〉, 영인본
〈대한식물도감〉, 이창복, 향문사, 1979
〈신약본초 神藥本草〉, 김일훈, 광제원, 1984
〈신약 神藥〉, 김일훈, 광제원, 1989
〈발로 찾은 향토명의〉, 최진규, 청아출판사, 1995
〈토종약초장수법〉, 최진규, 태일출판사, 1997
〈토종의학 암 다스리기〉, 최진규, 태일출판사, 1997
〈한국민속식물〉, 최영전, 아카데미서적, 1992
〈민의 民醫와 무의 舞醫〉, 류상채, 서해문집, 1993
〈한국식물도감〉, 이영노, 교학사, 1996
〈나무백과〉 1~5, 임경빈, 일지사, 1981~1999